临床骨科手术技巧与进展

主编 王斌峰 刘锋 黎曦 等

LINCHUANG GUKE
SHOUSHU JIQIAO YU JINZHAN

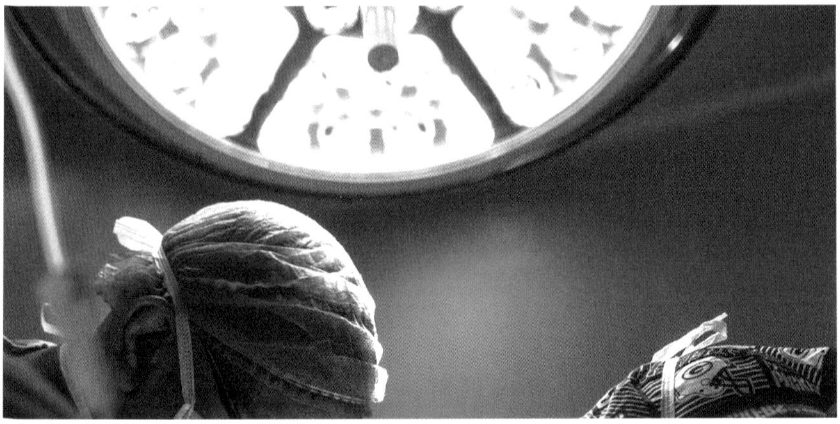

Clinical orthopaedic surgical

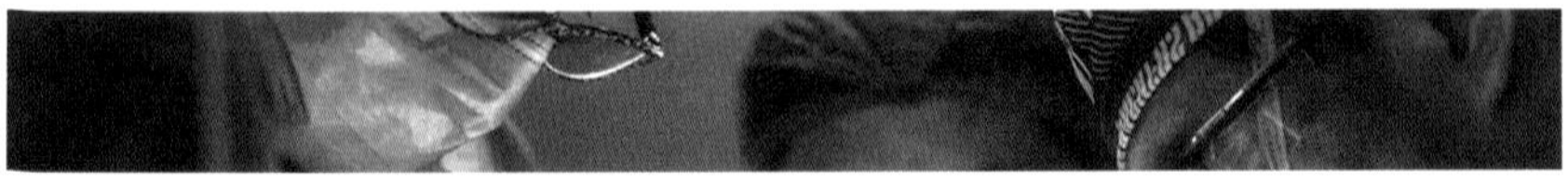

techniques and progress

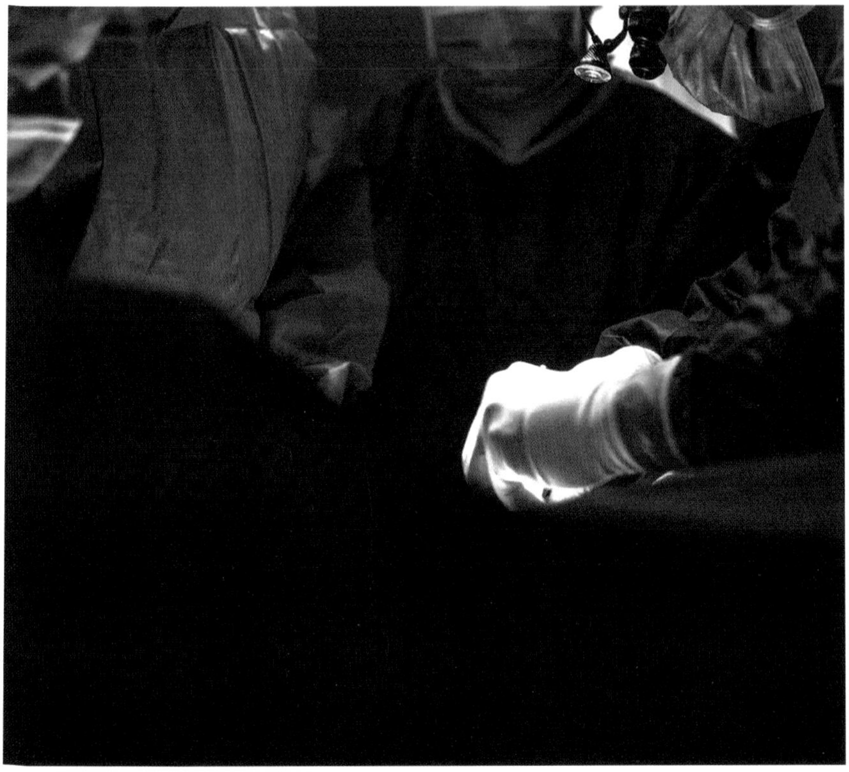

河南大学出版社
HENAN UNIVERSITY PRESS
·郑州·

图书在版编目（CIP）数据

临床骨科手术技巧与进展 / 王斌峰等主编 .— 郑州 ：河南大学出版社，2019.9
ISBN 978-7-5649-3894-9

Ⅰ . ①临…　Ⅱ . ①王…　Ⅲ . ①骨科学 - 外科手术　Ⅳ . ① R68

中国版本图书馆 CIP 数据核字（2019）第 196104 号

责任编辑：张雪彩
责任校对：陈　巧
封面设计：卓弘文化

出版发行：河南大学出版社
地址：郑州市郑东新区商务外环中华大厦 2401 号
邮编：450046
电话：0371-86059750（高等教育与职业教育出版分社）
0371-86059701（营销部）
网址：www.hupress.com
印　　刷：北京虎彩文化传播有限公司
版　　次：2019 年 9 月第 1 版
印　　次：2019 年 9 月第 1 次印刷
开　　本：880 mm × 1230 mm　1/16
印　　张：9.5
字　　数：308 千字
定　　价：58.00 元

（本书如有质量问题，请与河南大学出版社营销部联系调换）

编　委　会

主　编　王斌峰　刘　锋　黎　曦　贾献磊

朱小华　郑　毅　阎晓霞

副主编　谭　斌　吴桂勤　耿　捷　许京华

王国旗　宁　建　崔泽升

编　委　（按姓氏笔画排序）

王国旗　南阳医学高等专科学校第一附属医院

王斌峰　赤峰市医院

宁　建　重庆市开州区人民医院

朱小华　中山市小榄人民医院

刘　锋　广州市番禺区中医院

许京华　河南省洛阳正骨医院（河南省骨科医院）

吴桂勤　南方医科大学第三附属医院

罗　靖　十堰人民医院（湖北医院学院附属人民医院）

郑　毅　安庆市立医院

施　敏　广州市中医医院

耿　捷　河南省洛阳正骨医院（河南省骨科医院）

贾献磊　广东省中医院珠海医院

崔泽升　河南省洛阳正骨医院（河南省骨科医院）

阎晓霞　河南中医药大学第三附属医院

谭　斌　重庆市开州区人民医院

黎　曦　深圳市龙华区人民医院

前　言

现代科技的发展，不断推动着医疗行业的发展，也促成了很多骨科技术逐渐走向成熟。尤其是经过近十多年的发展，各个骨科的医疗技术不断革新，包括创伤、脊柱、肿瘤等，相继涌现了很多高精尖的新技术、新疗法、新药物、新器械，可谓是百花齐放，进入了蓬勃发展的现代骨科医疗发展阶段。作为骨科大夫，必须不断学习，不断地超越自我，才能与时俱进，适应日新月异的医疗大环境。为帮助广大骨科医务同人更好地掌握骨科手术的基本知识，提高对现代骨科手术技术的认识，我们组织了国内知名骨科专家编写了此书。

本书本着面面俱到、图文并茂、科学实用的原则，从各个疾病的病因、发病机制、基本的临床诊断方法讲起，重点详细地叙述了骨科常见术式，各手术的手术入路、手术步骤及手术中的注意事项，并对手、关节、脊柱、肿瘤等疾病的手术治疗相关前沿进展做了详细论述。本书以扎实的理论为基础，尽量大篇幅与国内一线知名骨科专家的临床经验相结合，内容翔实，资料新颖丰富，且贴合临床，适用于各级医疗机构的骨科专科医务人员参阅引用。希望能满足各级医疗机构之需，对提高奋战在临床一线的骨科医务人员的诊治水平有所帮助。

参与编著此书的作者多系骨科领域里兼具丰富临床经验与扎实理论基础的佼佼者，大多出版或发表了很多高水平的著作，为骨科学疾病诊疗指南的制定以及骨科学新进展的推广做出过卓越贡献。在编著此书的过程中，每一个编著人员都付出了辛勤的劳动和宝贵的时间，每一个编辑人员及排版人员也都付出了大量的精力、物力、财力，在此表示衷心的感谢！

由于参编人数较多，参编专家时间和精力有限，我们虽力求写作方式及文笔风格一致，但书中难免有疏漏之处，望广大读者不吝赐教，多提宝贵意见，以便再版时修订，谢谢。

编　者

2019 年 9 月

目 录

第一章

骨科基本手术方法与进展

第一节　骨膜剥离术

骨膜属结缔组织，包绕着骨干，来源于中胚层，大多数管状骨包括肋骨都有骨膜，肌肉通过骨膜附着于骨干上。骨科手术基本上都在骨面上进行，只有剥离骨面上附着的骨膜才能显露出需要实施手术的部位，因而骨膜剥离是骨科手术中常用的操作方法，但针对不同的手术目的，对术中骨膜剥离方法的要求不尽相同。

一、游离骨膜移植时骨膜的剥离和切取

骨膜生发层的间充质细胞（骨原细胞）既可分化为软骨细胞形成软骨，也可分化为骨细胞成骨，并具有终生分化的潜能。早在 1930 年，Ham 就从理论上提出，胚胎时期骨膜的生发层细胞具有依据存在环境变化分化为软骨细胞和骨细胞的可能，而成年组织中这种细胞也具有未分化间叶细胞的潜能，但无实验证实。Fell 的实验表明，在鸡胚胎发育过程中，从软骨膜衍化而来的骨膜能够生成软骨，研究亦表明骨膜生发层的骨原细胞在低氧环境下可分化为软骨细胞。骨膜被移植到关节腔后，在低氧环境和滑液的营养及局部应力的作用下，原处于静止状态的细胞可迅速增生分化为软骨母细胞，后者分泌细胞间质并被包埋而变为软骨细胞，最终成为软骨组织。骨膜生发层细胞是骨膜再生软骨的主要成分，单位面积上骨膜生发层细胞的数量及其活性是决定新生软骨厚度的基础，在同一环境下，单位面积上的骨膜生发层细胞多、活性高，则新生软骨厚；反之，则较薄。骨膜成软骨与否，除理化因素和骨膜固定技术外，首先取决于骨膜剥离技术，仔细的锐性剥离，可使骨膜生发层细胞残留在骨面上的数量减少，骨膜上的生发层细胞数增多，有利于骨膜的成软骨。

二、骨折患者的骨膜剥离

影响骨折愈合最主要的因素是局部血运和骨膜的完整性，骨膜完整可以限制骨折端血肿向周围软组织内扩散，促进血肿的机化和软骨内成骨，有利于膜内成骨的进行。骨膜剥离损伤了骨膜动脉，骨膜动脉在长骨中的供血量小，损伤后骨的其他动脉可很快扩张代偿，短期内通常即可恢复正常的血流量；同时骨膜组织很快增生，有大量血管从周围组织长入，也增加了骨的血流量。虽然骨膜对长骨的血供影响不大，随着时间的推移，长骨的血供可恢复至正常状态，但血供恢复时间越长，对骨组织修复越不利，因而在手术操作中我们应尽量减少操作带来的损伤。在骨折的治疗中，应注意根据受力方向和 X 线片尽

量在骨膜破坏侧剥离及放置钢板，保证对侧骨膜的完整性，这样将有利于骨折的愈合，促进患者的恢复。

三、常用的骨膜剥离方法

在具体的手术操作过程中，剥离骨膜时应使骨膜剥离器向骨间膜或肌纤维与其附着的骨干成锐角方向剥离、推进，否则易于进入肌纤维或骨间膜纤维中，造成出血和对组织的损伤（图 1–1）。在剥离肋骨骨膜时，应根据肋间肌的附着特点，先在肋骨上剥离骨膜，由后向前剥离肋骨上缘，由前向后剥离肋骨下缘，即采用上顺下逆的方法（图 1–2），否则可能损伤胸膜而导致气胸。剥离脊柱的骨膜时应自下往上，顺着肌肉的附着点紧贴骨面进行剥离，如此可减少术中的出血（图 1–3）。骨干部位应顺骨干纵行切开骨膜，在骨端或近关节处，为防止骨膜进入关节和骨骺板，可将其作 I 形或 Z 形切开，如此既可缩短纵行切开的长度，又可保证术中有足够的显露宽度。

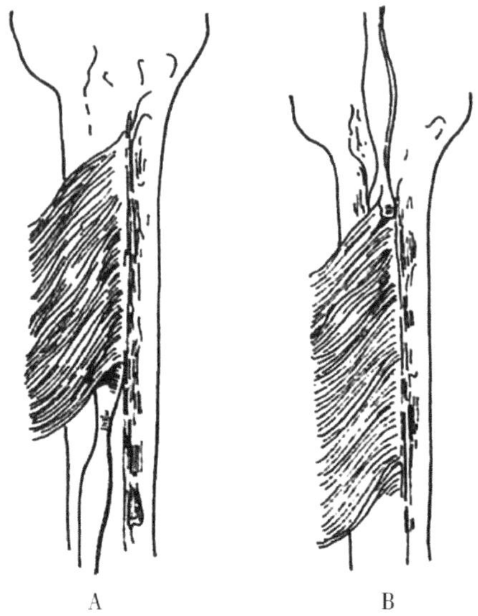

图 1–1　骨膜剥离技术

A. 骨膜剥离器向骨间膜或肌纤维与其附着的骨干成锐角方向剥离；B. 如向钝角方向剥离，则剥离器易于离开骨干而进入肌纤维或骨间膜纤维之中

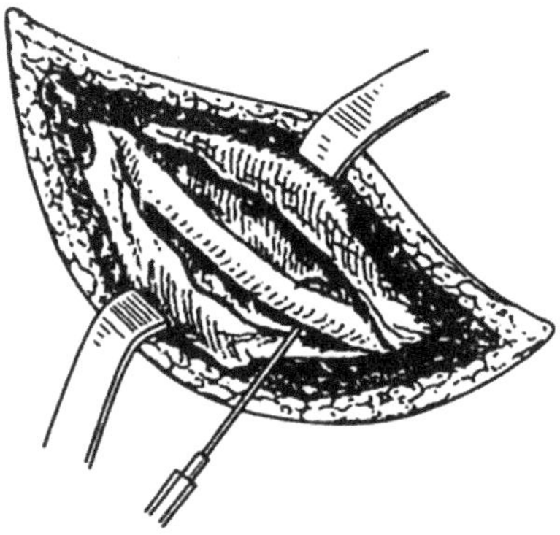

图 1–2　肋骨骨膜的剥离方法

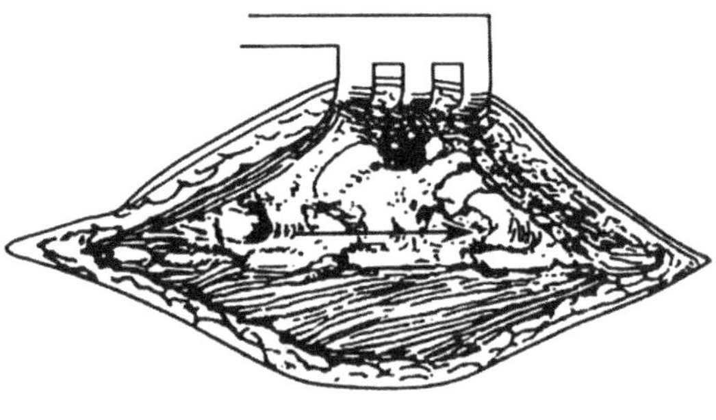

图 1–3　竖脊肌的剥离显露方法（箭头）

第二节　肌腱固定术

肌腱外科中有许多手术涉及肌腱的固定，肌腱牢固固定后患者可早期活动，有利于患者的功能恢复，肌腱的确切固定是取得满意疗效的关键。下面简要介绍一下几种常用的肌腱固定于骨面的方法。

1. 基本固定法　为使肌腱与骨面有效地愈合，肌腱固定于骨面时，首先应将与肌腱接触的骨面凿成粗糙面，再于固定骨上钻孔，将缝线穿过骨孔并抽紧，将肌腱有效地固定于骨的表面。对于细长的肌腱或筋膜条，可将肌腱、筋膜条穿过骨隧道，肌腱和筋膜条穿出骨隧道后，拉紧使肌腱断端对接、重叠缝合。

2. 不锈钢丝拉出缝合法　适用于跟腱、跗骨、指骨的肌腱固定，在骨面上开一骨槽，将穿好钢丝的肌腱近端置入骨槽，再将钢丝经骨钻孔从足底或手指掌侧皮肤穿出，固定于纽扣或橡皮管上，对于张力较大者，应将钢丝穿出石膏外，固定于石膏外的纽扣上，以免压迫皮肤，造成皮肤坏死（图 1–4）。

3. 肌腱 – 骨瓣固定法　肌腱的早期主动活动可以防止粘连形成，但肌腱早期活动所增加的肌腱止点牵张力，易造成肌腱止点的撕脱或愈合延缓。而骨与骨之间的愈合明显快于骨与肌腱之间的愈合，且利于移植肌腱的早期活动。理论上骨 – 肌腱移植可早期进行主动活动，而不发生止点撕脱断裂。带有肌腱的骨瓣血管供血丰富、血运好，如带有骨片的股四头肌或髋关节外展肌群的转移等，均可通过此法达到良好的固定，但在固定时应将骨面凿成粗糙面，将带有肌腱的骨片以克氏针或螺丝钉固定于粗糙的骨面上，也可用钢丝通过骨孔环扎固定，对于一些力量较小的肌肉可以用细丝线固定，可促进固定肌腱的愈合，有利于患者的早期康复（图 1–5）。

4. 肌腱骨栓固定法　如腘绳肌腱结与骨栓嵌入固定法，关节镜下重建后交叉韧带（PCL）损伤，肌腱结和骨栓嵌入瓶颈样股骨隧道内，与隧道挤压紧密，术中可将自体松质骨同时植入隧道，可有效地防止骨道渗血和关节液浸入，有利于移植物与骨壁愈合。

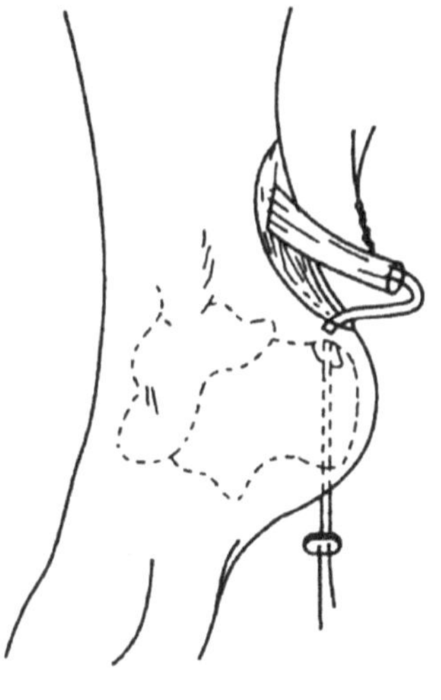

图 1–4　跟腱断裂钢丝抽出骨面固定法

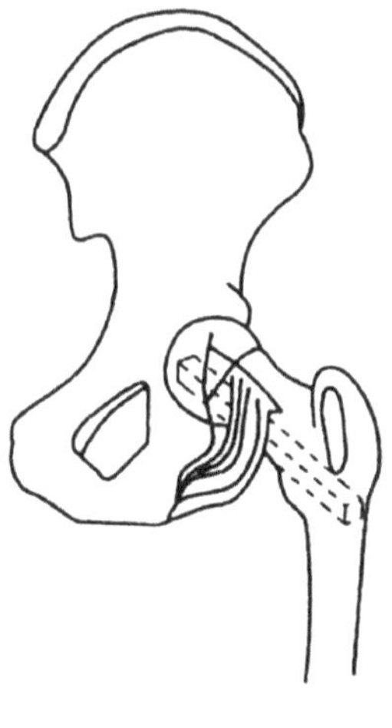

图 1–5　股方肌骨瓣转位植骨、固定

第三节　骨牵引术

牵引术是矫形外科的常用技术，熟练掌握并正确应用是取得满意治疗效果的关键。牵引治疗的原理是应用持续的作用力与反作用力，来缓解软组织的紧张与回缩，使骨折、脱位得以整复，预防和矫正软组织的挛缩畸形或为某些疾病的手术治疗做术前准备和术后制动。此外，牵引术还有利于患肢的功能锻炼，可以促进患肢的血液循环，有效地防止关节僵硬和肌肉萎缩，促进骨折愈合，并可避免肢体的局部血栓形成；对感染关节或骨骼的牵引制动，可以防止感染扩散、减轻疼痛，避免病理骨折或脱位，在创伤救治过程中的牵引制动还便于伤员的急救与搬运。

牵引术可分为皮牵引及骨牵引两种，在此只讨论骨牵引技术。骨牵引是将钢针穿入骨骼，牵引力直接作用于骨骼上，具有阻力小、收效大的特点。通常是用骨圆针穿过骨骼进行牵引，能承受较大的牵引重量，可使移位的骨折迅速得到复位，恢复肢体的力线。骨牵引常用的器械有锤子、手摇钻、骨圆针和各种牵引弓，肢体骨折通常使用的牵引弓有普通牵引弓和张力牵引弓两种（图 1–6，图 1–7），使用较细的克氏针牵引时应使用张力牵引弓。

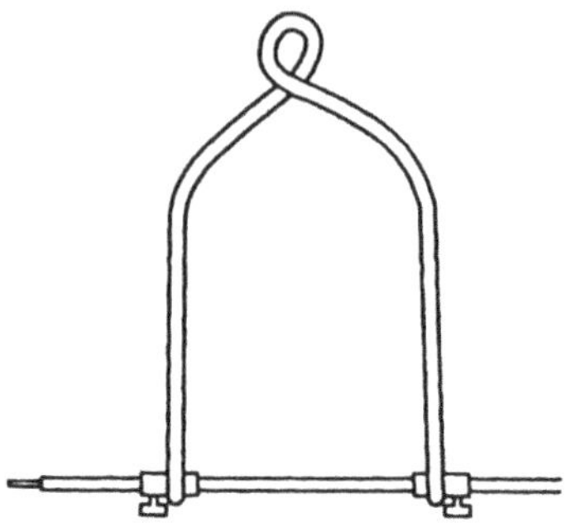

图 1-6　普通牵引弓

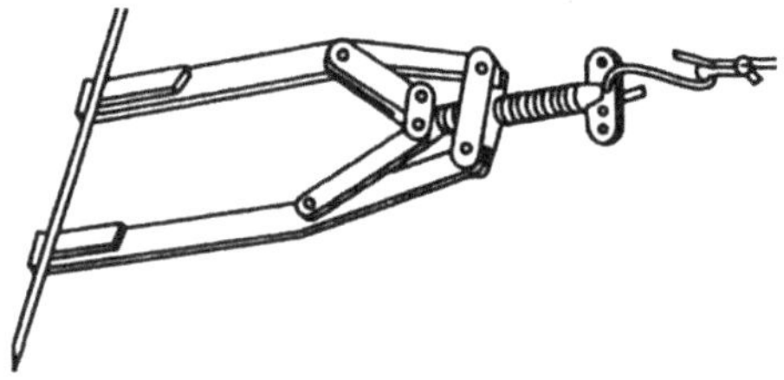

图 1-7　张力牵引弓

一、骨牵引的适应证

骨牵引适用于以下疾病。

（1）成人长骨不稳定性骨折（如斜形、螺旋形及粉碎性骨折）及肌肉强大容易移位的骨折（如股骨、胫骨、骨盆、颈椎）。

（2）骨折部位的皮肤损伤、擦伤、烧伤，部分软组织缺损或有伤口时。

（3）骨折感染或战伤骨折。

（4）伤员并发胸、腹或骨盆部损伤者，需密切观察而肢体不宜做其他固定者。

（5）肢体骨折并发血循环障碍（如儿童肱骨髁上骨折）不宜行其他固定者。

（6）新鲜与陈旧性颈椎骨折脱位，以及颈椎减压或融合手术的术后固定。

二、常用的骨牵引方法

（一）颅骨牵引（图 1-8）

双侧外耳道经顶部的连线与两眉弓外缘向枕部画线的交点，或经鼻梁正中至枕骨粗隆画一正中线，再绕过颅顶连接两侧乳突的横线，与正中线垂直交叉。颅骨牵引弓的钩尖与横线在头皮接触处即为颅骨钻孔部位，距正中线 5cm 左右。局部麻醉后，在颅骨钻孔的两点各作长 1cm 的横切口直达颅骨。用手摇钻将带有安全隔的颅骨钻头与颅骨面呈垂直方向钻透颅骨外板，然后将牵引器的钩尖分别插入颅骨钻孔内。旋紧牵引器螺丝钮，使钩尖紧紧扣住颅骨。

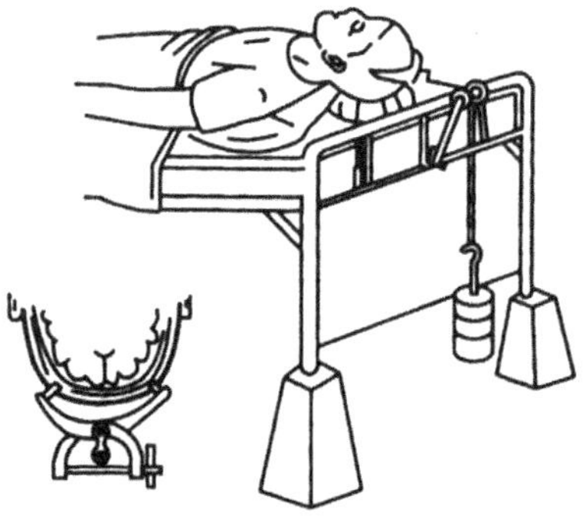

图 1-8　颅骨牵引

（二）尺骨鹰嘴骨牵引（图 1-9）

从尺骨鹰嘴顶端向其远侧画一与尺骨皮缘下相距 1cm 的平行线，再从距尺骨鹰嘴顶端 2cm 的尺骨皮缘处，向已画好的线作一垂线，两线的交点即为穿针部位。局部麻醉后，上肢外展 60°，肘关节屈曲 90°，术者将钢针由内向外与手术台平行并垂直于尺骨，刺入软组织直达骨质，使钢针穿通尺骨直至穿出对侧皮肤、钢针两侧皮外部分等长为止。小儿亦可用大号消毒巾钳夹住尺骨上端的相应部位，以代替钢针及牵引弓。

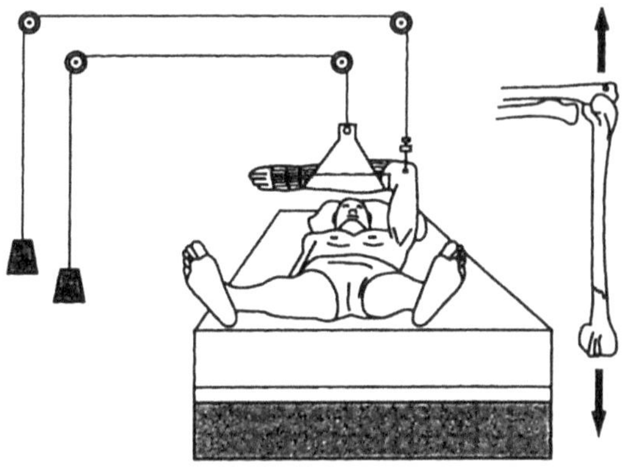

图 1-9　尺骨鹰嘴骨牵引

（三）胫骨结节骨牵引（图 1-10）

穿针部位位于胫骨结节到腓骨头连线的中点，由外向内进针。穿针前将膝部皮肤稍向上牵拉，在预定的穿入和穿出部位注射局部麻醉剂直达骨膜。将钢针由上述穿针部位与胫骨纵轴呈垂直方向，且与手术台平行，由外侧刺入软组织直达骨皮质。旋动手摇钻使钢针穿过骨质并由对侧皮肤穿出，直至钢针两侧皮外部分等长为止。

（四）股骨髁上骨牵引（图 1-11）

股骨下端内收肌结节上方 2cm 处为穿针部位，由内侧向外侧穿针；或通过髌骨上缘向外面画一横线，另自腓骨小头前缘向上述横线引一垂线，两线交点为钢针穿出部位。助手先将大腿下端皮肤向上牵拉，以免日后因钢针牵引而划伤或压迫皮肤。

（五）跟骨牵引（图 1-12）

穿针部位是从内踝尖端至足跟后下缘连线的中点，由内向外穿刺。伤肢用枕垫起，局部麻醉后将钢针与手术台平行，由内向外刺入软组织直达跟骨。然后用骨锤或手摇钻使其穿通跟骨，穿出对侧皮肤，并使钢针两侧皮外部分等长。

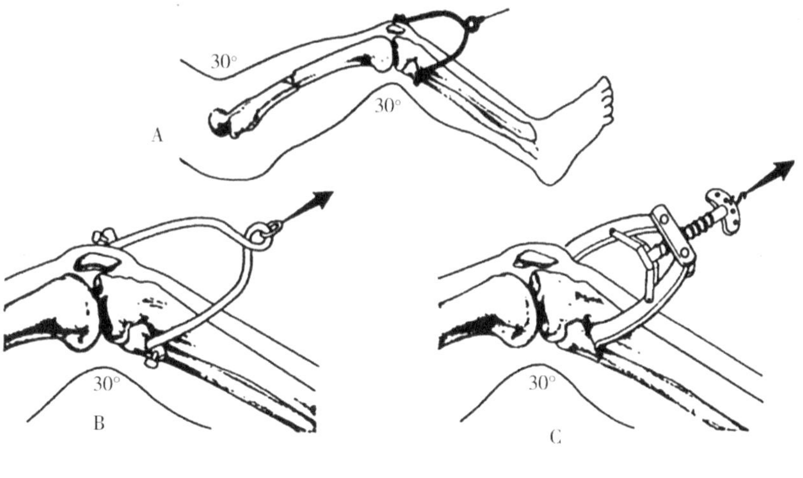

图 1-10　胫骨结节骨牵引

A. 胫骨结节牵引体位；B. 普通牵引弓牵引；C. 张力牵引弓牵引

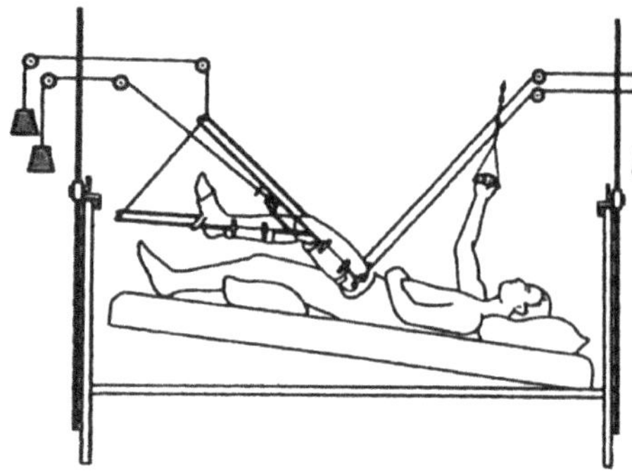

图 1-11　股骨髁上骨牵引

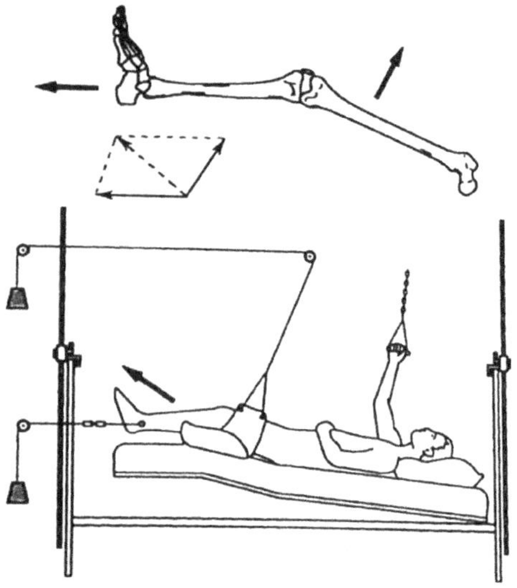

图 1-12　跟骨牵引

三、注意事项

1. 术前　征得患者同意，签手术知情同意书。

2. 熟悉穿针部位的神经血管走行　从有重要结构穿行的一侧穿针，这样可以较好地控制穿针，避免损伤这些重要结构，如尺骨鹰嘴骨牵引时，为防止尺神经损伤总是从内侧进针。

3. 皮肤准备　严格遵循无菌操作原则，注意防止感染，通常使用碘酒、乙醇消毒皮肤。

4. 麻醉　骨牵引通常都是在局部麻醉下完成，但完全将骨膜阻滞是困难的，操作时以 1% 利多卡因或 20% 普鲁卡因局部浸润皮肤、皮下，接着穿入骨膜下，注入足量局部麻醉药，如果在穿刺过程中感到疼痛，可适量加用一些局部麻醉药。穿入骨干约一半后，在对侧出针部位行局部麻醉。穿刺针要穿过骨干，但局部麻醉时不能得到皮质间的骨髓麻醉，事先应告知患者穿针过程中可能会有疼痛，但随着穿刺的完成，疼痛也就会停止。

5. 皮肤切口　穿针前，可以 11# 刀片在皮肤上先作一小切口。如果让针直接穿过皮肤，皮肤紧贴在穿刺针上容易感染。

6. 操作时最好使用手摇钻，不要使用动力钻　虽然动力钻的速度快，但在钻孔过程中会产热，容易造成穿针周围的骨坏死。在钻孔时手臂一定不能晃动，否则会造成患者的疼痛加剧。

7. 穿刺针　最好位于干骺端，根据患者年龄和不同部位，选择粗细不同的骨圆针，但要避免损伤儿童的骨骺，否则会造成骨骼生长停滞。如在胫骨结节处，小于 14 岁的女孩和小于 16 岁的男孩，骨骺板呈开放状态，如在此穿针，容易损伤骺板，应特别注意。斯氏针一般用于厚的皮质骨和粗的骨干。理想的穿针是只穿过皮肤、皮下和骨骼，而避开肌肉和肌腱结构。

8. 尽量不要将穿刺针穿过骨折血肿　否则破坏骨折血肿后就等于人为地将闭合性骨折转成开放性骨折。

9. 避免穿刺针操作失误　避免将牵引针穿入关节内，否则容易造成化脓性关节炎的发生；股骨远端骨牵引时，应避免将牵引针穿入髌上囊。

10. 其他　根据骨折的部位和特点选择合适的牵引弓；穿刺过程中针不要弯曲；穿刺完成后夹紧牵引针以防产生划痕和旋转，造成金属腐蚀和骨切割；牵引完成后应于牵引针的两侧套上橡皮塞或小药瓶，以便于术后的管理和避免外露的牵引针刺破被子。牵引的力线应与骨折近端的轴线一致；牵引重量一般在上肢为体重的 1/12，下肢为体重的 1/9 ～ 1/7。牵引的头 1 ～ 2 周内经常测量肢体的长度或 X 线检查，一般应在牵引后 1 ～ 2 周内达到骨折脱位的复位，骨折复位后应及时改为维持重量牵引。一旦发现伤肢长于健侧肢体，应减轻牵引重量，并拍摄床头 X 线片复查。牵引针通过的皮肤针孔处要每日点 75% 乙醇 2 ～ 3 次，以预防感染。牵引过程中如果针眼处有脓肿形成，应及时扩创引流。

第四节　支具与石膏固定

一、支具治疗

支具又称矫形器，是一种以减轻四肢、脊柱骨骼肌肉系统功能障碍为目的的体外支撑装置。随着康复医学的普及，低温、高温热塑性板材和树脂材料的不断问世，应用生物力学以及支具设计理论的完善，现代康复支具完全可以满足手术前后制动、功能康复及恢复肢体本体感觉等康复治疗的需要。

（一）支具的作用

（1）稳定与支撑。

（2）固定功能。

（3）保护功能。

（4）助动（行）功能。

（5）预防矫正畸形。

（6）承重功能。

（7）有利于功能锻炼。

（二）常用支具

支具根据使用的部位不同，可分为脊柱、肩、肘、腕、髋、膝、踝七大类，其中以膝、肩、肘、踝支具的应用最为广泛。常用的肩关节支具包括万向轴肩外展支具和肩关节护具；肘关节支具分为动态肘关节支具、静态肘关节支具和肘关节护具；踝关节支具根据其作用分为固定、康复行走位和踝关节护具，对术后早期制动、关节功能恢复以及控制关节的有害运动，具有良好的治疗和康复作用。

1. 上肢常用支具　主要用于保持不稳定的肢体于功能位，提供牵引力以防止关节挛缩，预防或矫正肢体畸形以及补偿损伤失去的肌力，帮助无力的肢体运动等。上肢矫形器按其功能分为固定性（static，静止性）和功能性（dynamic，动力性）两大类。前者没有运动装置，用于固定、支持、制动；后者有运动装置，可允许机体活动或能控制、帮助肢体运动，促进运动功能的恢复。

（1）腕托：稳定腕关节。在腕托基础上附加弹性装置，使手指或腕关节被动伸直，可用于神经、肌腱损伤患者的功能锻炼（图 1–13）。

（2）上肢外展架：多用于肩部瘫痪引起上肢不能外展和肩部骨折患者手术前后的固定（图 1–14）。

（3）肘关节支具：保护肘关节以及肘关节在保护控制下的活动。

2. 下肢常用支具　下肢矫形器的主要作用是支撑体重、辅助或替代肢体的功能、预防和矫正畸形。近年来由于新材料和新工艺的应用，下肢矫形器增加了许多新品种。根据其结构和适用范围，下肢矫形器可分为用于神经肌肉疾病和用于骨关节功能障碍两大类。用于神经肌肉疾病的矫形器包括踝足矫形器、膝踝足矫形器、髋膝踝足矫形器、膝关节矫形器、截瘫支具、髋关节矫形器等。

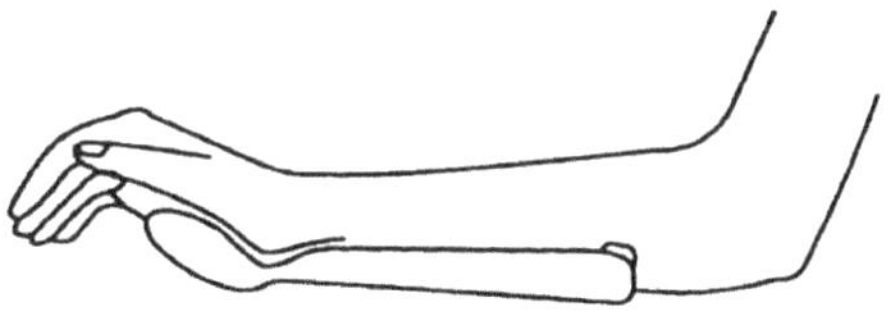

图 1–13　腕托

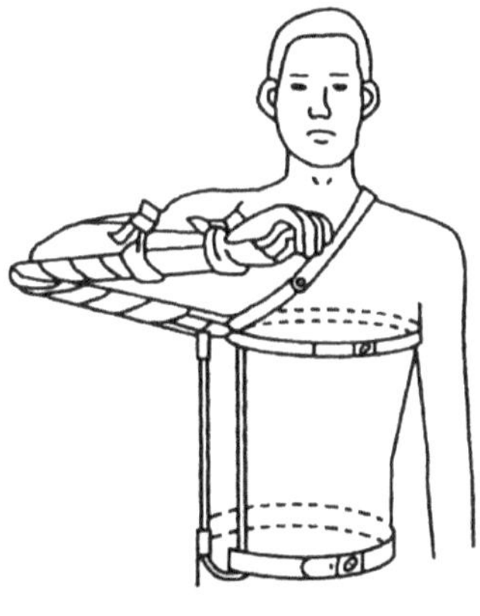

图 1–14　上肢外展架

（1）长腿支具或护膝装置：稳定膝关节，防止畸形（图 1–15）。

（2）踝足支具：稳定踝关节，防止畸形（图 1–16）。

（3）矫形鞋：矫正足部畸形，稳定踝关节，补偿下肢短缩（图 1–17）。

3. 脊柱常用支具　分为颈椎矫形器、固定式脊柱矫形器和矫正式脊柱矫形器三大类，主要作用是限制脊柱的前屈、后伸、侧屈、旋转运动和减少脊柱的载荷。

（1）颈椎支具：常用塑料围领或头颅环装置，用于颈椎骨折脱位、颈椎不稳或颈椎术后固定（图 1–18）。

（2）胸腰椎支具（波士顿支具，为胸腰椎支具的一种，如图 1–19 所示）：常用硬塑料制作，用于脊柱侧凸矫形、维持脊柱的稳定性以及脊柱矫形的维持，适用于胸、腰椎损伤及肿瘤术后的固定，轻中型脊柱侧凸的矫正等。

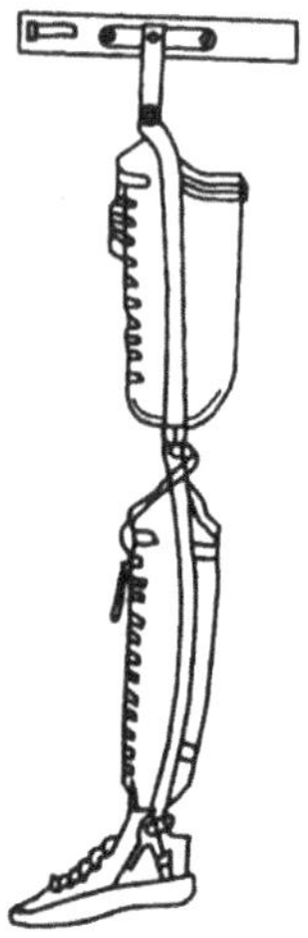

图 1–15　长腿支具

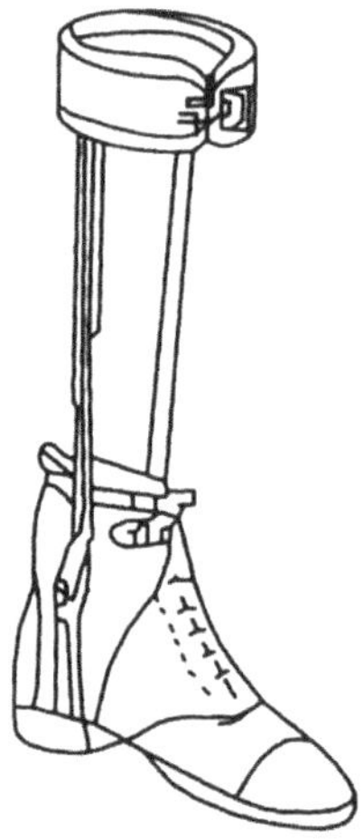

图 1–16　踝足支具

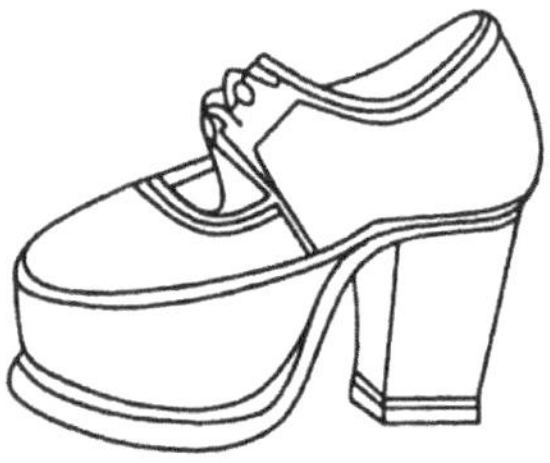

图 1–17　内外补高鞋

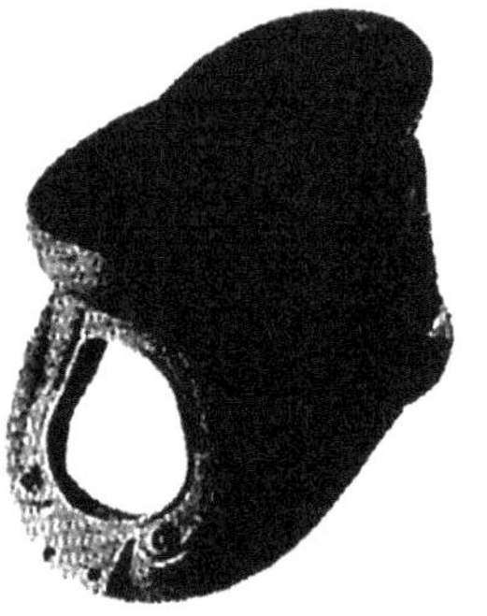

图 1–18　颈部围领

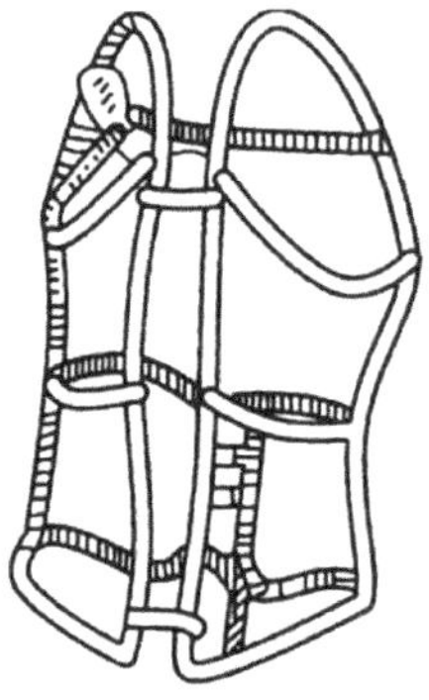

图 1–19　胸腰椎支具

支具对骨骼肌肉系统疾病的治疗具有积极作用，但长期佩戴会使肌力减退，产生心理依赖，佩戴方法不正确可能会导致皮肤压伤、破溃和神经受损，因而应注意合理适时地应用支具并加以适当的护理。

二、石膏固定

（一）石膏的功能及应用

（1）骨折整复及关节脱位复位后的固定。

（2）肢体严重软组织损伤的固定。

（3）周围神经、血管、肌腱断裂或损伤手术后的固定。

（4）预防、矫正畸形以及骨科矫形手术后的固定。

（5）骨、关节急慢性感染及肢体软组织急性炎症的局部制动。

（6）通过石膏的重力行局部牵引治疗。

（7）制造各种石膏模型。

（二）石膏固定的适应证

（1）用于骨折、脱位、韧带损伤和关节感染性疾病，用来缓解疼痛，促进愈合。

（2）用于稳定脊柱和下肢骨折，早期活动。

（3）用来稳定固定关节，改善功能，比如桡神经损伤引起的腕下垂等。

（4）矫正畸形，比如用于畸形足和关节挛缩的治疗。

（5）预防畸形，用于神经肌肉不平衡和脊柱侧凸的患者。

（6）保护患病部位，减轻或消除患肢负重，有助于炎症的治疗。

（三）石膏固定的禁忌证

（1）全身情况差，心、肺、肾功能不全或患有进行性腹腔积液等。

（2）局部伤口疑有厌氧菌感染。

（3）孕妇忌做腹部石膏固定。

（4）年龄过大体力虚弱者，忌用巨型石膏。

（5）年龄过小。

（四）石膏固定原则

尽管石膏作为广泛应用的一种治疗方法已经有一百多年的历史了，但不能把它看作是万能的。石膏固定的原则有二。

1. 三点固定原则　术者在肢体的两端用力塑形，第三个点则位于石膏固定点的对侧，如图 1–20 所示。骨膜和其他软组织一般要求位于石膏夹板的凸侧，以增加石膏的稳定性。

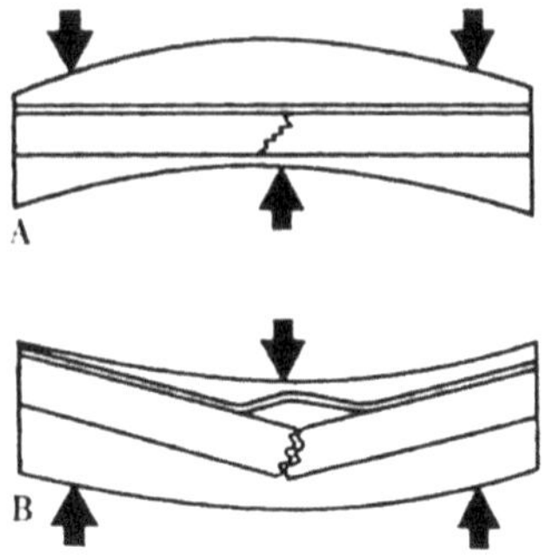

图 1–20　三点固定原则

A. 正确应用三点固定原则；B. 错误应用三点固定原则

2. 水压原则　如果一桶水放在一个坚硬的容器内，容器可克服水自身的重力而保持水的高度不变。在胫骨骨折时，如果石膏强度足够的话，那么在复位固定后，利用水压原则长度就不会丢失了。

（五）注意事项

（1）内置薄层内衬，保护骨突起部位。

（2）水温适宜，以 25 ～ 30℃最佳。

（3）待气泡完全停止排逸再排水，手握石膏绷带两端向中间挤，减少石膏丢失。

（4）石膏绷带贴着肢体向前推缠，边缠边抹，松紧适宜；在关节部位石膏固定时，应对石膏进行适当的修整，使之适合肢体形状而不致在肢体上形成皱褶（图 1–21）。

（5）石膏厚度根据石膏绷带的质量和性能而定，应掌握厚薄适宜。

（6）石膏固定应包括邻近的上、下关节，避免过长或过短。

（7）留出肢体末端观察血液循环。

（8）一般固定关节于功能位，个别骨折为了防止复位后的再移位，需要将关节固定于非功能位。根据具体的疾病或骨折类型，一般应于 2 ～ 4 周后将石膏更换为功能位固定，以免关节挛缩畸形的出现。

（9）石膏固定完毕，需在石膏上注明骨折的类型和固定日期；并向患者交代有关注意事项，抬高患肢，尽早锻炼未固定的关节及肌肉功能，以促进患肢的血液循环及患者的功能恢复。一旦出现肢体严重肿胀、剧烈疼痛、麻木或感觉异常，应及时随诊。

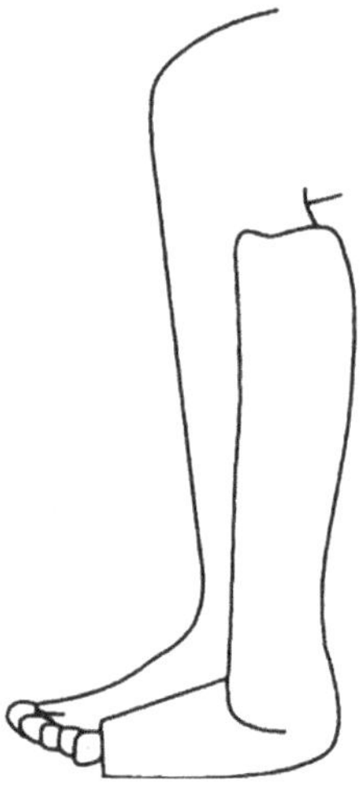

图 1-21　关节部位预防石膏皱褶的方法

（六）常用的石膏固定技术

石膏固定时应根据患者的病情及固定部位和目的，决定肢体或关节是固定在功能位还是特殊的体位。在石膏的包扎过程中不要随意改变姿势，以免影响石膏包扎的质量及固定的效果。

1. 石膏托　常用于四肢长管状骨折及四肢软组织损伤的临时固定，或四肢的不全骨折和裂缝骨折。

操作方法：首先将患者置于需要固定的体位或功能位，骨突部位垫棉垫。取宽 7 ~ 10m 的石膏绷带，根据肢体的长度不同制成 8 ~ 10 层厚的石膏条，从两端卷起，浸泡后挤出多余的水，在操作台上展平石膏条，上面敷以棉花或棉纸衬垫，将做好的石膏托置于伤肢所需的部位，再用绷带固定，使之达到固定肢体的目的。无特殊要求时，应将关节置于功能位。前臂石膏托一般置于前臂和腕的背侧。上肢石膏固定的功能位为肘屈曲 90°、腕背屈 10° ~ 15°，拇指位于对掌位。下肢石膏托一般放于大腿、小腿的背侧和足底部。下肢石膏固定的功能位为患肢屈膝 15°、踝关节背屈 90°，足趾向上。

2. 管型石膏　常用于四肢骨折或四肢骨折内固定术后（图 1-22）。

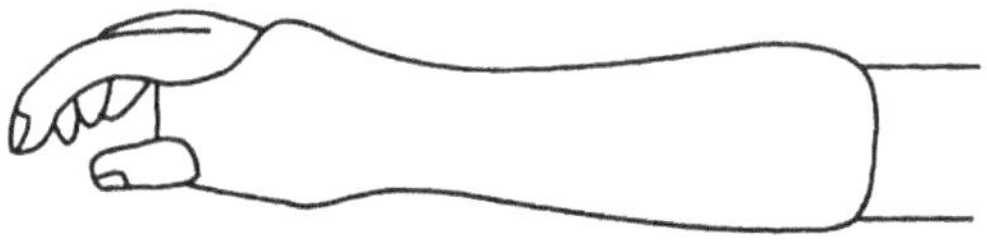

图 1-22　前臂的石膏管型固定

操作方法：首先将患者置于需要固定的体位或功能位，患肢套上棉织套，骨突部位垫棉垫，长腿管型石膏固定时，应注意在腓骨小头处多放置衬垫物。可先用石膏前后托或上下托固定，再用浸湿的石膏卷自上而下将石膏带包缠在肢体上，缠绕过程中以手蘸少量的水将石膏绷带抹平整，缠绕 3 ~ 4 层后塑形；也可用以石膏卷缠绕—石膏条加固—缠绕石膏卷的方法。注意将指（趾）末端露出，以便于末梢血运和活动的观察，注意对非矫形位的固定，应将患肢置于功能位。

3. 肩人字石膏　常用于肩部、肘部及上臂部骨折或矫形手术后（图 1-23）。

操作方法：患者多采用坐位，躯干及上肢穿好适宜的棉织套，在骨突部垫棉垫，特别在腋下、肘、腕部位多加衬垫，女性患者应防止乳房受压。肩关节外展 60° ~ 70°，前屈 30° ~ 45°，外旋 15°，肘关节屈曲 90°，腕背伸 30°，前臂呈中立位，手掌与口部相对。缠绕石膏绷带时应在患者腹部垫上棉垫，待石膏完成后取出，增加腹部与石膏之间的空间，避免影响腹部的活动。

操作步骤：首先放置上肢上、下托，然后在肩的两侧“8”字交叉加固，再从腋窝向下至髂嵴，最后用宽的石膏带缠绕躯干和患肢。在肘部与髋部之间用一木棍支撑，修整石膏边缘。

4. 石膏背心　常用于第 6 胸椎至第 3 腰椎之间的脊柱损伤、结核或脊柱融合术后（图 1-24）。

操作方法：患者取站立、坐位或俯卧位（俯卧位多用于脊柱骨折复位或融合术后）。在站立时应直立，两上肢平伸并向两侧外展。给患者穿棉织套，前方上端于胸骨上凹至下端于耻骨联合，后方上端于肩胛下缘至下端于臀中线上，两侧上端于腋窝下至下端于大粗隆。在骨凸部垫棉垫。

操作步骤：首先用 1 个石膏条包绕躯干；然后用 2 个石膏条分别从胸骨柄起向两侧腋下横过第 6、7 胸椎棘突，两端在后背中线重叠；再用 2 个石膏条分别从双侧腋下至大粗隆部位；再用 1 个石膏条由胸骨柄中线至耻骨，1 个石膏条由第 6 胸椎中线至臀中线上；最后用石膏绷带缠绕 2 ～ 3 层并将边缘修平整。

5. 髋人字石膏　常用于髋部和股骨上端骨折的患者及矫形术、股骨截骨术、髋关节融合术、髋关节病灶清除术等术后固定（图 1–25）。

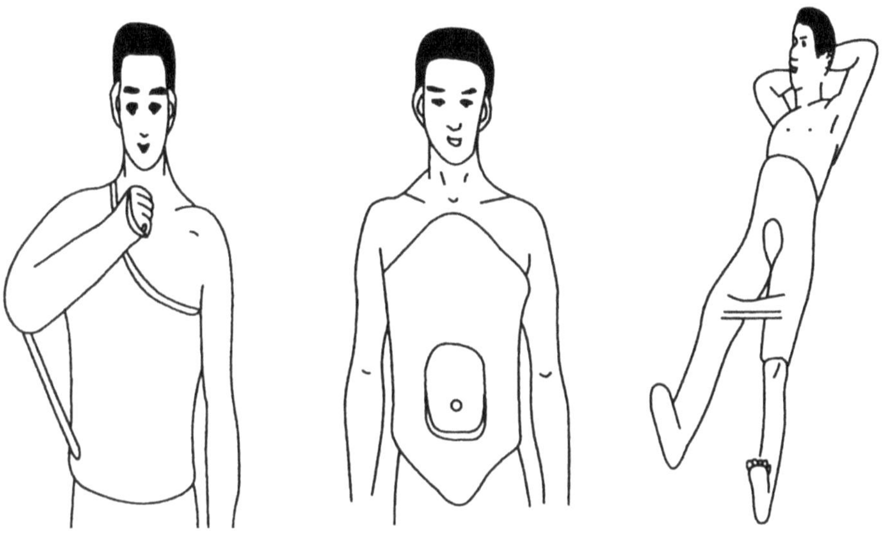

图 1–23　肩人字石膏　　图 1–24　石膏背心　　图 1–25　髋人字石膏

操作方法：患者仰卧在专用的石膏床上，躯干部及患肢穿好棉织套，骨突部位垫棉垫，在衬里与腹壁之间放一薄枕，待石膏硬固后将枕取出，使腹部与石膏有较大的空隙，以利患者的饮食和呼吸。将两脚固定于固定腿架上，髋关节置于功能位，外展 20°，稍外旋，膝关节屈曲 15° ～ 20°，踝关节背屈 90°，足趾向上。

操作步骤：首先取 3 条石膏条由剑突下至耻骨绕腹部 1 周，两端在后背中线重叠；然后用长腿石膏前、后托固定患肢；后用 1 条石膏条由健侧髂前上棘开始，经下腹绕过患侧大转子和大腿，到达大腿下 1/3 内侧；再用 1 条石膏条由健侧髂前上棘经腰骶部绕过患侧大转子和大腿前侧，到达大腿下 1/3 内侧，以此交叉加固髋部的石膏硬度；最后用石膏卷缠绕达一定的厚度。臀部留一洞口，以便患者排便，并将石膏边缘修平整。

第五节　植骨术

一、概述

临床上，植骨术是将骨组织移植到患者体内骨骼缺损处或骨关节需要加强固定部位融合的一种手术方法。根据患者的具体病情可采用皮质骨或松质骨移植。移植骨可取自患者本人或其他健康人，也可取自异种的动物骨骼。骨移植的种类有传统骨移植、带肌蒂骨（瓣）移植及带血管的骨移植。近年来，对人工骨（羟基磷灰石、磷酸三钙等）及生物材料的研究进展迅速，在临床上的应用也日益广泛。

（一）骨组织生理

骨组织由骨细胞及骨基质构成。骨基质由有机物质胶原纤维及无机物质钙盐（磷酸钙、碳酸钙）结合而成，赋予骨骼一定的韧性及坚固性。星状的骨细胞散布于骨基质中间。松质骨像海绵一样，含有许多小空隙，储以骨髓；而皮质骨则坚实质密，其骨基质中有许多骨小管与骨外膜内层的毛细血管相通，皮质骨可借此得到部分血液供应。人体的皮质骨主要分布于长骨（股骨、肱骨、胫骨等）的骨干部分，松质骨主要分布于短骨及扁平骨（肋骨、盆骨、椎骨及手腕骨、足跗骨等），长骨两端膨大处也属于松质骨。

（二）移植骨的转归

被移植的骨骼，并不像金属或其他固定物那样仅起一种连接、支撑作用，而是经过一定时间后，与受区的骨骼坚固地融为一体、牢不可分。传统的观点认为，游离骨移植后骨块内的骨细胞失去活性，产生许多空隙，构成骨架。周围血肿首先机化，继而成骨细胞在血肿周围形成许多骨样组织，并呈条状小梁向内生长，占据全部血肿组织，使之钙化、骨化，与骨块接触并逐渐占据骨块的全部表面。与此同时，破骨细胞沿移植骨块的骨基质挺进并将其吞噬，而成骨细胞则紧跟其后，一部分停留来建立新的骨基质，一部分则跟随前进，为了输送营养物质、排出代谢废物，许多新生毛细血管、破骨细胞、成骨细胞的突起伸展到骨块中，并经哈佛管向纵深发展，边吞噬已死亡的骨细胞，边建立新的骨组织。最终，植骨块完全被吸收，代之以新的、有生命的骨组织，并与受体骨组织融为一体，即爬行替代作用。但近来的研究证明，移植骨能诱导宿主的间充质细胞转化为具有成骨能力的细胞，即移植骨有诱导成骨的作用。

人体的骨骼可分为两类：一类为皮质骨，如股骨、胫腓骨、肱骨、桡尺骨的骨干部分；另一类为松质骨，如髂骨、脊椎骨、足跗骨、腕骨及长管状骨的两端。这两类骨在显微镜下的组织结构大致相同，都是在一片均匀的骨基质中间散布着许多星状的骨细胞。所不同的是皮质骨较致密，其活力依靠哈佛管中的血管系统维持，移植以后往往需要相当长的时间才能完全再生，而且必须在有了活的骨细胞产生后移植骨才坚实。松质骨非常疏松，像海绵一样有许多小空隙，所以又有海绵骨之称。松质骨的结构有利于营养物质的弥散及受区血管肉芽组织的长入，因而爬行替代作用易于完成，所以松质骨是植骨时最常选用的材料，但支持作用较差。相反，由于皮质骨的结构比较致密，上述两种作用受到一定的影响，因而爬行替代作用进行缓慢，但一旦完成，则可起到较坚强的支持固定作用。因而，皮质骨及松质骨的移植各具优缺点，临床应根据病情加以选用或二者并用。但无论是皮质骨还是松质骨，其爬行替代作用的进行均是逐渐的、缓慢的、持续不断的，其完成时间须以月计。

（三）植骨适应证

（1）骨折断端硬化或骨质缺损引起的骨折不愈合、假关节形成。

（2）填充良性骨肿瘤或骨囊肿等肿瘤样疾病刮除后所遗留的空腔。

（3）修复骨肿瘤切除后形成的骨质缺损。

（4）脊椎的植骨融合术及促进关节的融合。

（5）重建大块骨缺损间的连续性。

（6）提供骨性阻挡以限制关节活动（关节限制术）。

（7）填充骨结核病灶清除术后遗留的空腔。

（8）促进延迟愈合、畸形愈合、新鲜骨折或截骨术的骨愈合，或填充术中的缺损。

（四）植骨禁忌证

（1）取骨部位或手术部位有炎症时，须待炎症消退后方能植骨，以防感染。

（2）有开放伤口存在时，须待伤口完全愈合半年至一年后，才能进行植骨手术。但对经久不愈、伴有窦道的慢性骨髓炎或骨结核病灶清除术遗留的空洞，在彻底清创的基础上辅以有效的抗生素治疗，可进行Ⅰ期松质骨移植术。

（3）植骨处广泛瘢痕形成、血运不佳，须先行整形手术改善血运，方考虑植骨。

（五）植骨的术前准备

（1）仔细检查患者，确定无感染病灶。

（2）自体取骨时应于取骨部位做好皮肤准备：术前 3 日开始，每日用肥皂水清洗取骨部位及其周围皮肤，清洗后以 75% 乙醇涂布 1 次，然后用无菌巾严密包扎。术前 1 日清洗后剃毛，并重复上述步骤。手术当日晨起再以 75% 乙醇消毒 1 次，更换无菌巾，包扎后送进手术室。这种方法与术前仅做 1 日皮肤消毒的备皮方法相比较，更为安全可靠。

（3）于髂骨或胫骨取骨时，因出血较多，应备好骨蜡，必要时做好输血准备。

（4）为预防感染，术前麻醉开始后予以适当的抗生素，对骨关节结核患者术前两周加用抗结核治疗。若为大块的同种骨或骨库骨移植，术前 3 ~ 4 日即应予以抗过敏药物，如苯海拉明、地塞米松等。

（5）很多需要植骨的患者都已经有过多次手术或长期外固定，以致伤肢肌肉萎缩，骨质脱钙疏松，有不同程度的关节活动限制，血液循环不好，抗感染力低，组织生长能力也差。植骨术后必不可少的一段时间的外固定，将会造成肌萎缩与关节僵硬加重。因此，术前应进行一段时间的功能锻炼与理疗，对无移位的下肢骨折不愈合或骨缺损的患者，可在支架或外固定的保护下进行功能锻炼。

（6）术前摄 X 线片，了解病骨情况，根据病情设计手术（包括植骨部位、植骨片的大小和植骨方式）。如拟作吻合血管的骨移植，术前应对移植骨的全长摄正、侧位 X 线片，以便选择植骨的部位和长度。

（7）吻合血管的骨移植术前，应当用超声血流仪探测供区和受区肢体的主要动脉是否存在及血流情况，以便设计手术。一般受区动脉多选用肢体主要动脉的分支作吻合，如股动脉的股深动脉，旋股内、外侧动脉等。如受区有 2 条主要动脉，如尺、桡动脉，胫前、后动脉，亦可选用其中一条主要动脉作吻合，其先决条件必须是另一条主要动脉经超声血流仪或临床检查证实血供良好。受区的静脉一般多选用浅静脉作吻合，如头静脉、贵要静脉，大隐、小隐静脉及其分支。因此，术前应检查受区的浅静脉有无损伤或炎症，近期用作穿刺、输液的浅静脉不能用作接受静脉。

（六）植骨术后的处理

植骨术后必须加用范围足够、固定确实的外固定，待移植骨的爬行替代作用全部完成、骨质愈合后方可拆除，因而应根据接受植骨的部位、内固定的强度以及采用的植骨方法选用石膏托、管型石膏或硬质支具外固定，以促进植骨的愈合。尽管植骨融合判定的金标准是手术中探查，但临床上对植骨过程完成的判定通常以 X 线片检查为依据，因而术后必须定期复查 X 线片。

二、植骨术的取骨操作步骤

进行自体骨移植时，为了缩短手术时间，可将手术人员分为两组，手术同时进行。一组暴露受骨区，为植骨做好准备；另一组切取移植骨块，为植骨准备好材料。取整块骨条或骨块时，首先应选择胫骨，其次为髂嵴及腓骨，再次为肋骨。髋关节手术时，若仅需少量植骨，可就近于股骨大转子或股骨上端取骨，这样可省去取骨切口。

取骨看来简单，实为一精细工作。所取骨块的大小、形状应与受骨部位的需要相符，过大则浪费，并给患者造成不必要的损伤，过小则不能应用。于肢体取骨时应尽量使用止血带，以减少出血。取骨后若切骨面渗血严重，可用骨蜡涂抹止血或用明胶海绵贴敷。

自体骨是最理想的植骨材料。当新鲜自体骨的来源受限时，如儿童的自体骨量有限，可结合应用新鲜或冷冻的同种异体骨移植，或单纯使用新鲜或冷冻的同种异体骨及其他生物植骨材料。但临床实践和动物实验证实，同种异体骨的成骨特性远不及新鲜自体骨优越，在骨移植治疗长骨干骨折不愈合的病例，自体骨移植的成功率比同种异体骨移植约高 18%。因而在尽可能的情况下，应多选用自体骨移植。临床上需要植骨时，可自下列部位取骨：①胫骨；②髂骨；③腓骨；④肋骨。此外，有时也可从受区附近的骨端挖取少量松质骨移植，以填充较小的骨腔。

（一）胫骨骨条的切取

切取胫骨骨条时，为避免术中出血过多，宜在大腿中部使用气囊止血带。

1. 切口　在小腿前内侧面作一略带弧形并避开胫骨嵴的纵切口，以免在胫骨嵴处形成疼痛性瘢痕。

2. 取骨　不要翻开皮瓣，沿皮肤切口切开骨膜直到骨骼，将骨膜向内、外侧剥离，显露胫骨嵴与胫骨内缘之间的整个胫骨面。为了更好地显露切口两端的骨骼，可在骨膜切口两端各作一短的横切口，使骨膜切口呈 I 形，在切骨之前，先在预定取骨区的四角各钻一小孔（图 1–26）。用单片电锯稍斜向移植骨片中央方向锯开皮质骨，如此则可保留胫骨的前缘和内侧缘。若无电锯，则可在胫骨前内侧面的纵轴上凿刻出所需取骨的长度和宽度，再以骨钻在凿刻线上钻出一排小洞，然后用骨刀将这些小洞之间的皮质骨凿开。要求沿取骨线的全长逐渐深入，不可一次在一处凿进髓腔，以免移植骨片碎裂或胫骨骨折。儿童取骨时应注意勿损伤骨骺。

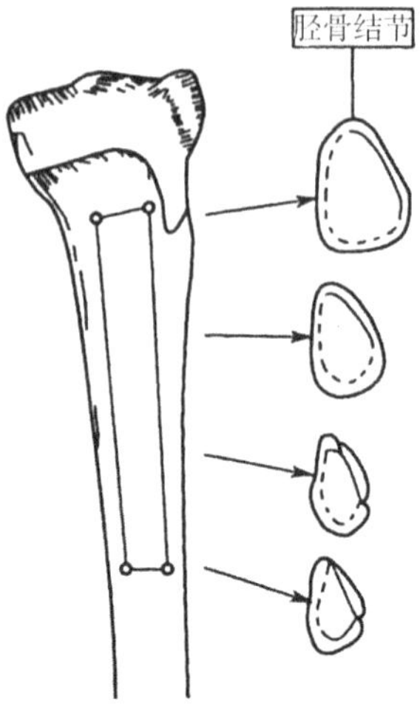

图 1-26　胫骨骨条的切取方法

3. 缝合　取出移植骨条后，即将伤口缝合。儿童骨膜厚，可单独缝合。成人骨膜薄，则与皮下组织深层一起缝合，以覆盖取骨的缺损处。然后再缝合皮肤。

4. 术后处理　如取骨条较大，必须用石膏托固定该肢 2 ~ 3 个月。

（二）髂骨块的切取

髂骨有丰富的松质骨，在髂嵴的前 1/3 分段纵行取骨块，可获取髂嵴的一小段坚硬的皮质骨和其下的一大段松质骨（图 1-27）。如欲获得较坚硬的骨片，则横向取髂嵴前部或后部的长条骨块。在患者仰卧时，可取髂嵴的前 1/3 段；患者俯卧时，则取髂嵴的后 1/3 段。如希望保留髂嵴，则可仅取髂骨的外层皮质骨（图 1-28）。

在切取髂骨时，应注意约有 10% 的股外侧皮神经，距髂前上棘后方越过髂嵴至股外侧皮肤。故在髂嵴前取骨时，切口应距髂前上棘后上方 2cm 开始向后伸延至需要长度为止。但向后伸延不要逾越距髂后上棘前上方 8cm 的髂嵴，因臀上皮神经穿腰背筋膜，在距髂后上棘前 8cm 越髂嵴至臀部。无论前方或后方取髂骨时，均要注意避开该部位走行的皮神经，以免对其造成损伤（图 1-29）。儿童应将髂骨的骨骺及其附着的肌肉一并翻开，在其下的髂骨上取骨块，取完后将骨骺复回原处。

1. 切口　髂骨的显露较为容易，但可引起相当多的出血。从髂前上棘沿髂嵴的皮下缘向后作皮肤切口，沿髂嵴中线切开软组织，此切口正好在躯干肌和臀肌附着于髂嵴骨膜处。

2. 取骨　切开皮肤及皮下组织后即可径直切达骨骼，在骨膜下剥离以显露髂骨外板。若只需要包含一侧皮质骨的松质骨作移植，则根据受骨区所需要的大小凿取髂骨外侧皮质骨；若需要包含两侧皮质的髂骨全厚骨块，需将髂肌自髂骨内面作骨膜下剥离，然后用骨刀凿取相应大小的全厚髂骨块（图 1-30）。骨块取下后，可用刮匙插入两层皮质骨之间，挖取多量的松质骨。

3. 缝合　完成取骨后，将翻下的臀肌缝回髂嵴原位。

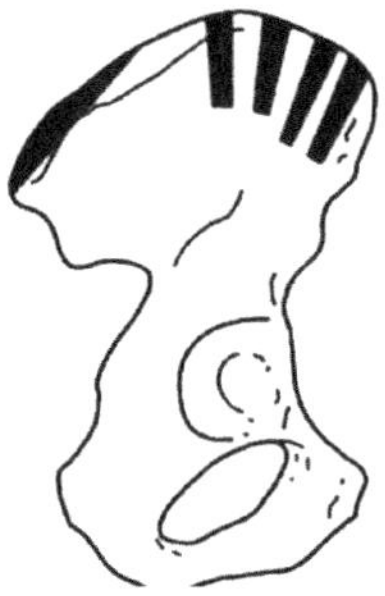

图 1-27　髂骨的分段切取

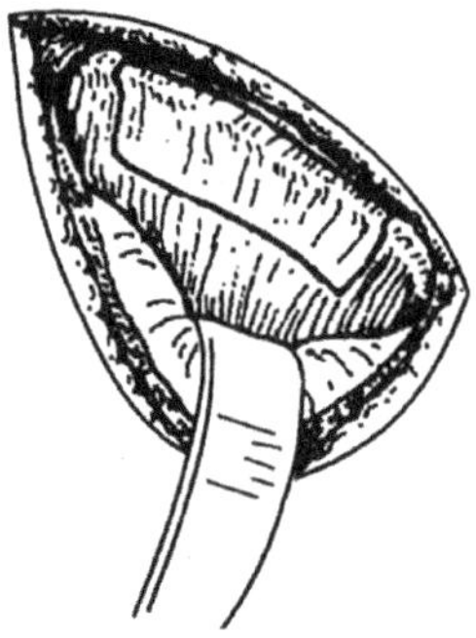

图 1-28　外层骨板的切取

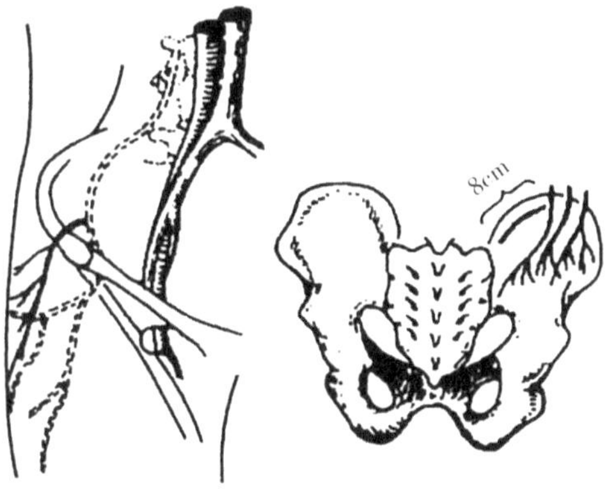

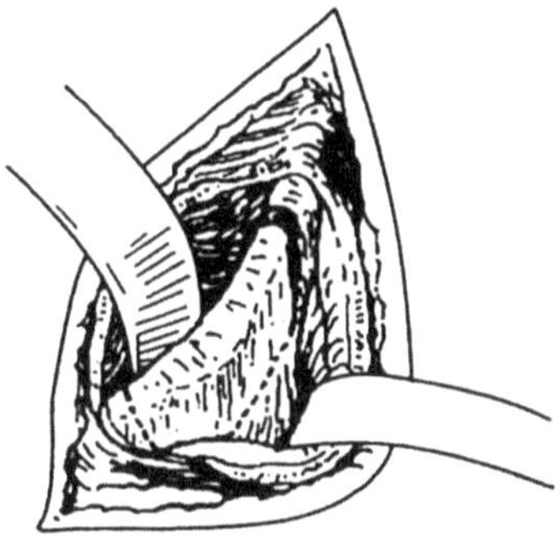

图 1-29　股外侧皮神经和臀上皮神经的走行　　　图 1-30　全厚髂骨的切取

（三）腓骨的切取

1. 取腓骨时，应注意不要损伤腓总神经　为保持踝关节的稳定和儿童踝关节的正常发育，应保留腓骨的远侧 1/4；避免切断腓骨长、短肌，以免影响踝部的动力性稳定。

2. 切口　通常切取腓骨干的中 1/3 或上 1/2 段作移植。采用 Henry 入路，从腓骨长肌和比目鱼肌之间进入。切口从腓骨小头上 2cm 开始，沿腓骨外侧缘直行向下，至所需切取的长度。

3. 取骨　将腓骨长、短肌牵向前侧，比目鱼肌牵向后侧，显露腓骨，切开骨膜行骨膜下剥离，将腓骨长、短肌翻向前方。骨膜剥离应从远侧开始，逐渐剥向近侧，以使从腓骨斜向起始的肌纤维连同骨膜一并剥开。然后，在显露的腓骨干上判明准备截取的腓骨段，在其近端及远端各钻一排小孔，用骨刀将这些小孔间分别一一凿断，最后连成一线而将腓骨凿断。避免不先钻孔而直接一次性将腓骨凿断，因为这样会使腓骨劈裂，也可用线锯或摆动锯锯断腓骨。有时，需要将从腓骨中段后侧面进入腓骨的滋养动脉予以结扎。若需切取腓骨上段以替代桡骨远端或腓骨远端，在切口的近端要避免损伤腓总神经。首先在股二头肌腱远端的后内侧显露腓总神经，向远侧追踪到腓总神经围绕腓骨颈之处。在此处，腓总神经被腓骨长肌的起点所覆盖。用刀背对向此神经，以刀刃将架越神经的薄层腓骨长肌条索切断。然后将腓总神经牵向前方。继续作骨膜下分离时，注意勿损伤在腓骨和胫骨之间经过的胫前血管。见图 1-31。

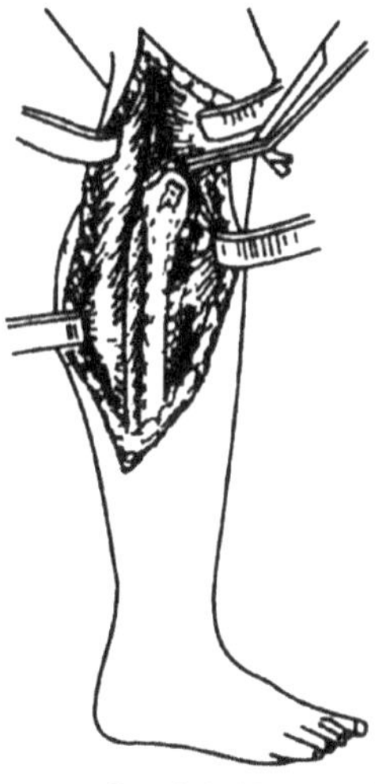

图 1-31　腓骨上段的显露和切取

4. 缝合　先缝合深筋膜，再缝合皮下组织及皮肤。切取腓骨上段时，宜将股二头肌腱缝到邻近的软组织上。

（四）肋骨的切取

1. 切口　沿拟切取的肋骨作一长切口。

2. 取骨　切开筋膜及肌肉直至肋骨。切开肋骨骨膜，用肋骨骨膜剥离器进行骨膜下剥离。用骨剪剪断肋骨，将其取出。

3. 缝合　分层缝合切口。当需一段肋骨植骨时，可切取游离的第十二肋骨。

三、骨移植的方法

（一）松质骨移植术（图 1-32）

松质骨移植的优点是刺激成骨作用大，爬行代替过程快，抗感染力较强，且可制成碎骨片，填充于骨端间的任何裂隙，消除植骨空腔的形成。因此，其应用范围较广，缺点是松质骨质地较软，内固定作用弱。故临床上常需与皮质骨移植或金属内固定合用，一般松质骨移植多用于骨肿瘤或炎症刮除后形成的骨腔填充、关节融合、骨折不愈合、骨缺损等。此外，在血供不良的骨折行切开复位（如胫骨下 1/3 骨折）时也可用松质骨碎片移植于骨折断端间，以促进骨折愈合。髂骨有较多优质的松质骨，需用大量松质骨时可从髂骨采取，亦可取自肋骨；需用少量松质骨时，则可在病骨邻近的骨端采取，但含脂肪较多，质量较差。松质骨移植常与其他手术合用，用以填充骨腔缺损和促进骨的愈合，病灶显露后在其周围钻孔，只钻通一侧皮质骨，各个钻孔排成矩形，再用骨刀切开各孔间的骨质，即可取下一块皮质骨，将病变组织搔刮干净后，将松质骨填入。如病变位于负重区，应加用适量皮质骨移植，轻轻打压后，按层缝合。

（二）皮质骨植骨术

上盖骨移植是取皮质骨板固定于两段病骨上、促使骨愈合的手术。皮质骨板坚硬，临床多用以治疗长管骨骨干的骨折不愈合、骨干缺损以及关节融合手术时的关节外植骨。这种植骨术除有刺激成骨作用外，主要利用其内固定作用。实际应用时常并用松质骨移植，以填充空隙及加强刺激成骨作用。上盖骨移植术的缺点是骨移植后受骨区的直径要增粗，伤口缝合困难，同时皮质骨的抗感染能力弱，有潜在感染的患者最好不用。

依病骨的部位选用合适的显露途径，显露病骨的两端，切除骨端的硬化骨质和瘢痕组织，凿通或钻通骨髓腔，使两骨端形成新的创面。然后将移植的皮质骨板置于承受骨的表面，植骨面应选在承受骨无弯曲或弯曲较小的一面，并将该面的皮质骨凿去一薄层，其面积应稍大于移植的皮质骨板，这样可使移植骨与承受骨密切接触，有利于固定和加速愈合。在骨端复位并放好移植的皮质骨后，用螺钉固定。然后，在骨缺损区和移植骨的周围，用松质骨碎块填充所有的缝隙和缺损，根据具体的操作方法可分为单片骨上盖骨移植术、双重骨上盖骨移植术及带松质骨上盖骨移植术（图 1-33 ~ 图 1-35）。

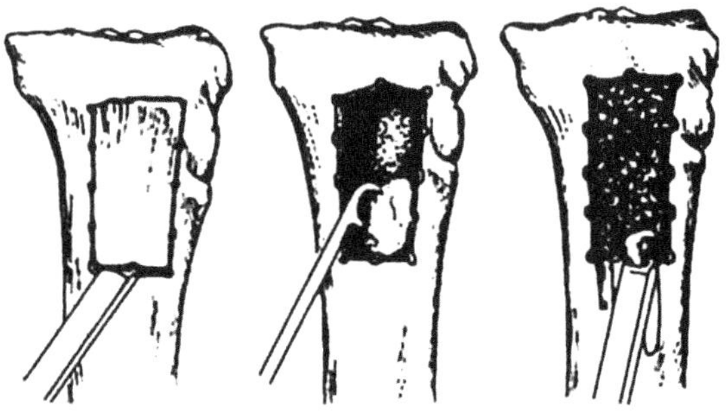

图 1-32　松质骨填充植骨术

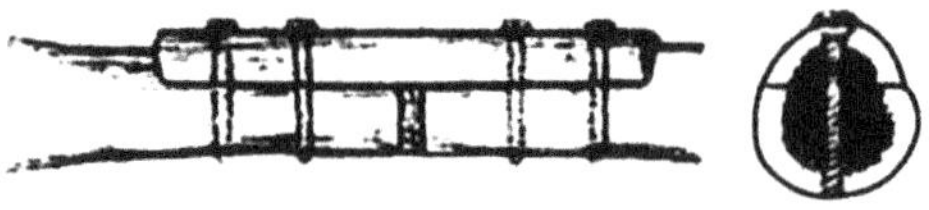

图 1-33　单片骨上盖骨移植术

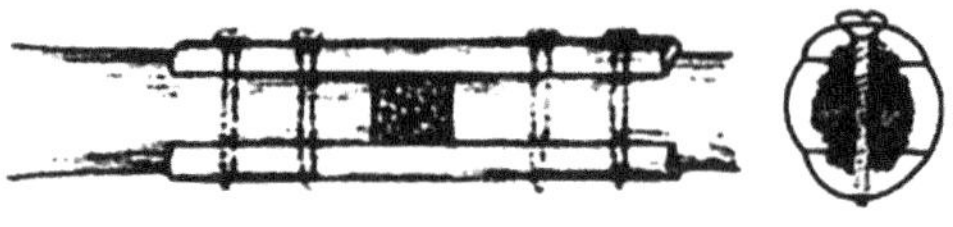

图 1-34　双重骨上盖骨移植术

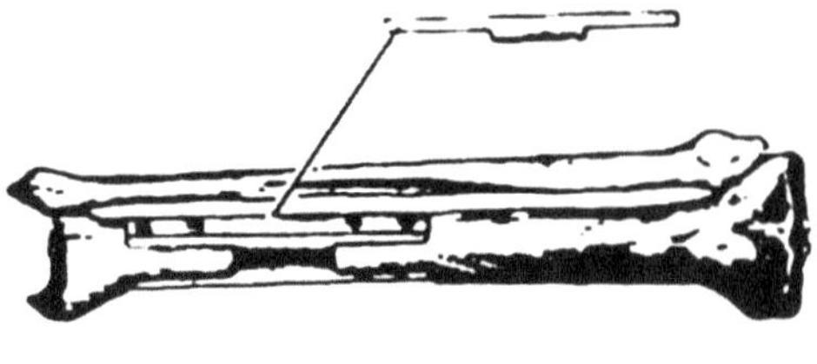

图 1-35 带松质骨的上盖骨移植术

（三）嵌入骨移植术

融合关节时常在关节内融合的同时并用嵌入骨移植作关节外融合，以促进骨愈合和加强固定。关节内融合后将关节置于功能位，先在组成关节的短骨上凿一骨槽或骨隧道，再在组成关节的另一长骨上取一条等宽的、长度为短骨骨槽或隧道一倍的长条骨片，跨过关节嵌入骨槽或插入隧道。如在关节组成骨上不能采取骨片，也可单纯凿槽，另取自体或异体骨片嵌入，然后用螺钉作内固定（图 1-36）。这一方法的优点是植骨后病骨的直径不增粗；缺点是需要有一定的设备（如双锯片电锯），内固定作用不如上盖骨移植术可靠，有骨缺损者应用此手术则更不牢靠，因此多用于无骨质缺损的骨折不愈合及各种关节融合术。

（四）支撑植骨术

以诱导骨生成的松质骨和起支撑作用的皮质骨充填病损区，促进血管再生和支撑软骨下骨，这种植骨术适用于锥体骨折、关节面塌陷骨折以及股骨头坏死后钻孔减压的支撑植骨。

（五）吻合血管的骨移植

吻合血管的骨移植解决了传统方法难以治愈的大段骨缺损，同时可修复并发软组织广泛损伤的疑难病症；缩短了移植骨的愈合时间，成功率高，比传统的骨移植有较大的优越性。即使带肌蒂骨块移植，也受骨块不能很大及不能远距离移植的限制。吻合血管的骨移植则不受这些条件所限，起到了过去传统骨移植方法不能起到的作用。在此基础上，目前还有应用吻合血管的骨膜移植术（图 1-37），治疗骨不愈合或骨缺损的疗效满意。吻合血管的骨移植保存了移植骨的血供，骨细胞和骨母细胞是成活的，使骨移植的愈合过程转化为一般的骨折愈合过程，不经过传统骨移植后死而复生的爬行替代过程，而且可同时带有皮瓣，用于并发软组织缺损的Ⅰ期修复。不足之处是，术者必须熟悉显微外科技术，手术操作较复杂，手术时间长，有失败的可能，而且对供区的损害较大，甚至影响患者的外观。因而，不能完全取代传统的骨移植术，可应用于传统方法治疗有困难或治疗效果不满意的病例。例如，先天性胫骨假关节经传统骨移植方法治疗失败者、创伤所致的大段骨缺损伴有软组织缺损者，特别是低度恶性肿瘤需连同部分正常骨和软组织一并切除者，较为适合吻合血管的骨或骨皮瓣移植。如受区有经久不愈的伤口，原则上应待伤口完全愈合后 3 ~ 6 个月时再施行吻合血管的骨移植。对受区因局部放射治疗、感染和严重创伤所致的血管条件差者，则应该慎重选用。腓骨、髂骨和肋骨是常用的吻合血管的骨移植供区，根据其形状和结构的不同，在应用上又有所不同。例如，腓骨是直的皮质骨，对于修复四肢长骨的缺损优于肋骨。对股骨可用双根带血运的腓骨移植。

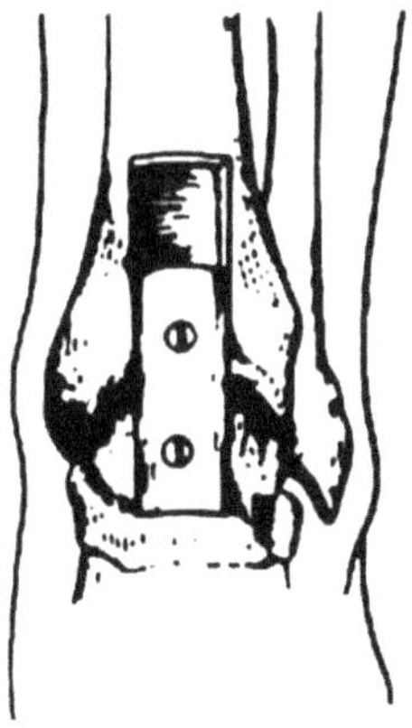

图 1-36 踝关节融合术的嵌入

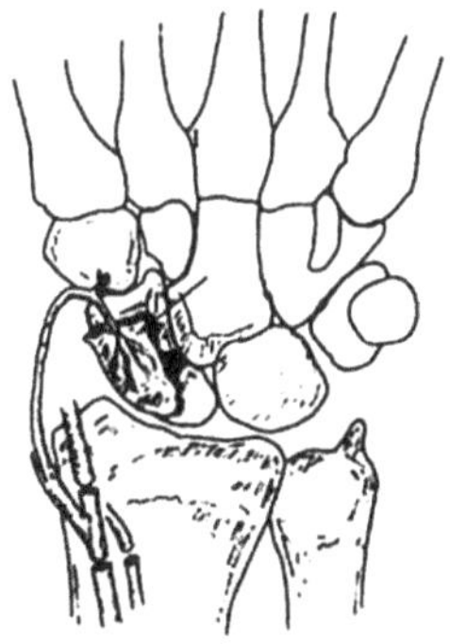

图 1-37 游离骨膜移植修复舟状骨骨不连

（六）组织工程修复

利用自身骨髓，经过体外培养及定向成骨诱导分化后，再种植到高孔隙率的可吸收支架材料上，形成生物活性“人造骨组织”，然后再移植到体内修复大节段的骨缺损。经组织学切片、微循环造影等多项检测证明：置入的“人造骨组织”与正常骨组织无异，形成了正常的哈佛系统，其微血管丰富，骨髓腔完全再通。

四、植骨床的处理

仔细准备植骨床是保证植骨融合成功的关键，否则可能导致植骨融合的失败、假关节形成导致内固定的断裂及畸形的再发和加重。在术中除充分显露植骨床外，如骨干的骨折不连，需切除骨折断端及周围的瘢痕组织，咬除骨断端的硬化骨，用骨钻将髓腔钻通，植骨融合时，最好掀开植骨骨床或除去表层骨皮质，避免软组织混杂在植骨中，对于骨缺损的修复，应注意植骨条、块应排列紧密，避免空腔形成。而在脊柱植骨融合时则应注意：①不能仅行椎板外、椎板间植骨，应同时行关节突间及横突间植骨；②需有足够的植骨量；③彻底清除植骨部位的软组织；④锥体间植骨时应彻底刮除软骨板；⑤仔细准备植骨床（图 1–38）。术中切除椎板背侧和棘突上所有的软组织，并以骨凿将椎板凿成鳞状的小骨瓣，以增加植骨床的面积，尽可能清除小关节的软骨面，使术后小关节可发生自发性融合（图 1–39）。同时，应避免融合骨的生长过程受到异常的应力干扰，方能提高植骨的融合率。

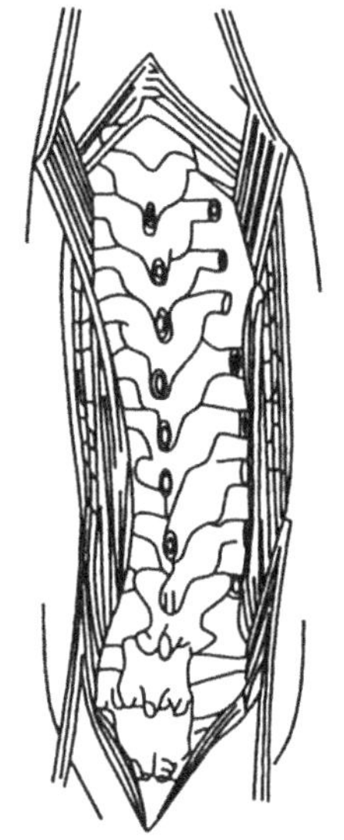

图 1–38　脊柱植骨床的显露

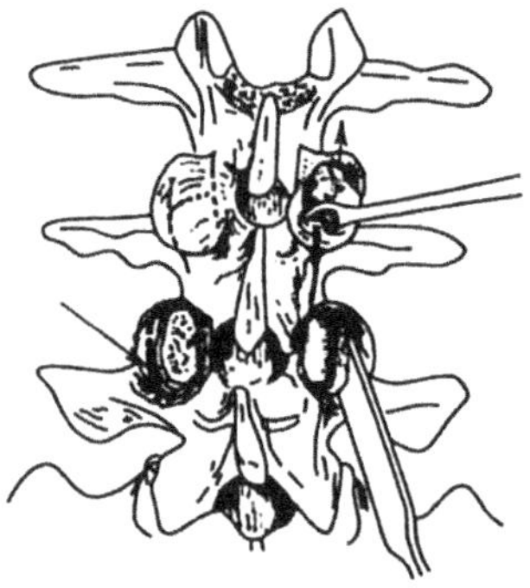

图 1–39　脊柱关节突关节软骨面的去除

第六节　骨科手术微创应用

微创治疗是指采用对全身和局部尽可能小的创伤，达到治愈病损的目的。与传统的手术方法相比，它不是单纯地追求更小的手术切口，而是注意对病损和 / 或其周围环境的保护，避免全身性反应或使其最小化，降低并发症的发生，缩短康复时间。简言之，就是以最小的代价换取最佳的治疗效果。20 世纪中期关节镜的问世就是一项典型的代表。

微创概念的形成和发展，在骨科手术治疗领域具有里程碑式的意义。这种新理念的形成带来了几乎所有骨科手术技术的更新，包括手术方式的改变、手术器械的革新、术前准备及术后护理的调整，甚至医患之间的相互认知和医院机构与人员结构的改变。与微创概念相对应的微创技术有着比内镜技术、腔镜技术、介入技术、显微外科技术更广泛的内涵，其形式也随着影像学、信息学、计算机技术的发展而更加丰富，出现了计算机辅助手术、机器人手术、异地手术、不用手术刀的手术以及集成式（一体化）手术工作室等革命性医疗模式与理念。

一、骨折手术微创化

（一）理论基础

骨折内固定治疗的近代观念发生了两次重大转变。从早期偏重简单外固定到20世纪中期开始广泛应用的通过手术达到解剖学复位和内固定，再到今天逐渐为人们所接受的生物学固定理念，这不仅仅是手术方式的转变，更是对骨折愈合过程的再认识和对影响骨折愈合与功能恢复条件的重新权衡。第一次转变大大提高了骨折的治愈率，降低了因长期制动造成的废用性肌肉萎缩、骨量丢失、关节僵硬等并发症的发生，但并未杜绝诸如骨折不愈合、延迟愈合、感染、再骨折等情况的发生。特别对于严重的粉碎性骨折，广泛的剥离与内固定手术并不一定能带来满意的骨折愈合与功能恢复。这引起了人们的重新思考。通过实验发现，接骨板造成的板下缺血和进而导致的骨坏死，是引起哈佛系统加速重塑的主要原因。血供不足不仅影响骨折愈合与塑形，而且导致局部免疫能力下降，使感染难以治愈，且容易形成死骨。由此引发了以保护血供为主的生物学固定（biological osteosynthesis，BO）理论体系的形成。它强调采用闭合或间接复位，不要求以牺牲局部血供为代价的精确复位，不要求固定物与骨之间的紧密接触，不要求骨折断端间的绝对稳定，这为微创技术在骨折治疗领域的应用提供了理论和实践基础。同时，人们也意识到，内固定对骨折部的应力遮挡作用，虽有利于防止骨折移位，但也导致了局部骨质疏松，这对内固定的材料与设计提出了力学相容性方面的要求。

（二）技术改进

以BO理论为基础，带来了一系列手术原理、技术以及器械的改进。

1. 微创内固定技术　微创经皮接骨术（minimally invasive percutaneous osteosynthesis，MIPO）是体现微创化概念的一种骨折内固定模式，采用间接或闭合复位，经皮插入技术完成接骨板内固定。其产生与“内固定支架”理论的形成有关。“内固定支架”的工作原理与外固定支架相同，借固定于骨折段的螺钉或钢针，与不直接接触骨骼的连接杆构成的机械构架固定骨折。不同的是“内固定支架”全部埋藏在体内，连接杆类似于接骨板但不接触或有限接触骨折段。传统的接骨板被螺钉紧密压迫在骨面，产生巨大摩擦力而维持固定，接骨板下的血供不可避免地遭到破坏。内固定支架技术改变了这种压迫固定方式，采用以保护骨膜血供为目的的支架固定方式。接骨板上的螺孔有螺纹与螺钉尾部的锁定，实现了接骨板与骨的不接触或有限接触。轴向应力通过螺钉与钢板形成的“一体化”支架传导，因此无须将钢板紧密压迫在骨面上。在皮质骨质量良好的骨干部位，还允许使用只通过一侧皮质的骨螺钉。

目前基于微创、内固定支架等理论设计并应用于临床的内固定系统，有早期的点接触式内固定系统（point contact fixator，PC-Fix）以及后来出现的微创固定系统（limited invasive stabilization system，LISS）和锁定加压接骨板系统（locking compression plate，LCP），经许多医院应用与随访，其疗效得到了肯定。

2. 联合固定及间接复位技术　联合固定是针对某一复杂骨折，一期或分期应用两种或两种以上的微创固定，在尽可能减少局部再损伤的基础上达到最佳治疗效果，是微创理念的又一体现。微创概念还包括复位技术的改进。直接切开复位是造成局部骨折块失血管化的主要原因，因此应多采用间接复位技术，不暴露骨折端，利用牵开和复位器械，借周围软组织的“合页”“夹板”作用达到骨折复位的目的，以有效保留骨折块的血供。此外，借助关节镜或影像导航系统进行骨折复位固定，是骨折治疗微创化的又一手段。利用辅助设备达到手术的微创和可视化，无须完全暴露骨折部位即可准确完成骨折复位和精确固定。目前，这类方法主要用于治疗累及关节或结构复杂部位的骨折。

二、脊柱手术微创化

20世纪中期应用木瓜蛋白酶注射进行髓核溶解，可以看作脊柱微创治疗的实例，但当时并未形成系统理念。80年代至90年代内镜技术在脊柱治疗领域取得了长足进步，加之经皮穿刺技术和监控设备应用范围的拓宽，才逐步形成了一套较为成熟的脊柱微创手术体系。微创技术在脊柱领域的运用主要可归纳为两大类：经皮穿刺技术及内镜辅助技术。

（一）经皮穿刺技术

经皮穿刺技术始于20世纪60年代，最初是在X线透视下，将蛋白酶注入椎间盘行化学融核。以后又出现了运用特殊器械经皮切除髓核，以及应用激光技术汽化髓核等方法。

射频消融髓核成形术是近年来出现的较新的治疗椎间盘突出症的微创技术。其原理是通过冷融切技术将组织细胞的分子链（肽键）击断，以移除大部分病变组织而不引起周围正常组织的不可逆损伤。与传统电烧、激光等热切割（300 ~ 600℃）方式比较，冷融切过程是一种低温（40 ~ 70℃）处理过程。髓核成形术是利用冷融切的低温（约40℃）气化技术，移除部分髓核组织而完成椎间盘内的髓核组织重塑，并利用加温（约70℃）技术使髓核内的胶原纤维气化、收缩和固化，缩小椎间盘的总体积，达到降低椎间盘内压的目的。手术主要适用于椎间盘源性疼痛和轻中度椎间盘突出症、纤维环尚未完全破裂者。

经皮椎体成形术是在影像学技术支持下经皮经椎弓根将骨水泥等生物材料注入椎体，以缓解疼痛、防止椎体进一步塌陷的新技术。20世纪80年代法国医生首先运用该技术将骨水泥注入椎体治疗血管瘤，此后该技术逐渐为更多的骨科医生所接受。目前已用于涉及骨质疏松、创伤及骨肿瘤引起的椎体骨折及疼痛的治疗，在维持椎体形态、改善生活质量方面取得了显著疗效，成为传统开放式手术的补充。1999年在原有成形术的基础上，美国研制出一种可膨胀球囊，操作时先经皮经椎弓根将球囊送入椎体，膨胀球囊使椎体复位，放气退出球囊，注入骨水泥，称为脊柱后凸成形术。理论上该技术可以较好地恢复椎体高度，改善后凸畸形，并有效避免经皮椎体成形术引起的骨水泥渗漏。目前，人们正着重研究具有足够强度的生物型可注射材料，以及复合生长因子的具有骨诱导特性的生物型可注射材料，以替代传统的骨水泥。

（二）内镜辅助技术

内镜辅助技术在脊柱领域的应用始于20世纪80年代，90年代后有较快发展。除椎间盘镜的广泛应用外，胸腔镜、腹腔镜的应用进一步为脊柱的微创治疗开辟了新的发展空间。目前使用内镜辅助技术可以完成神经根减压、椎间盘切除、椎体间融合、组织活检、脊柱畸形矫正、脓肿引流、椎间隙融合等多种手术，并可与激光等技术结合使用。Mack等于1993年首次报道用胸腔镜进行脊柱外科手术。自此，胸腔镜手术逐渐用于胸椎间盘切除、脊柱畸形的前路松解、截骨及固定、椎体肿瘤切除、椎体骨折的前方减压、重建等手术中。在胸腔镜下进行交感神经切除也被不少医师采用，并且发展了多入路、双入路、单入路等多种术式。

1991年Obenchain首次使用腹腔镜进行腰椎间盘切除术。随后，Mathews、Zucherman、Kumar等人先后报道了使用腹腔镜进行前路腰椎融合的初步临床结果。与传统的开放手术相比，使用腹腔镜具有创伤小、并发症少、手术操作较容易等优点。腹腔镜除经腹腔入路外也可经后腹膜入路，采用后腹膜入路无须腹腔充气，且可避免损伤腹膜大血管及下肢神经丛。经腹膜外镜下放置椎体间融合器是新近发展的一项新的微创技术，在McAfee所做的临床研究中效果满意。

显微内镜下行椎间盘切除、神经根减压，也是脊柱手术微创化的典型术式。应用最广泛的是在内镜监视下行腰椎间盘突出切除术，该方法通过术前影像学准确定位，在不到2cm的切口下建立工作通道，进行侧隐窝清理及髓核摘除，在不干扰脊柱正常生物力学结构的基础上完成神经根减压。目前该术式已在国内广泛展开。内镜手术也逐渐扩展至颈椎手术，在颈椎后路“钥匙孔”椎间盘切除术的基础上，发展出颈椎后路内镜下侧方椎间盘切除神经根管减压术，与传统的开放椎板神经根管减压术比较，两者的减压效果无显著差异，但出血、术后疼痛前者更少。近年有人尝试在内镜下行颈椎前路手术，因报道较少，疗效还待观察。

（三）关节置换微创化

微创概念在创伤和脊柱领域已普遍为人们所接受，近来有人提倡微创化人工关节置换术。所谓微创化人工关节置换，简言之就是指通过较小的手术径路进行人工关节置换的方法。手术入路可以是原入路的缩小或另行设计的小切口入路。这些切口的特点不仅在于切口短小，而且均不横断任何重要的肌肉、肌腱或韧带，并借助专门设计的器械和灵巧、娴熟的技术完成手术。如由Sculco提出的髋关节单切口入路，切口经髋关节后外侧，平均长8.8cm。由Berger提出的双切口入路为两个小切口的联合，通过5cm以内的前方切口切除股骨头，安装髋臼假体，通过 3cm 以内的侧方切口安装股骨假体。通过 6 ~ 14cm 的切口进行全膝置换术，在国内外也有较多报道。

与更小化手术切口相应发展的是手术技术和手术器械的改进。Bonutti 总结了微创化人工膝关节置换术中的若干手术技巧，包括：①通过膝关节的屈伸增加术野显露；②协调交错使用牵开器；③采用股四头肌微侵袭入路；④髌骨关节囊上、下方松解；⑤原位股骨、胫骨截骨而不使之脱位；⑥使用小型化手术器械；⑦分块取出截骨块等。

提出人工关节置换微创化的目的是通过手术入路的改进减少软组织创伤，由此减少术中出血、缓解术后疼痛、加速术后康复、缩短住院时间，并改善手术部位的外观。但由于缺乏大宗病例的长期随访以及有效的对照研究，上述优越性仍被质疑。有研究表明，缩小切口并未减少术后输血量，在缓解疼痛及改善功能方面较传统术式也无明显差异。另外，有学者认为缩小的手术切口影响了手术视野的显露，增加了保护神经血管以及正确判断假体固定位置的难度，延长了手术时间。正如 Wright 所说："目前的研究表明，缩小的手术切口除了外观的改善，尚未体现出较传统术式更明显的优势。"微创切口是优是劣尚无定论，但对于微创术式的研究将有助于传统术式的改良。切口位置的选择可以帮助缩小其长度；牵开器、截骨及假体安装器械的改进有助于减少术中软组织损伤；对于微创手术后改进的康复治疗，可能同样加速传统术式的术后康复。我们无须将微创技术与传统术式完全分开甚至对立起来，而应使二者的发展相辅相成、相互促进。

第七节 骨科手术个体化趋势

个体化治疗是根据个体的具体情况，提出并实施具有针对性的治疗方案。近 20 年个体化治疗已被逐渐引入骨科手术领域，其中最具代表性的是个体化人工关节或称定制型人工关节的设计应用。其制作过程大体分三步：①首先利用 CT、MRI 或 X 线等影像学信息重建骨骼的三维结构，用以分析和设计假体、模拟和评估手术过程。②对部分复杂病例应用快速原型技术制造三维模型，帮助手术医师建立复杂部位的立体印象，并成为设计、制造假体和体外模拟手术的模型，以验证和完成计算机辅助设计。③通过加工中心完成假体的制作。定制型人工关节的初衷是针对特殊患者如骨关节肿瘤、严重先天性畸形等，在切除或修复病损的同时重建关节功能。但随着个体化假体的研究和计算机技术及现代影像技术的发展，有人已尝试着将个体化假体用于普通患者，在体外测试与临床应用中已初步显示了其潜在的优越性。

（一）理论依据

人工关节的发展至今已有近百年的历史，假体材料不断更新、固定方式不断改进使手术效果明显提高，但有限的使用寿命是限制其进一步发展的"障碍"。因此，如何延长假体使用寿命是人工关节研究的主要目的。有实验表明，提高假体与骨之间的解剖匹配度可显著改善关节置换的疗效，但人的骨骼结构存在很大差异，标准假体不能适用于所有的患者，这推动了人工关节个体化的发展。人工关节植入后，局部骨骼的负荷传递与应力分布情况直接影响假体的长期稳定性。高于或低于正常的负荷传递会影响骨的塑形与改建，导致骨吸收与骨丢失。只有达到假体与骨的精密匹配与合理的个体化设计，才能使骨的负荷传递接近正常。普通的标准假体与骨髓腔内壁的间隙较大，在受力时会产生明显的微动，造成骨小梁破坏，间隙进一步加大，并加快局部磨损。同时，关节内的磨损颗粒也可进入假体 - 骨间隙，进而导致骨吸收，假体松动。非骨水泥股骨假体微动试验研究显示，假体与股骨之间的精确匹配可以有效地控制两者间的微动，特别是垂直微动，减少因微动带来的不良后果。

（二）临床应用

20 世纪 80 年代初，国外一些公司建成了柔性加工生产线，由医生选择、确定假体各部分的尺寸，然后生产者按要求制作假体，这是定制型人工关节的早期形式。随着计算机辅助设计（computer aided design，CAD）和辅助制作（computer aided manufacturing，CAM）技术的发展，产生了根据每个患者的骨骼解剖与病损特点单独设计一个最理想的人工关节的设想。1985 年，Nelson 开发出一种运用 CT 数据设计股骨骨髓腔假体的软件包，利用 CT 图像重建患者股骨上段的模型。1987 年，Robertson 等首次报告应用现代 X 线定量 CT 技术和三维图像重建技术建立个体化的股骨三维模型，经计算机辅助设计，加工生产出既与骨髓腔优良匹配，又能够手术植入的人工髋关节假体。由于个体化人工关节可以更有效地利用患者原有的骨组织，减少移植骨量，因此还被用于人工关节翻修术中。美国学者 Bargar 等人从 1986 年起采用 CT 图像优化设计，连续为 47 例全髋翻修患者实施定制型股骨假体置换术，随访 2 ~ 4 年，仅 1 例需再次翻修，显示定制型全髋翻修假体具有良好的效果，尤其是用于较为复杂的翻修术患者，有利于避免结构性植骨的晚期失效或全微孔表面假体的骨应力遮挡。目前利用 CAD/CAM 技术已可制作包括半骨盆、肱骨近端及骶髂关节等多处复杂结构的假体，在初期的临床应用报告中效果满意。近年来，定制人工关节假体在国内也得到了蓬勃发展，1986 年戴魁戎、王成焘等开始了系列化计算机辅助定制型人工关节的基础研究，1998 年在国内率先将计算机辅助设计与加工的定制型人工关节应用于临床，并提出“优先区订制”的设计思想。随后，定制型人工关节由髋关节发展到膝、肩、肘、腕、踝关节，为肿瘤保肢患者制成了带膝关节、带髋关节的假体，并结合快速原型技术实现了半骨盆假体的个体化制作，随访 1 ~ 6 年的效果良好，远期疗效尚待观察。

尽管个体化假体体现了上述诸多优势，但仍存在许多问题有待解决，包括如何降低生产成本和缩短设计制作周期、如何获取更准确的 CT 等影像学信息、避免诸如金属等已植入体内的内植物造成的图像伪迹，以及射线束硬化、部分容积效应等造成的扫描误差、如何将三维 CT 数据与数控机床连接、随时生产所需的假体等。随着学科间更为广泛的交流与合作，相信这些问题有望在不久的将来得到解决。需要个体化对待的还应包括多种复杂的创伤病例，如为满足治疗需要的超长或异形接骨板、环抱器等，目前也已进入个体化设计与定制的渠道。

第八节　骨科手术智能化趋势

计算机技术的迅速发展促进了可视化技术的进步，它与日益完善的影像学技术结合，在骨科领域形成了一种新的技术手段——计算机辅助骨科手术（computer assisted orthopaedic surgery，CAOS），从而开始和加快了骨科手术向智能化（可视化 / 数字化）方向的发展。

（一）分型及工作原理

目前主要有两种 CAOS 系统正在研究和应用中：被动系统和主动系统。

被动系统在术前或 / 和术中起导航作用，该系统可以实时地反映手术工具的空间运动轨迹，手术操作靠医生来完成。被动系统可分为三种类型：基于 CT 和 MRI 系统、基于荧光透视系统和通过运动学或解剖学标志获取数据的非影像学系统。手术过程包括以下三个步骤：①术前计划：主要是术前影像或定位信息采集；②术中注册：包括手术部位的空间注册、影像信息注册和手术器械注册；③示踪：显示手术器械在患者体内的相对位置、空间走向及运动轨迹等信息。其中，示踪技术即空间定位技术是其核心。实现该技术的方法主要有超声波定位法、电磁定位法和光学定位法。光学定位法是目前使用最广泛、精度最高的一种方法，计算机通过追踪器同时接受手术部位与手术器械发出的光信号，以获取两者的相对位置信息，将此信息与手术开始前获得的图像信息结合，根据立体视觉原理重建出目标的空间位置信息。

主动系统可以自动完成某些手术步骤，如前交叉韧带重建中的钻孔、髋关节置换中的股骨扩髓等，主要由两部分组成：计划工作站和机器人控制单元。首先利用影像设备获取计划工作站所需的数据信息，计划工作站可以展示手术部位的三维影像，确定必要的解剖标记和移植物的空间走向等。然后此信息被输入机器人控制单元，以控制机器人进行某些手术操作。手术过程中机器人通过特制的钳夹器械固定于手术部位，在医生的监视下完成指定任务。另外，一种新型的 CAOS 系统正在实验研究阶段，即半主动系统。它属于第二代医用机器人手术系统，允许医生在机器人控制的安全范围内随意移动手术工具，既有机器人的精确性，又有人手的灵活性。

（二）临床应用

一直以来，计算机辅助手术的临床应用主要集中在主动和被动两大系统内。在医用机器人研究方面，以美国的 Taylor 为首开发的 ROBODOC 系统最为典型，它在传统的工业机器人的基础上加以改进，并于 1989 年首次成功应用于全髋关节置换术。在欧洲已证实其在初次及翻修手术中的可行性。Birke 等人在尸体研究中发现，使用 ROBODOC 系统，假体与骨的匹配程度较传统方法更高，特别对于先天性或继发性骨畸形者，其优越性更为显著。近来，新型主动机器人系统——CASPAR（computer assisted surgical planning and robotics）系统已能完成关节置换术中扩髓和前交叉韧带重建术中建立隧道等操作。在一系列研究中证实 CASPAR 系统具有较高的准确性，但机器人固定的稳固性及术前和术中并发症的发生率仍有待改善。

在手术操作可视化研究方面，计算机辅助技术帮助医生从计算机屏幕上获得手术的模拟仿真及手术操作的实时反馈。该技术在神经外科领域首先获得了广泛应用，随后在脊柱的椎弓根植入术中得到应用，并开发了相应的导航系统。早期的研究大都是术前对手术区进行 CT 扫描，在此基础上制订手术计划，即基于 CT 的导航手术。典型的系统有 DiCioia 等开发的 HipNav 系统、Langlotz 等开发的脊柱导航系统。如今，新的研究热点是基于荧光透视的导航系统和无须任何影像学检查的开放式手术导航系统。典型的系统有瑞士的 Medvision 系统、美国的 Medtronic 系统、德国的 OrthoPilot 系统等。我国自行开发的安科 ASA-630V 手术导航系统也已投入临床使用，其特点除具有足够的精确性和可操作性外，尚能一机多用，可用于脊柱与四肢内固定。

Amiot 等对手术导航系统与传统方法进行胸、腰、骶椎椎弓根钉植入的准确性进行比较，结果显示使用导航系统的安全性和准确性更高。在骨折的治疗中，目前多使用基于荧光透视的导航系统，主要用于复杂结构的置钉和髓内钉固定时辅助选择进钉点、插入锁钉等。治疗范围包括：骶骨骨折、骶髂关节分离、髋臼骨折、耻骨骨折、股骨颈骨折及长管骨骨折等。使用该技术可以避免对骨折部位的显露，从而保持骨折部的血供和降低出血、感染等并发症的发生，而且术中无须不断进行 X 线透视，大大减少了术者和患者在 X 线下的暴露时间。通过计算机获取的信息，还可精确地选择进钉、预测内固定的走向和长度，以进行实时调整，在微创的基础上提高手术的准确性和安全性。Kahler 报道了运用该技术置入 55 枚骶髂螺钉，平均偏差仅 1.9mm。Dessenne 等于 1995 年最早将非影像导航系统用于前交叉韧带功能修复术中，取得了满意疗效，随后该技术又拓展到关节置换术。在全膝置换术中，在患肢股骨、胫骨及足部安装动态参考点（发光二极管或反光标记球），通过下肢的运动确定力线。采用探针点取已显露的股骨及胫骨特征点，根据这些电子数据选择假体型号，并确定切割方位及切割量。最后，在导航的辅助下由医生完成手术操作。目前，这类系统在欧美的许多医院得到应用，并取得了良好的临床效果。国内也有少数医院开始应用这一技术。

近来，又陆续见到在计算机辅助下进行胫骨高位截骨及骨盆肿瘤切除的报道。可以预见，随着该技术的日益成熟，其适用范围将不断扩展。

第二章

手部手术

第一节　拇指掌指关节侧副韧带损伤的手术治疗

一、概述

拇指掌指关节为铰链关节，平均伸屈活动范围为10°～0°～60°，关节囊两侧各有侧副韧带加强，即固有侧副韧带和副侧副韧带（图2-1），以维持关节的被动稳定性。拇指掌指关节侧副韧带损伤多见于关节尺侧，是手部最常见的韧带断裂，易误认为拇指关节扭伤而延误治疗，造成侧方负重时关节不稳定，导致拇指对指力和精细指掐能力丧失。

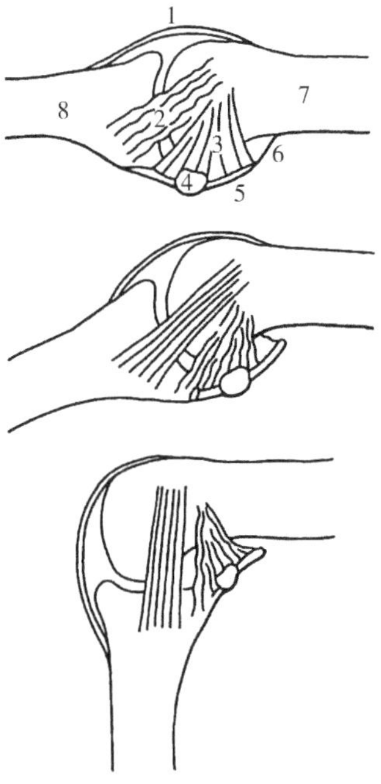

图2-1　拇指掌指关节功能解剖

上：伸直位；中：轻度屈曲位；下：完全屈曲位。1. 背侧关节囊；2. 固有侧副韧带；3. 副侧副韧带；4. 籽骨；5. 掌侧纤维软骨；6. 松弛部；7. 第1掌骨；8. 近节指骨拇指掌指关节尺侧侧副韧带损伤是由拇指用力外展、旋转和过伸所致，常发生于拇指张开时手部着地跌倒。由于多发生于滑雪时由跌倒损伤所致，故本病又有“滑雪拇指”之称。检查伤手时，对抗按压第一掌骨干，拇指可向桡侧过度偏斜（图 2–2），并伴有明显的局部疼痛和压痛。根据其损伤的程度，拇指掌指关节侧副韧带断裂一般可分为三种类型：①韧带远侧止点处断裂；②韧带伴远侧小骨片撕脱；③韧带中间断裂（图 2–3）。

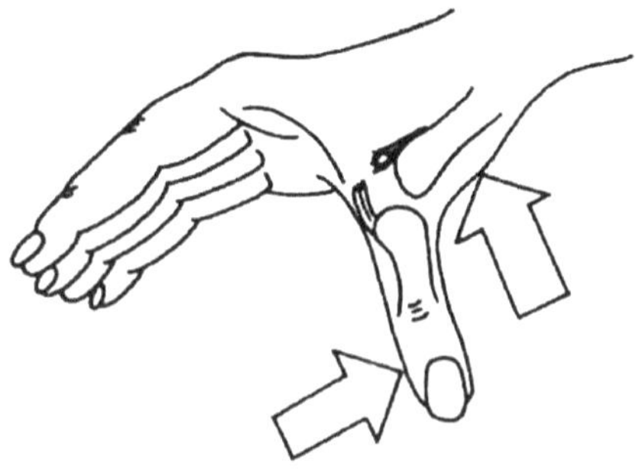

图 2–2 拇指掌指关节尺侧侧副韧带损伤机制

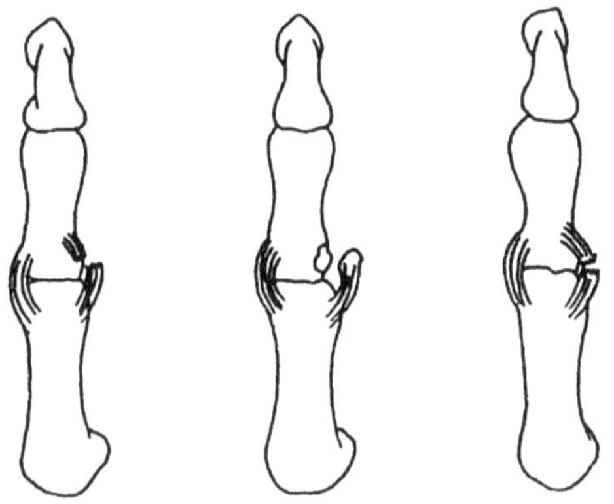

图 2–3 拇指掌指关节侧副韧带损伤的类型

（一）适应证

一经确诊，由于其引起手指功能障碍和疼痛，即应手术治疗。其手术方法的选择应根据韧带损伤的情况而定。

1. 新鲜损伤 如韧带中间断裂，可采用韧带缝合术，而对于韧带远侧止点撕裂或带有小骨片撕脱者，可采用钢丝抽出缝合法予以修复。对于带有小骨片的远侧韧带撕裂，还可采用克氏针固定，并可用克氏针将掌指关节行临时固定，以利韧带愈合（图 2–4）。

2. 陈旧性损伤 可用自体肌腱移植，于关节内侧行“8”字形韧带成形术或用一筋膜片移植修复（图 2–5）。而关节进行性、疼痛性、畸形关节炎伴活动时不稳定者，可行关节固定术，将掌指关节固定于屈曲 20° 位。

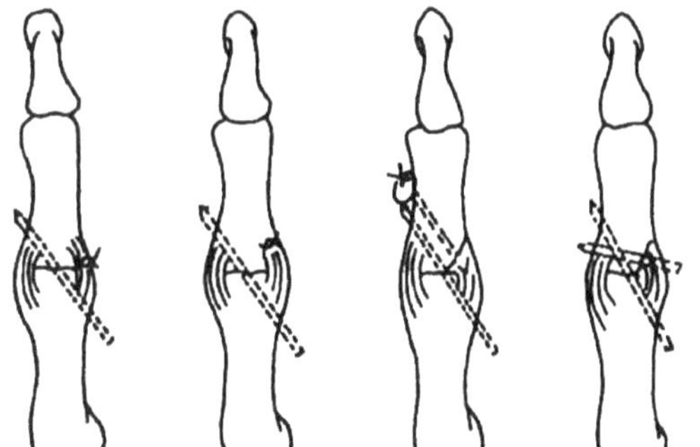

图 2–4 拇指掌指关节侧副韧带损伤的治疗方法选择

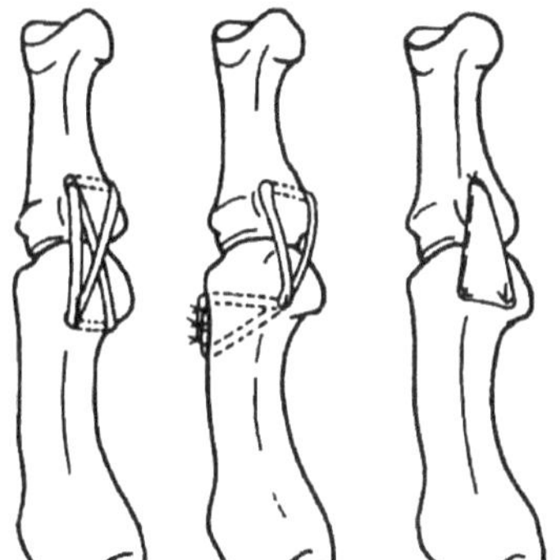

图 2–5 陈旧性侧副韧带损伤修复术

（二）麻醉和体位

臂丛神经阻滞麻醉，患肢外展置于手术台旁的手术桌上。

二、拇指掌指关节侧副韧带修复术

（一）操作步骤

见图 2–6。

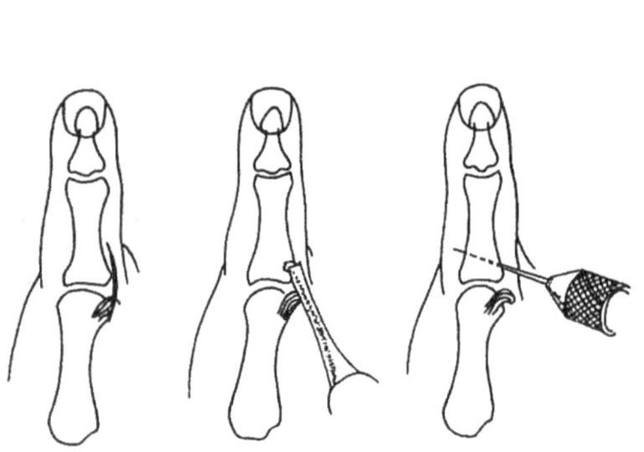

图 2-6　拇指掌指关节侧副韧带损伤的手术修复

A. 切口；B. 于近节指骨基底部尺侧剥离骨膜造成一粗糙面；C. 用骨钻斜向对侧造一隧道；
D. 采用抽出缝合法缝合断裂的韧带，将钢丝从隧道中抽出，穿出皮肤；E. 于纽扣上拉紧；
F. 结扎钢丝

（1）切口：拇指掌指关节尺侧偏背面弧形切口，从近节指骨中部至掌骨头近侧，长 3 ～ 4cm。

（2）切开皮肤、皮下组织，保护行走于切口内的桡神经分支。纵行切开拇收肌腱，于其深面显露断裂的侧副韧带，一般多见于韧带的中部和远侧。

（3）于近节指骨基底部尺侧剥离其骨膜，用骨凿造成一粗糙面。

（4）用骨钻从其尺侧斜向桡侧于近节指骨形成一骨隧道。

（5）采用抽出缝合法缝合断裂的韧带，并将缝合的钢丝从已钻的骨孔，从尺侧引向近节指骨桡侧，抽出钢丝于切口近侧穿出皮肤。

（6）于一纽扣上拉紧并结扎缝合的钢丝，使撕脱的侧副韧带固定于近节指骨基部的骨粗糙面处。然后缝合拇收肌腱及皮肤。

三、肌腱移植拇指掌指关节侧副韧带重建术

（1）手术切口和韧带的显露同拇指掌指关节侧副韧带修复术。

（2）术中见断裂的韧带已无法直接修复，则可切取掌长肌腱作移植。

（3）显露第一掌骨头和近节指骨基底部，于第一掌骨颈部和近节指骨基底部从背侧向掌侧钻一骨孔，将移植的掌长肌腱穿过骨孔，于掌指关节处予以交叉，再将两端拉紧缝合。

术后处理：术后用前臂石膏托将拇指于内收位固定 4 ～ 5 周，小骨片撕脱而用钢丝抽出缝合法或克氏针或微型螺丝钉行骨固定者，术后固定 6 周。于拆除石膏托时，拔除抽出钢丝，开始进行拇指功能锻炼。

第二节　手部感染的手术治疗

一、手部感染的特点

手部的解剖特点使手部感染具有特殊性，了解这些特点，对于手部感染的正确诊断与治疗具有重要意义。

（1）手部掌侧皮肤角质层及真皮层较厚，皮下脓肿难以从厚韧的掌侧皮肤表面破溃，而可能向深部穿破形成哑铃状脓肿。

（2）手部感染大多发生于掌侧，由于掌面组织较致密，手背部皮下组织疏松，且手部淋巴引流大多从手掌至手背，手掌部感染时，手掌部肿胀可不明显，而常于手背部出现明显肿胀，易误诊为手背感染。

（3）手部掌侧有致密的纤维组织，垂直地将皮肤与掌腱膜、腱鞘和骨膜相连，形成封闭的组织间隙。手部感染时，炎症常因难以向周围播散而向深部蔓延，而形成腱鞘炎乃至骨髓炎。特别是指腹部，由致

密的纤维组织与指骨相连形成含有脂肪团的网状间隔，在指腹感染时，由于组织内压力增高，压迫其内行走的血管和末梢神经，引起剧烈疼痛，甚至导致手指末节坏死。

（4）手部的腱鞘、滑囊与其间的一些特殊筋膜间隙相沟通，手部感染时，炎症易于迅速向全手及前臂蔓延。

二、手部感染的治疗原则

手部感染的治疗应遵循外科感染的一般治疗原则，即消除感染的病因和毒性物质（脓液、坏死组织等），增强机体的抗感染能力和修复能力。

1. 全身治疗　通过支持疗法以提高机体抵抗力；抗菌药物的应用，促使炎症得到控制和消退。抗菌药物的应用在炎症早期浸润期，可使炎症消退。而一旦脓肿形成，抗菌药物即不能通过血液到达脓腔。但在手术切开引流的同时，尚需应用抗菌药物以控制残余的感染。

2. 局部治疗

（1）炎症早期：局部治疗包括必要的外固定，将手维持在功能位。让其处于休息状态，减轻疼痛，以防止炎症扩散，防止畸形发生。局部外用药物及物理治疗可促使炎症消散或局限。

（2）脓肿形成：一旦形成脓肿，应立即手术切开引流。由于手部的解剖特点，在手术治疗方面有以下几点应特别注意：①腱鞘、滑囊感染和脓性指头炎等，炎症虽处在浸润期，但由于局部组织内压力增高，可引起剧烈疼痛，乃至组织出现缺血性坏死。因此，这类感染，即使脓肿尚未形成，亦应尽早切开减压，可迅速减轻症状，控制炎症扩散。②准确定位并按手外科原则正确选择手术切口，以避免在手指形成疼痛性瘢痕或因瘢痕挛缩影响手的功能。③手术应在止血带下进行，以便能清楚辨认手部的精细结构，避免重要的血管、神经和肌腱损伤。④注意切口位置，保持引流通畅。引流物填塞不宜过紧，以免妨碍肉芽组织生长。⑤感染得到基本控制后，应尽早拆除固定，进行手部主动活动功能锻炼，以防手部关节僵硬。

三、常见手部化脓性感染的手术治疗

（一）表皮下脓肿

表皮下脓肿又称脓性水疱，或皮内脓肿，由手部轻微损伤刺破皮肤或水泡、血泡继发感染所致。其特点是脓肿位于皮肤表面与真皮之间，表皮发白，周围组织炎症反应不明显，无明显疼痛及全身症状。

1. 适应证　脓肿形成即应手术切开引流。

2. 麻醉和体位　可行指神经阻滞麻醉，患肢外展置于手术台旁的手术桌上。

3. 操作步骤　表皮下脓肿的治疗十分简单，仅需用刀或剪刀将脓肿表皮层切除，清除脓液即可（图2–7）。值得注意的是，手术中应仔细检查是否有窦道通向深部组织，以排除哑铃状脓肿的存在。

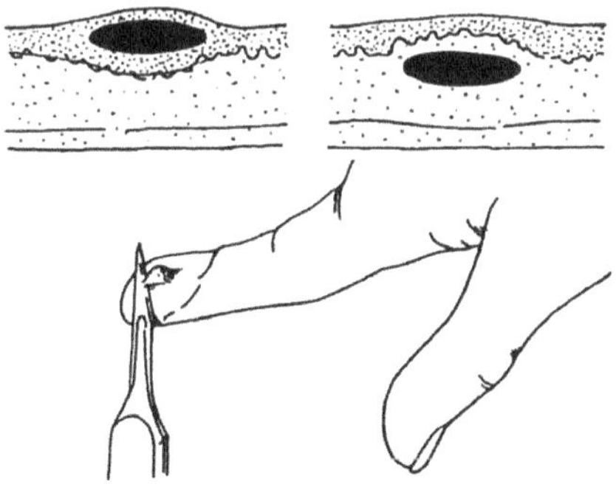

图 2–7　表皮下脓肿及其手术，黑色区为表皮下脓肿的部位

（二）甲沟炎

甲沟是指甲侧皱襞和甲后皱襞与指甲之间的空隙。轻微的局部创伤易引起甲沟炎，出现局部红、肿、热、痛。早期炎症多位于一侧，如未能得到控制，除局部形成脓肿或导致全甲沟炎外，炎症还可向甲下蔓延形成甲下脓肿，甚至可向远侧指间关节、远节指骨和指腹部扩散（图 2–8）。

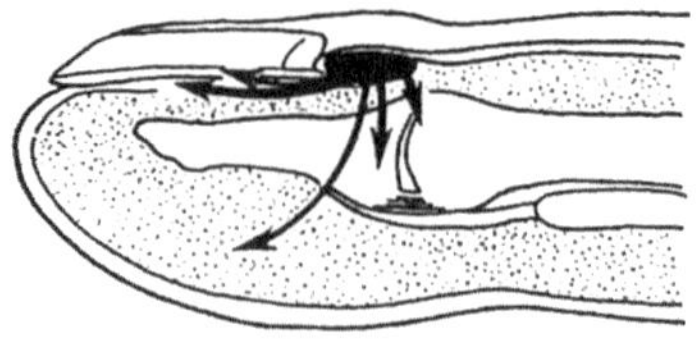

图 2–8　甲沟炎的扩散途径

1. 适应证　甲沟炎出现局部跳动性疼痛或有脓液出现时，即应手术切开引流。

2. 麻醉和体位　可行指神经阻滞麻醉，患肢外展置于手术台旁的手术桌上。

3. 操作步骤

（1）手术可在指根部止血带下进行。可在炎症侧指甲皱襞近侧与其游离缘平行作切口（图 2–9），亦可在甲沟一侧向近端作一纵切口。将指甲皱襞游离掀起或向一侧翻开，清除脓液及坏死组织后，置一引流条。单纯的一侧甲沟炎，可将一侧指甲皱襞予以分离，切除部分指甲，以利脓液引流（图 2–10）。

（2）甲沟炎扩散至甲下时，可在一侧甲沟向近端作一纵切口，将一侧甲后皱襞翻开，引流局部脓液后，再将指甲掀起并切除部分指甲（图 2–11），以达彻底引流甲下脓肿之目的。

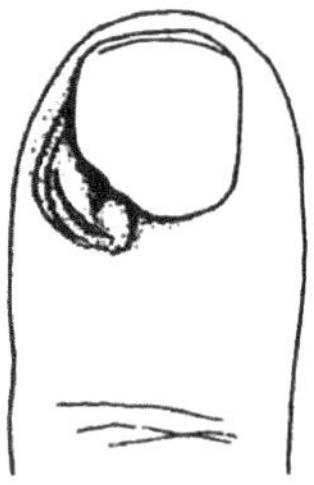

图 2–9　甲沟炎的手术切口

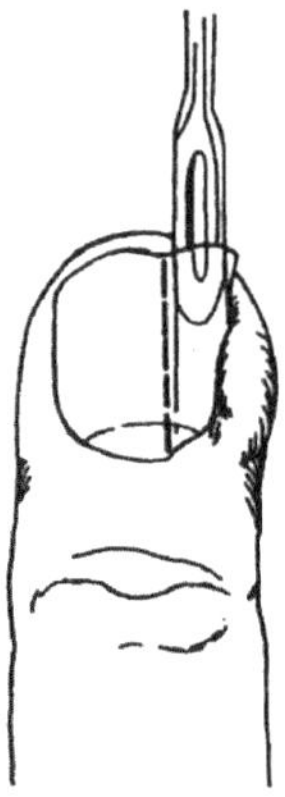

图 2–10　甲沟炎部分指甲切除术

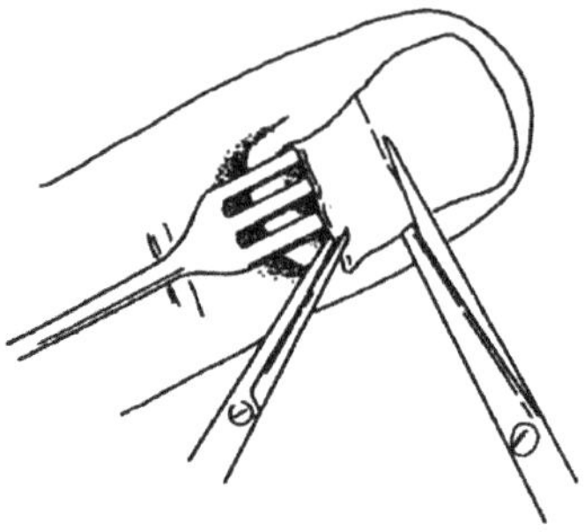

图 2–11　甲下脓肿部分指甲切除术

（3）有些病例，特别是有甲下脓肿时，如有必要可将整个指甲全部拔除，即先用尖刀的刀背将两侧的甲侧皱囊和甲后皱囊从指甲剥离，再从指甲的游离缘掌侧，紧贴指甲将指甲与其下的甲床分离，此时应注意不要损伤甲床及甲后皱襞下的指甲基质组织，以避免影响指甲的再生和出现指甲畸形。指甲充分游离后，可用止血钳从远端夹住指甲，从纵行方向将指甲拔除。

（三）脓性指头炎（瘭疽）

脓性指头炎即拇指或手指指腹的皮下脓肿，是最多见的手部感染。它与其他部位皮下脓肿的区别是因为指腹部被许多纤维组织隔分成为一些小的间隙，炎症的发展使之迅速出现剧烈疼痛和肿胀，如脓肿不能从掌侧皮肤穿破，将向深部蔓延，波及骨、关节、腱鞘，甚至至手指背侧（图 2–12）。

1. 适应证　脓性指头炎时，由于组织内压很高，如不能及时切开减压，影响手指末节血循环，可能导致末节手指坏死。手指明显肿胀、出现跳动性疼痛时应立即切开引流。

2. 麻醉和体位　可行指神经阻滞麻醉，患肢外展置于手术台旁的手术桌上。

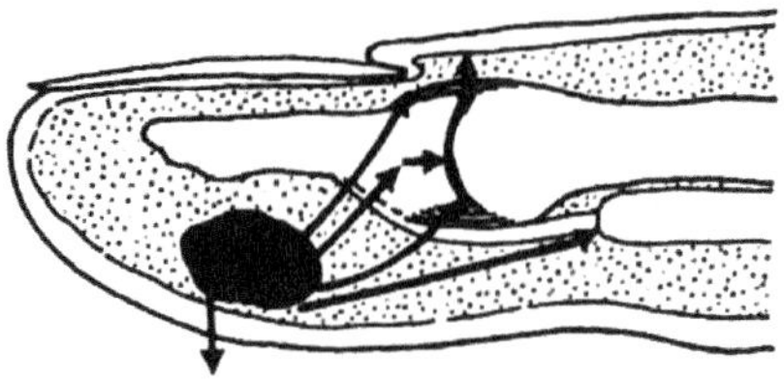

图 2–12　脓性指头炎的扩散途径

3. 操作步骤

（1）手术切口：①避免指血管、神经的损伤。②切口不遗留残疾性瘢痕。③足以探查远端而不侵及腱鞘。④引流充分。采用手指侧方切口，于示、中、环指以尺侧为宜，拇指和小指则应在其桡侧。脓性指头炎切开引流的关键是正确的切口选择（图 2–13）：①指腹部鱼口状切口，对脓液引流有利，但掌面的软组织瓣呈游离状，易向近端退缩，致使指端呈阶梯状瘢痕形成。有时甚至出现末节指骨远端外露，已不宜采用。②指端侧方的弧形切口，亦有鱼口状切口之弊，只在较为严重的感染病例采用。③两侧对穿引流切口，有损伤两侧指神经血管的危险，亦不宜采用。④单侧横切口，可用于脓肿位置偏掌面者，但应注意避免损伤指神经。⑤掌侧纵切口，脓肿位于偏掌侧者多采用此切口，损伤神经血管的可能性小。⑥一侧的纵切口，大多数脓性指头炎病例多采用此切口引流。

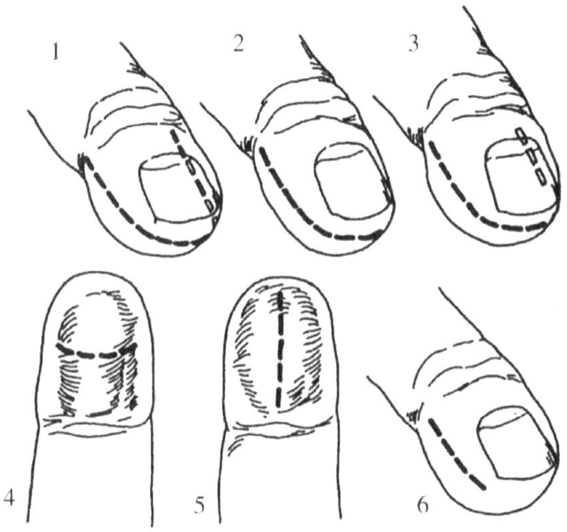

图 2–13　脓性指头炎的切口选择

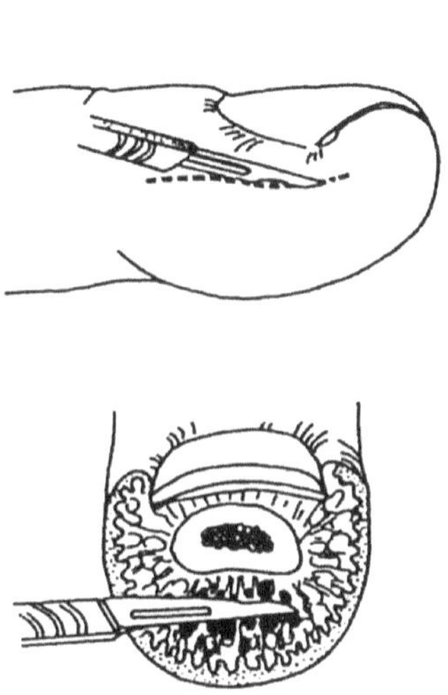

图 2–14　脓性指头炎切开引流术

（2）手术方法：在脓肿较为表浅的一侧，在指掌侧约 3mm 处平行于指甲作一纵切口，切口范围要够大，用止血钳分离进入脓腔，应注意打开所有被脓液充满的腔隙，使之充分引流，然后放置橡皮条引流（图 2–14）。

（四）手指近、中节皮下脓肿

手指近、中节皮下的结缔组织不像手指末节那样致密，感染时，疼痛出现较晚，亦较轻，常使患者延迟就诊。炎症部位出现肿胀，根据其严重程度，炎症可向掌侧皮下、骨、关节、腱鞘及背侧皮下扩散（图 2–15）。

1. 适应证　脓肿形成即应切开引流。

2. 麻醉和体位　臂丛神经阻滞麻醉为宜，患肢外展置于手术台旁的手术桌上。

3. 操作步骤　切开引流采用手指侧正中切口，从血管神经束背侧进入脓腔。彻底清除脓液和坏死组织后，放置引流条。注意勿损伤屈肌腱鞘，避免炎症沿腱鞘扩散（图 2–16）。

（五）化脓性腱鞘炎

腱鞘的化脓性感染可由下列三个途径而来：①腱鞘的直接损伤而致感染，特别是在指间横纹处，腱鞘直接位于皮下。②邻近组织的炎症经淋巴、血管扩散而来，如脓性指头炎、手指皮下感染、指蹼间隙感染等均可波及腱鞘。③个别病例来自全身性脓毒感染转移。除全身症状外，腱鞘感染的局部症状明显。腱鞘内由于张力增高，疼痛出现迅速而剧烈，且手指高度肿胀。整个腱鞘上均有明显压痛，特别是掌骨头处腱鞘的近端更为明显。手指主动、被动活动功能受限，特别是被动活动手指时，可引起剧烈疼痛。感染严重可致使腱鞘和屈肌腱坏死，导致手指功能严重障碍。化脓性腱鞘炎的炎症主要是沿腱鞘向近端扩散，特别是拇指和小指，炎症可迅速蔓延至手掌部的桡侧和尺侧滑液囊。炎症也可向周围扩散而波及邻近的软组织和骨、关节（图 2–17）。

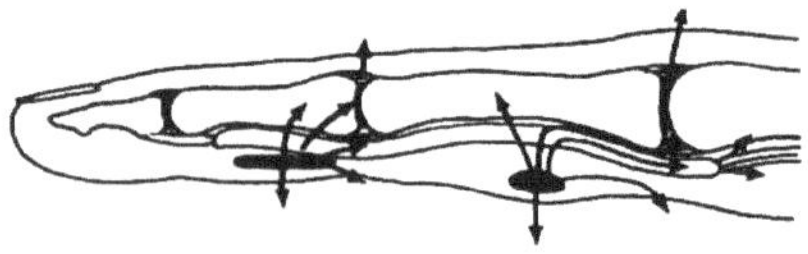

图 2–15　手指近、中节皮下脓肿的扩散途径

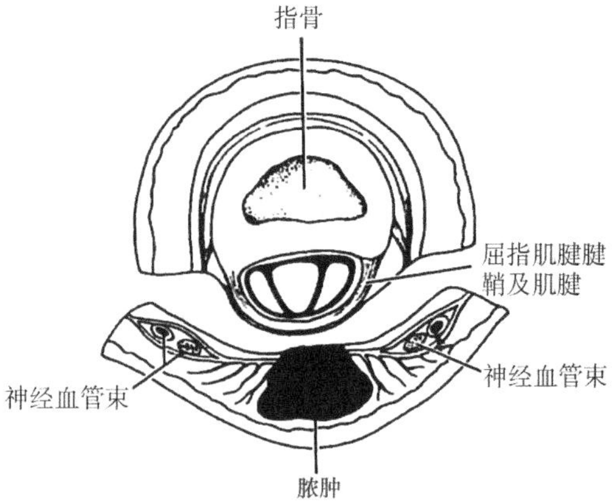

图 2–16　手指近、中节皮下脓肿切开引流的入路

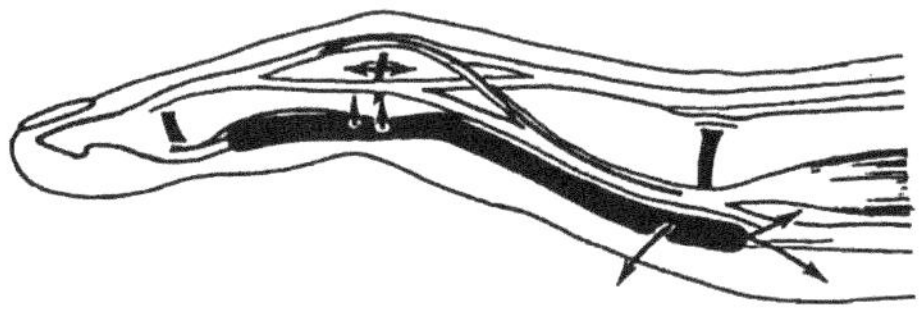

图 2–17　化脓性腱鞘炎的扩散途径

1. 适应证　本病一经确诊，应尽早切开引流，并放置硅胶管定时冲洗。

2. 麻醉和体位　臂丛神经阻滞麻醉，患肢外展置于手术台旁的手术桌上。

3. 操作步骤

（1）在良好麻醉下，于手指中节一侧作侧正中切口，常规将血管神经束连同皮瓣掀向掌侧，显露腱鞘并予以切开。

（2）再于掌横纹相应之处作一横切口，注意保护两侧的指总血管和神经。亦显露切开腱鞘，放出脓液，用无菌生理盐水将腱鞘内的炎性渗出物冲洗干净。两个切口内各放一硅胶管于腱鞘内（图 2–18），缝合伤口。

（3）术后定时用生理盐水冲洗，并注入抗菌药物，待炎症得到控制后，拔除硅胶管。如果发现肌腱已完全坏死，则应扩大切口，将坏死的肌腱和腱鞘予以切除，如能保留滑车者应予以保留，以利于日后肌腱重建。

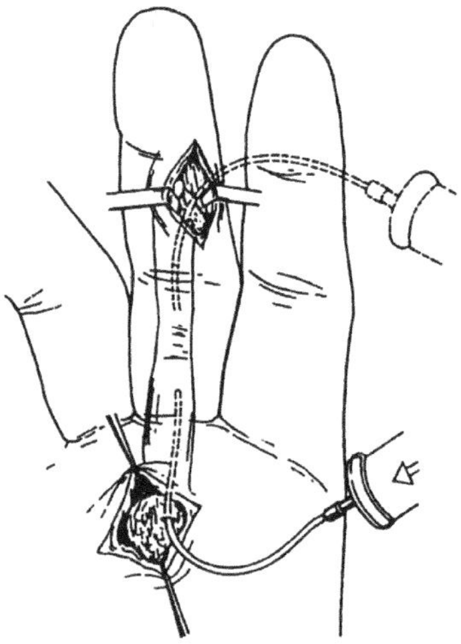

图 2–18　化脓性腱鞘炎切开引流术

下面的硅胶管与注射器为实线，表示插入腱鞘内，作持续冲洗；上面的硅胶管与注射器为虚线，表

示下面的冲洗管如被堵塞，可用来继续灌洗。

4. 术后处理 术后患指应予以夹板固定，并将患肢抬高。除全身应用抗菌药物外，腱鞘内冲洗每天2次，及时更换敷料，直至炎症控制和消退。

（六）尺侧和桡侧滑囊炎

滑囊炎大多继发于化脓性腱鞘炎，拇指的腱鞘感染扩散至桡侧滑囊，小指腱鞘炎扩散至尺侧滑囊。尺、桡侧滑囊间交通或感染穿破两个滑囊之间的一层薄壁，则两个滑囊将同时发生感染，而形成一个V形或马蹄形脓肿（图2–19）。

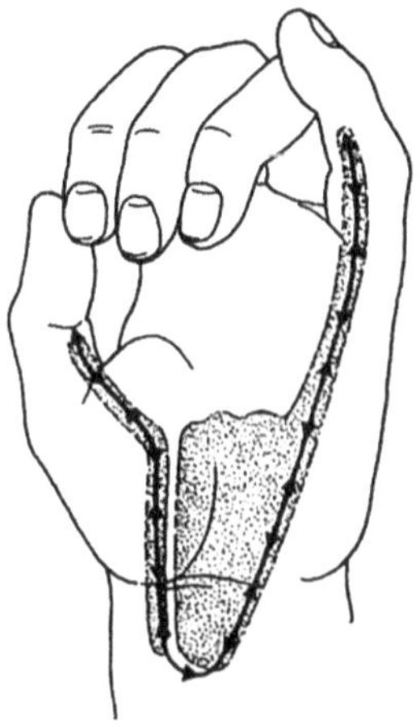

图2–19 尺、桡侧滑囊炎

临床上除化脓性腱鞘炎的表现外，还有受累的滑囊区出现炎症表现。即感染的手指腱鞘明显压痛，手指红肿处于屈曲位，伸展手指时引起剧烈疼痛。肿胀可达腕横纹及手背，炎症可迅速蔓延至前臂。桡侧滑囊炎除拇指的症状外，还有鱼际部的肿胀及压痛。尺侧滑囊炎则有小指、手掌及小鱼际部肿胀及压痛。尺侧和桡侧滑囊炎多由化脓性腱鞘炎扩散而来，它的治疗应与化脓性腱鞘炎联系在一起，采用化脓性腱鞘炎所采用的冲洗方法。

1. 适应证 本病一经确诊，应尽早切开引流，并放置硅胶管定时冲洗。

2. 麻醉和体位 臂丛神经阻滞麻醉，患肢外展置于手术台旁的手术桌上。

3. 操作步骤

（1）尺侧滑囊炎的手术，通过小指中节桡侧一个小的侧正中切口，显露腱鞘，切开腱鞘，打开尺侧滑囊的远侧端，将一细硅胶管插入滑囊内。再于腕部尺侧腕屈肌腱桡侧作一纵切口，将该肌腱及尺动脉和尺神经一起向尺侧牵开，将指深、浅屈肌腱向桡侧牵开，显露滑囊并将其切开，清除脓液，用生理盐水从远端向近端冲洗，然后将一硅胶管向远端置于尺侧滑囊近端，形成一个类似手指化脓性腱鞘炎时同样的冲洗装置。缝合伤口。

（2）桡侧滑囊炎的手术方法基本上与尺侧滑囊炎相同，即在拇指尺侧作一小切口，放一硅胶管进入滑囊远侧，通过腕部桡侧腕屈肌腱尺侧的纵切口，将指深、浅屈肌腱全部牵向尺侧，于腕部桡侧深面显露拇长屈肌腱及桡侧滑囊的远端，切开滑囊清除脓液和冲洗干净后，向远端放入一硅胶管，同样形成冲洗装置。

4. 术后处理 术后用夹板或石膏托固定患手，局部用抗炎药物冲洗2 ~ 3天，全身应用抗炎药物1周。拔除冲洗管后，立即开始手和手指的活动，以利功能恢复。

（七）手部间隙感染

手部有几个潜在的间隙，与感染关系密切的主要是掌部的四个间隙，即指蹼间隙、鱼际间隙、小鱼际间隙和掌中间隙，并且各具特点，应予以重视。

1. 适应证 脓肿形成时，应立即切开引流。

2. 麻醉和体位 臂丛神经阻滞麻醉，仰卧位，患肢外展置于手术台旁的手术桌上。

3. 指蹼间隙感染　指蹼间隙是指两手指根部之间的疏松结缔组织区，指蹼间隙感染又称指间间隙感染。它是局部轻微创伤所致，也可由手指皮下感染或化脓性腱鞘炎蔓延而来。有时它也作为掌深间隙感染的表现之一（图 2-20）。主要表现为指蹼处明显红、肿、热、痛，相邻两个手指呈分开状，被动将两个手指靠拢时可引起疼痛。感染可在单侧沿血管神经束蔓延至掌中间隙或向背侧至背侧筋膜下。

操作步骤：可在手掌远侧，相邻两掌骨头之间，于脓肿之上作一横切口（亦有人主张作纵切口）。切口应距指蹼边缘一定距离，以免切口瘢痕挛缩而影响手指分开（图 2-21）。由于切口两侧有指神经、血管通过，切开皮肤后，用血管钳小心钝性分离进入脓腔。然后逐渐扩大使其达到充分引流，清除脓液和坏死组织。如背侧肿胀明显，则有哑铃状脓肿的可能，应在背侧相应处加一切口，暂时性对穿。

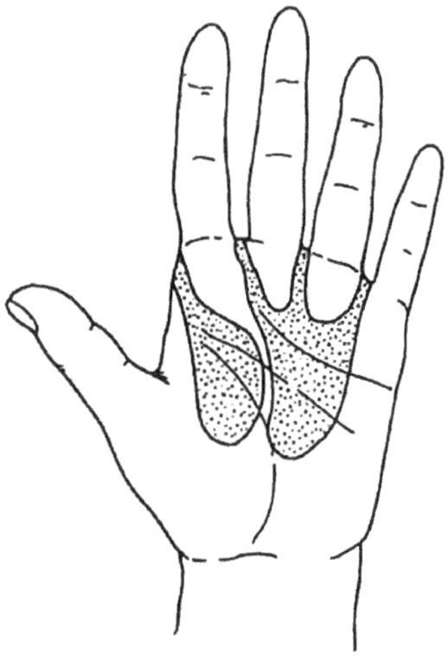

图 2-20　手掌间隙感染扩散至指蹼间隙

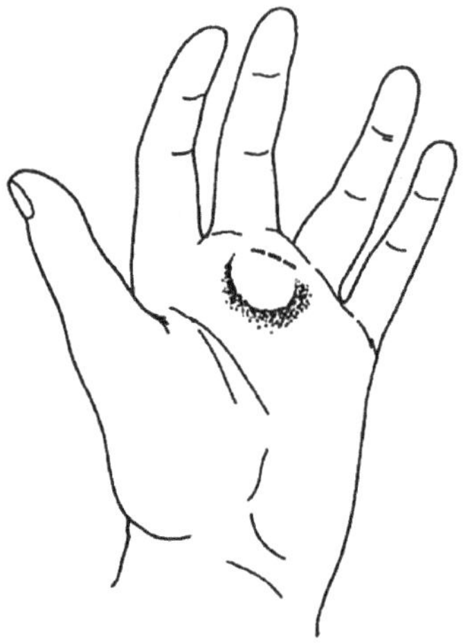

图 2-21　指蹼间隙脓肿及其手术切口（虚线）

4. 鱼际间隙感染　鱼际间隙感染可由局部创伤、拇指和示指的皮下脓肿或腱鞘炎以及桡侧滑囊或掌中间隙感染而来。表现为鱼际部及虎口处明显红肿，局部明显压痛，拇指处于外展位，内收功能障碍。被动活动拇、示指可引起剧烈疼痛。

操作步骤：鱼际间隙感染切开引流的手术入径有多种，常用的有以下两种（图 2-22）。

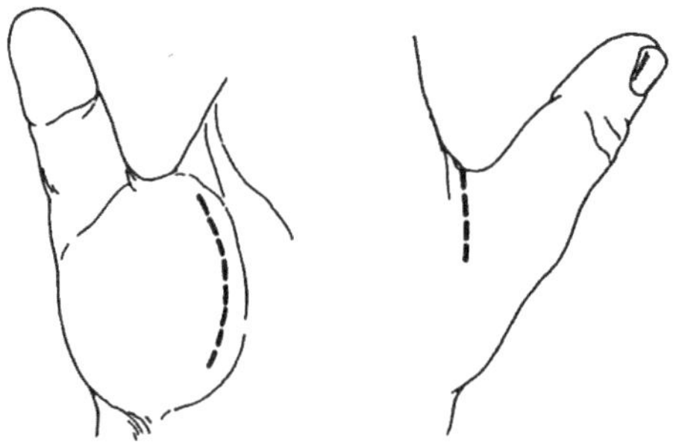

图 2-22　鱼际间隙感染的手术切口

（1）鱼际纹入路：于手掌部邻近及平行于鱼际纹作切口，在切口的近端注意保护正中神经的掌皮支及鱼际支。向深部采用钝性分离，朝向拇收肌方向直达脓腔，在拇收肌远侧缘打开第 1 背侧骨间肌间隙，清除脓液，冲洗后放置引流。

（2）背侧纵切口入路：在虎口背侧，沿第 1 背侧骨间肌桡侧缘作一纵切口，在第 1 背侧骨间肌与拇收肌之间向深部分离直达脓腔。清除脓液及冲洗后放置引流。

5. 小鱼际间隙感染　小鱼际间隙感染可由局部刺伤或邻近的皮下脓肿穿破所致，十分罕见。主要表现为小鱼际部肿胀、压痛。小鱼际间隙感染切开引流时切口位于手掌部尺侧、小鱼际的桡侧缘，从近侧掌横纹平面至腕横纹近端 3cm 处切开皮肤及小鱼际筋膜，脓肿则直接位于其下，清除脓液并放置引流。

6. 掌中间隙感染 掌中间隙包括掌中浅间隙和掌中深间隙，前者即掌腱膜与屈指肌腱之间，后者位于屈指肌腱与骨间肌之间。范围从第 3 掌骨至第 5 掌骨，远侧经蚓状肌管至指蹼间隙（图 2-20），至第 3 ~ 5 掌指关节背侧，近侧经腕管与前臂掌侧间隙相通。

这两个间隙的感染目前已少见，可由附近的腱鞘感染扩散而致。表现为正常的掌心凹陷消失，皮肤紧张、苍白，压痛明显。手背皮下疏松处常见明显肿胀。

操作步骤：掌中间隙的感染可通过指蹼间隙或手掌部入路引流。后者是在手掌部沿远侧掌横纹在掌心作一弧形切口（图 2-23），切开皮肤及掌腱膜，保护指神经血管及掌浅弓。以环指屈肌腱为标记，在该肌腱的桡侧或尺侧进入掌深间隙，到达脓腔，清除脓液后放置引流。术后用夹板或石膏将患手固定于功能位，引流条放置 2 ~ 3 天后拔除，定时更换敷料至伤口愈合。

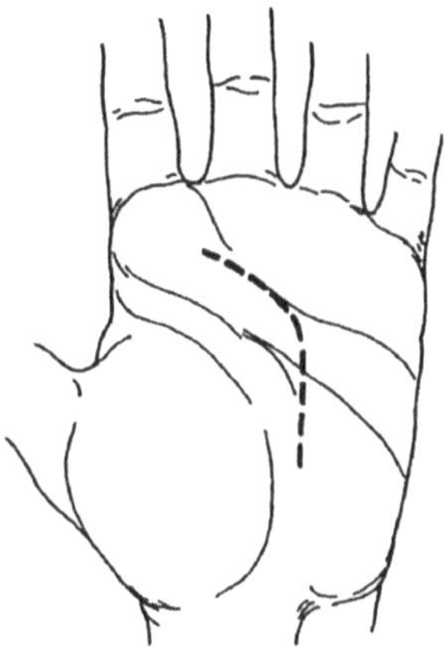

图 2-23 掌中间隙感染的手术切口

7. 骨髓炎：手部的骨髓炎最多见于手指末节，主要是由脓性指头炎和严重的甲沟炎侵及指骨所致。手指化脓性感染经治疗感染难以消退和伤口长时不愈应疑有指骨骨髓炎的可能性。直接由手指末节的骨折、烧伤和压砸伤而致的创伤性骨髓炎也较常见。由血源性引起的指骨骨髓炎罕见。除局部的炎症表现外，早期出现骨质疏松，晚期出现死骨形成。手部骨髓炎的治疗应遵循身体其他部位骨髓炎的治疗原则。早期应用大量抗菌药物，如炎症仍无好转，应刮除感染的骨和切除周围损伤或坏死的组织。晚期切除感染的指骨以达根除感染可能是必要的，并且常可能需要截指以控制炎症的蔓延和尽快恢复手的功能。

第三节 掌腱膜挛缩症的手术治疗

掌腱膜挛缩于 1832 年由 Dupuytren 首先描述，故又称 Dupuytren 挛缩，是掌腱膜及手掌部皮下组织广泛纤维增生所致，以皮下结节和纤维束带为其特征，由此而导致手指继发性屈曲挛缩畸形，并伴有皮下脂肪变薄，皮肤与病变处粘连和皮肤凹陷（图 2-24）。

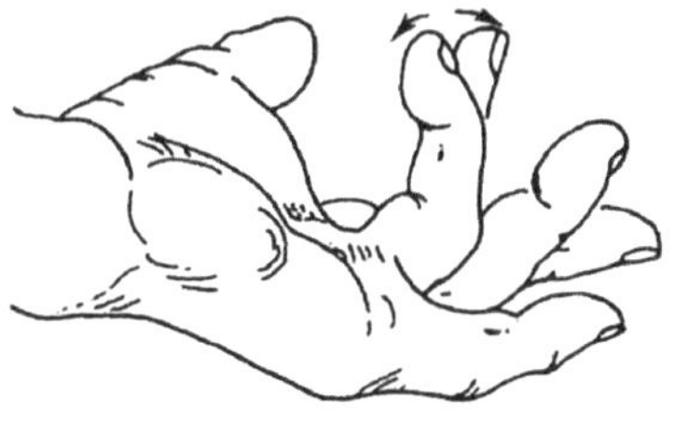

图 2-24 掌腱膜挛缩致手指屈曲挛缩

掌腱膜是掌长肌腱向掌部呈扇形的扩展移行，它在手掌至近节指骨的掌侧构成指掌腱膜，位于两侧血管神经束之间的中央。沿远侧掌横纹有横行纤维向桡侧直达拇指近侧横纹及第一指蹼，发生挛缩时可致拇外展受限及掌指关节屈曲畸形。手指的筋膜结构较复杂，掌腱膜横束位于指蹼间，并有纤维沿手指侧方走向远端，它的挛缩不仅影响手指的分开，也导致近侧指间关节屈曲挛缩。Cleland 韧带从手指侧方至皮肤，位于血管神经束深面，Grayson 韧带从纤维腱鞘至皮肤，位于血管神经束浅面，螺旋束纤维环绕血管神经束，外侧束为浅筋膜聚集而成（图 2-25），这些结构的挛缩，使手指部出现各种不同的表现，手指掌侧中央是由纤维脂肪浅筋膜移行而成的中央束，它向近端与指掌腱膜延续，向远端附着于手指中节上的腱鞘和指骨，并可与远侧指间关节平面的结构相连，是引起近侧指间关节，甚至远侧指间关节屈曲挛缩的主要原因（图 2-26）。了解这些结构，在手术时既可达到彻底切除挛缩组织，又能达到安全保护手指神经血管束的目的。

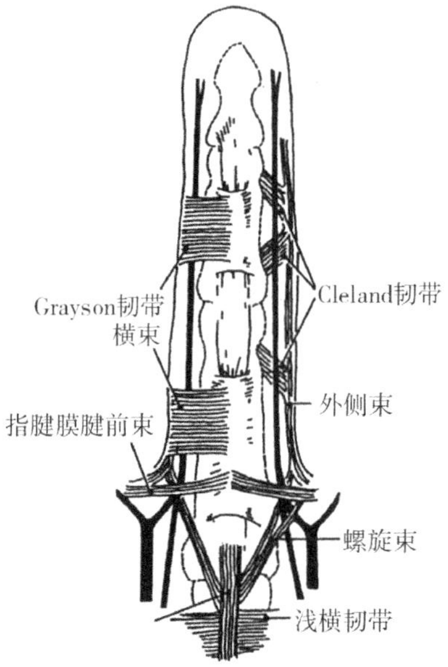

图 2-25　手指部的筋膜结构

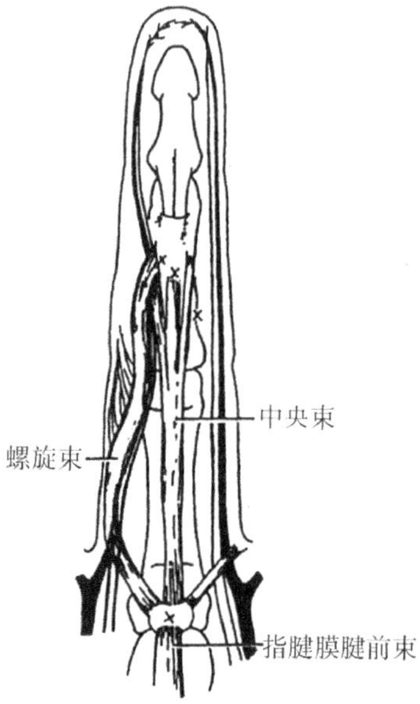

图 2-26　引起掌指关节及近侧指间关节挛缩的病变纤维束

手术治疗是掌腱膜挛缩症的主要治疗方法，主要有皮下筋膜切开术、局部病变切除术、腱膜部分切除术、腱膜全部切除术（图 2-27）及截指术。手术方法的选择应根据掌腱膜挛缩的程度，患者的年龄、职业、健康状况以及手部皮肤的营养状况加以适当选择。皮下筋膜切开术适用于老年、有关节病和全身情况不良者。局部病变切除术适用于病变程度较轻、掌部较大的皮下结节对功能有一定影响者，以及手掌远侧所形成的较深的凹陷或折叠，易于藏污和引起感染者。腱膜全部切除术，由于手术范围较大，常伴有出血和关节僵直的并发症而现已较少应用。截指术适用于近侧指间关节严重屈曲挛缩，特别是小指，手术治疗难以矫正而又严重影响功能者。腱膜部分切除术在临床上最为常用，将重点加以介绍。

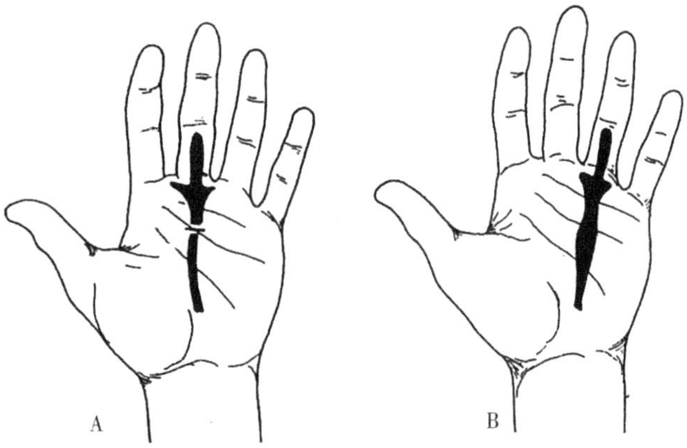

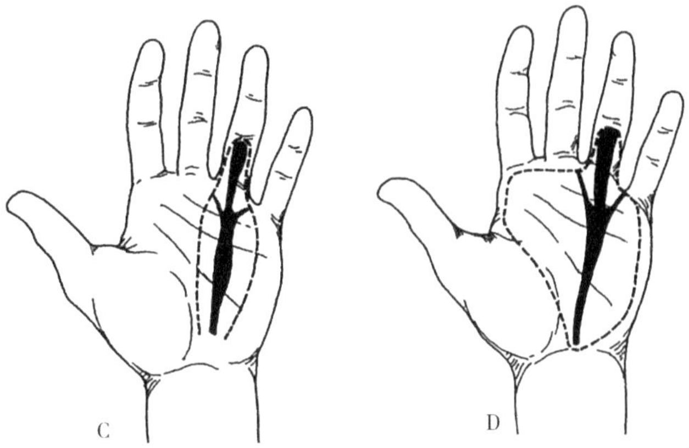

图 2-27 掌腱膜挛缩手术范围

A. 筋膜切开术；B. 局部病变切除；C. 腱膜部分切除；D. 腱膜全部切除

一、筋膜切开术

（一）适应证

筋膜切开术适用于年老患者伴全身情况不良，可改善局部挛缩症状。亦作为一种临时措施，可使掌部皮肤伸展，而作为腱膜切除术的预备手术。其缺点是有 72% 的患者需行不同程度的再次手术。

（二）麻醉和体位

臂丛神经阻滞麻醉，患肢外展置于手术台旁的手术桌上。

（三）操作步骤

筋膜切开术的手术方法为闭合性（皮下）筋膜切开术，其方法如下（图 2-28）。首先在掌腱膜下列部位的尺侧用尖刀片作一小的皮肤刺口，即：①大、小鱼际之间的掌腱膜顶点；②近侧掌横纹或其附近；③远侧掌横纹处。然后将腱膜切开刀或筋膜切开刀伸入皮肤刺口，刀片与掌部平行，依次通过每一小切口，于皮下横过手掌部。在掌腱膜浅面旋转刀片使刀缘朝向掌腱膜，伸直病变的手指，使掌部的纤维索带拉紧。压迫筋膜切开刀，小心地切断挛缩的腱膜纤维束。当纤维束切断时，坚硬的抵抗感消失。皮下筋膜切开术的主要缺点是有损伤血管神经之危险。为了安全起见，可于上述纤维索带最紧张的部位采用 Z 字形切口或采用 Z 字成形术的方法，切开皮肤，在保护血管神经束的情况下，直视切断挛缩的纤维束带，然后闭合创面。

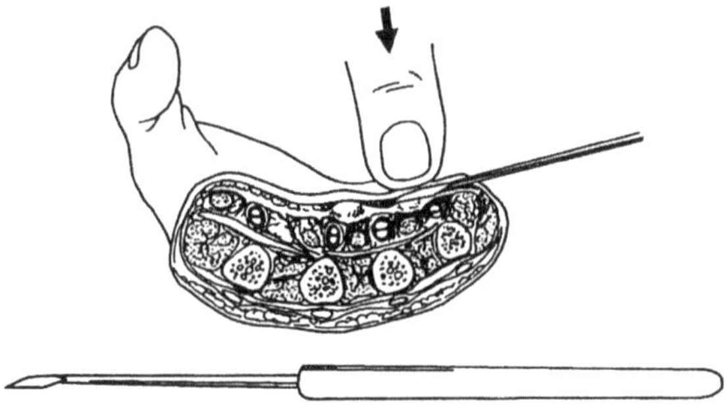

图 2-28 皮下腱膜切开术

二、腱膜部分切除术

（一）适应证

掌指关节屈曲挛缩畸形在 30° 以上应予手术，近侧指间关节一旦开始出现屈曲挛缩即应行筋膜部分切除术（partial fasciectomy）。如病变持续较久，伴继发性关节囊及其周围组织乃至皮肤挛缩，则手术难以达到完全矫正畸形。

（二）体位

仰卧，患肢外展置于手术台旁的手术桌上，手部掌侧向上，患手用铅手或支架予以固定。

（三）麻醉

臂丛神经阻滞麻醉，上臂气囊止血带。

（四）操作步骤

1. 切口　根据病变范围可选用锯齿状切口、Z 字形切口或 V–Y 切口（图 2–29）。切口近端一般需达腕横韧带远侧缘。有皮肤挛缩者，采用 V–Y 切口，通过每个小的横切口，必要时在缝合时使该处开放，能适当延长掌侧皮肤。

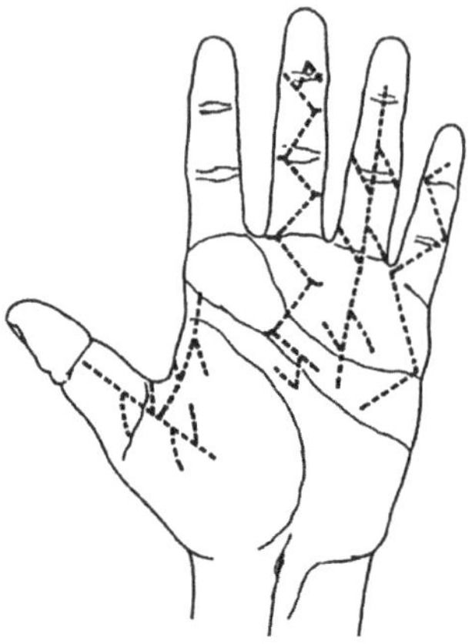

图 2–29　掌腱膜挛缩的手术切口

2. 分离皮瓣　切开皮肤，将多个三角形皮瓣从挛缩的掌腱膜上分离起来。在手掌结节处，皮肤与挛缩组织紧密粘连，特别是皮肤皱褶和凹陷处，分离较为困难。此时可用尖刀片行锐性分离，达到既要将病变组织尽可能彻底切除，又要保证所分离的皮瓣成活。皮瓣分离的范围要超过病变范围，以便能将病变组织附近的部分腱膜组织一并切除。

3. 切除腱膜　切除掌腱膜应从近端开始，首先于腕横韧带的远侧缘将挛缩的掌腱膜的近端横行切断，将其向远端牵引翻起。当挛缩病变向远端累及 2 ~ 3 个手指时，病变的掌腱膜纤维束向远端呈扇形展开，每一挛缩的纤维束位于屈肌腱前方，有垂直的纤维将挛缩组织与掌骨骨膜相连。切除腱膜时，于掌部近端将各指的挛缩纤维分开，逐一加以切除（图 2–30）。一般在掌部挛缩的腱膜易于与神经血管束分离，可由近端向远端将血管神经束予以显露和保护。

如近侧指间关节屈曲挛缩，则应向手指追踪切除挛缩的腱索，直至其在中节指骨中部的腱鞘和骨膜附着处，使手指完全伸直为止。此时应特别注意血管神经束与挛缩腱束的关系（图 2–31）。有时神经束可位于挛缩的腱索之前或与其交叉行走，特别容易损伤。挛缩的腱索与神经不管位置关系如何，两者间并无直接粘连，仔细分离可完全分开。为避免损伤，应从近端将指神经予以游离加以保护，并逐渐向远端游离显露。

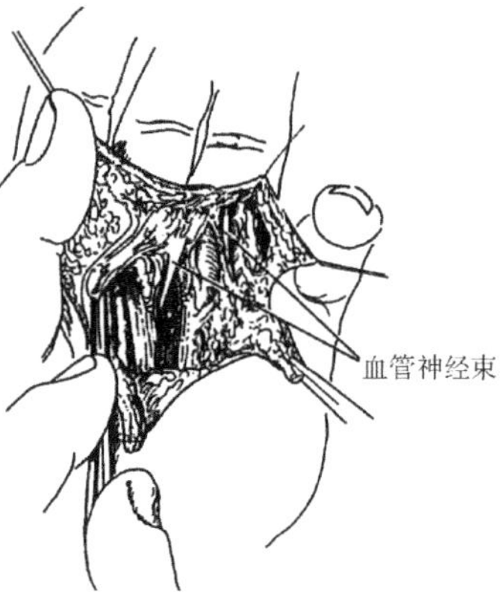

图 2–30　切除病变的纤维索带

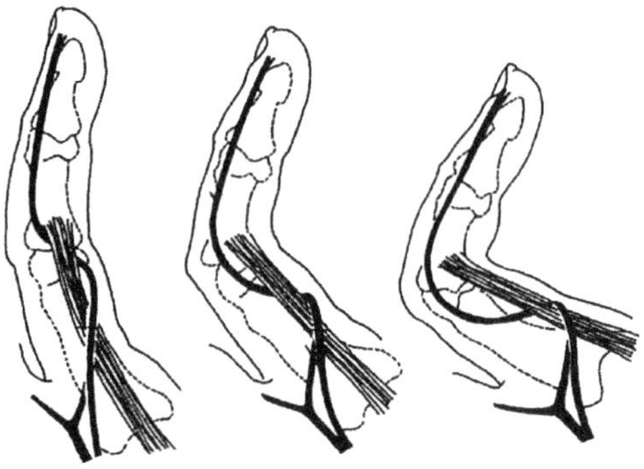

图 2–31　近侧指间关节挛缩与血管神经束移位的关系

4. 闭合伤口　为防止术后发生血肿，伤口闭合前应仔细应用电凝止血。一般伤口均能直接缝合。V-Y切口或锯齿状切口顶端处不能完全闭合时，可予以开放，多能在短期内自行愈合。

（五）术后处理

伤口加压包扎，石膏托外固定，但应保留手指端外露以便能进行早期主动活动。术后抬高患肢，白天可鼓励患者主动将患肢高举过头，卧床及睡眠时将患肢牵引抬高。术后48小时，鼓励患者进行手指屈伸功能锻炼。如无特殊情况，术后1周更换敷料，2周拆除缝线和石膏固定，加强手的主动功能锻炼。

（六）注意事项

掌腱膜切除术后易发生血肿、皮肤坏死以及指神经损伤等并发症，手术中应特别注意下列几点：

（1）本病手术时剥离面较广，如不仔细止血，可能出现血肿。术中认真止血，必要时放置引流条以及加压包扎，可有效地防止血肿发生。术后早期持续性疼痛和轻度发热是血肿的重要表现，一旦确诊应及时引流。

（2）分离皮瓣时，皮肤保留太薄，甚至穿破皮肤，易导致皮肤坏死。特别在挛缩的腱膜于皮肤紧密粘连处，可用手术刀锐性分离，并保持分离的皮瓣厚度均匀，以保证其血液供应。

（3）指神经可能由于与挛缩的纤维索带交叉或被包于其间，手术时未予注意而损伤。由于指神经与挛缩的纤维索带完全可以分离，只要从近端向远端将其仔细游离加以保护，边游离指神经边切除挛缩的组织，其损失指神经是可以避免的。

第三章

关节融合术

第一节　概述

关节融合术（arthrodesis），又称关节固定术，是通过手术将严重病变的关节永久骨性融合于功能位，以获得关节稳定、解除关节疼痛和部分恢复肢体功能，从而提高患者劳动能力和生活质量。换句话说，关节融合术是以丧失关节活动功能为代价，来换取治愈关节疾病、消除关节不稳和疼痛的一种治疗方法。

关节融合术已有百余年历史，尤其在关节置换技术尚未成熟之前，关节融合术在治疗关节疾病和恢复肢体功能方面占有一定的地位，主要用于无法通过其他治疗手段治愈的，并已导致关节功能丧失的关节疾病，如类风湿关节炎、创伤性或退行性骨关节炎、慢性化脓性感染、结核、严重的关节创伤、神经肌肉麻痹性疾病（如臂丛损伤及小儿麻痹后遗症）、顽固性关节不稳和脱位、无法修补的重要软组织损害如肩袖破裂，以及肿瘤切除后或创伤所致关节及关节附近的骨缺损等。经过长期的发展，关节融合技术已不断地完善。早期融合技术主要包括单纯融合、植骨融合、克氏针或斯氏针固定融合，术后均辅以长时间石膏固定。随着内、外固定技术水平的提高，接骨板螺钉、加压螺钉、加压接骨板以及髓内钉也被应用于融合手术，并且出现了多种专用于关节融合的外固定和内固定系统。同时关节内镜技术和微创技术也被应用于关节融合手术。如今，关节融合术的成功率较以往明显提高，石膏等外固定时间显著缩短，并发症也显著下降。

随着关节置换技术的出现和成熟，关节融合术的必要性受到极大的挑战和质疑。应该说，人工关节的出现是骨科治疗技术的一项重大发展。它的应用不仅解除病患关节的疼痛，而且能在维持关节稳定的同时，保持关节的大部分活动功能。因此，很多以往的关节融合术适应证已不再适用。但是目前的人工关节置换术也有其局限性，如相当高的费用，有限的使用期限，不能用于神经肌肉麻痹导致的极度关节不稳、化脓性感染或结核患者等，以及因职业、年龄、性别和经济状况不适宜进行人工关节置换的患者，仍有进行关节融合的需要。例如，对于从事体力劳动的患者，往往更强调术后关节的稳定性。因此，关节融合术作为一种最后的补救治疗手段，仍具有较大的临床应用价值。

一、适应证

（1）外伤、炎症、结核及退行性病变等引起的严重关节破坏、功能障碍伴有明显疼痛，影响正常生活与工作，经保守治疗无效，又不适合实行其他手术者。

（2）创伤和各种原因导致的肌肉麻痹性关节严重不稳和功能障碍。

（3）久治不愈的复发性关节脱位，其他治疗方法失败者。

（4）因创伤或肿瘤切除造成的关节附近骨缺损，不适合做关节置换者。

（5）人工关节置换术失败又不宜施行翻修手术的病例。

二、禁忌证

（1）患者一般情况差，全身重要脏器功能不全，对手术不能耐受者。

（2）病变关节邻近的关节已存在骨性强直，不宜再施行关节融合术者。

（3）如一侧关节已有强直者，与其相对应的对侧关节一般不宜再行融合术。

（4）由于儿童的关节部大都是由软骨构成，融合不易成功，且可能影响肢体发育，最好推迟到12岁以后施行关节融合术。

三、分类

关节融合的手术方法可大致分为四种：关节内、关节外、关节内外融合术和加压融合术。

1. 关节内融合术　凿除关节面软骨和部分皮质骨，使粗糙的健康松质骨表面能相互匹配并紧密接触，同时还可通过对截面的修整，以矫正畸形。裂隙处可采用自体松质骨或异体骨移植，以促进关节的融合。

2. 关节外融合术　通过关节外跨越关节植骨，促进相邻骨融合从而达到关节融合的目的。

3. 关节内、外融合术　联合应用上述两种方法进行关节固定，从而使融合的骨接触面大大增加，融合效果更可靠。

4. 加压融合术　通过外固定的加压装置对所融合关节进行加压，以使融合骨面紧密接触，提高融合率。

在临床中往往采用多种方法的联合应用。

第二节　肩关节融合术

随着脊髓灰质炎和结核病发生率的下降以及人工肩关节置换术的发展，肩关节融合术的适应证范围明显减少。即便如此，对于肩关节成形术失败或不能进行成形术的病例，肩关节融合术仍是一种重要和有价值的治疗手段。对于合适的病例，融合术能明显地改善和提高患者的生活质量。

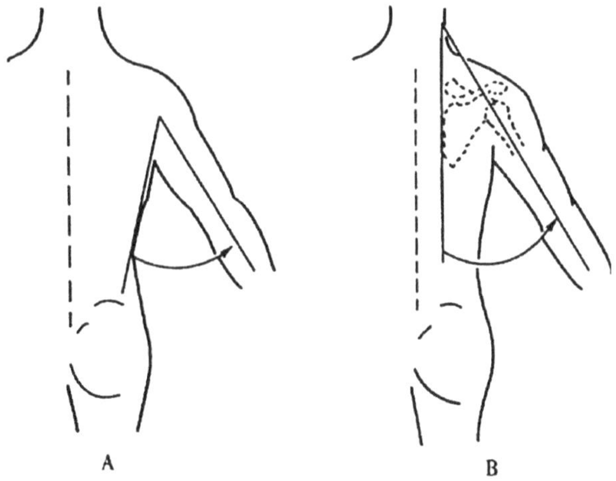

图3-1　肩关节外展角两种测量方法

A. 上臂与体侧的夹角；B. Gill 外展角是指上臂与肩胛骨脊柱缘之间的夹角

肩关节融合的位置对于术后患肢的功能有很大的影响，但尚无统一的认识。首先是人们对上臂外展和内外旋的定义有不同的理解。Gill 的外展角是指上臂与肩胛骨脊柱缘之间的夹角，但多数文献是以上臂与体侧的夹角作为外展角，后者虽较简单，但欠精确（图 3-1）。Barr、May 和本章作者的外旋概念是受检查者站立，肩外展 90°、屈肘 90°、前臂旋前位时，前臂以肘为支点自水平面上抬的角度（图 3-2A）。而 Chamley 的内旋是指屈肘 90° 、前臂旋转中立位时，前臂以肘为支点在水平面上的内移角度（图 3-2B）。这种认识上的不同往往会造成误解。事实上没有一个适合于一切患者的标准融合位置，术者应根据患者的不同年龄、性别、肌肉情况和职业，选用合适的融合角度。本节作者推荐在一般情况下肩关节融合术的适当位置是外展 40° ~ 50°（上臂与体侧的夹角），年龄越大，角度越小。前屈 35° ~ 45°，外旋（站立、肩外展、屈肘时前臂自水平面上抬的角度）25° ~ 30°。

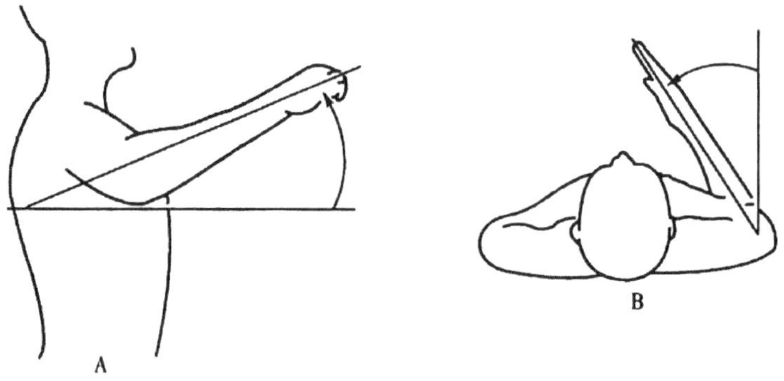

图 3-2 肩关节内、外旋角的不同测量方法

A. 肩外展 90°、屈肘 90°、前臂旋前位，前臂以肘为支点自水平面上抬的角度为外旋角度；
B. 屈肘 90°、前臂旋转中立位，前臂以肘为支点在水平面上的内移角度为内旋角度

一、适应证

（1）慢性肩关节感染导致关节功能丧失，如结核或化脓性感染。
（2）不可恢复的臂丛神经损伤引起的肩肱间肌肉瘫痪，和小儿麻痹症后遗肩肌瘫痪。
（3）肩关节置换手术失败后。
（4）肩关节顽固的复发性脱位和不稳。
（5）严重的肩袖破裂，修复失败。
（6）因创伤或肿瘤切除所造成的关节附近骨缺损，且不适合关节置换者。

二、禁忌证

由于肩关节融合后的上肢活动主要由肩胛胸廓活动和肘关节运动来实现，因此术前要考虑肩胛提肌、菱形肌、斜方肌和前锯肌的功能，同时肘关节的功能也是能否进行肩关节融合术的关键因素。同侧肩胛骨不能沿胸壁活动或同侧肘关节强直是肩关节融合的禁忌证。

三、分类

肩关节融合术可分为关节内融合（如 Carroll 法）、关节外融合（Watson-Jones 法和 Putti 法）、关节内外融合（Gill 法）和加压融合术（图 3-3 ~ 图 3-7），同时还可以进行坚强的内固定或外固定。由于抗生素的使用已显著减少关节内融合导致结核扩散的可能，单纯的关节外融合已不再使用。关节内融合可以合用内、外固定。但由于外固定存在钉道感染等问题，一般只适用于已有活动性感染的病例，主要是通过在锁骨、肩峰、肩胛冈和肱骨颈进行穿钉固定。内固定是目前进行肩关节融合比较理想的手段，能够提供坚强的固定作用，有效地维持融合位置，而且能够明显缩短石膏或支架的固定时间，术后护理更为方便，患者也更容易接受。

四、体位

患者取坐位，术侧上肢可在术中任意移动。

五、麻醉

全身麻醉。

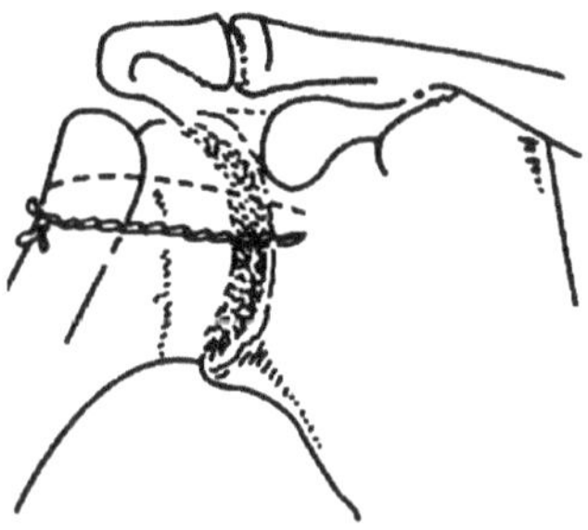

图 3-3　Carroll 肩关节关节内融合术

去除肱骨头及肩盂软骨面，然后对合固定

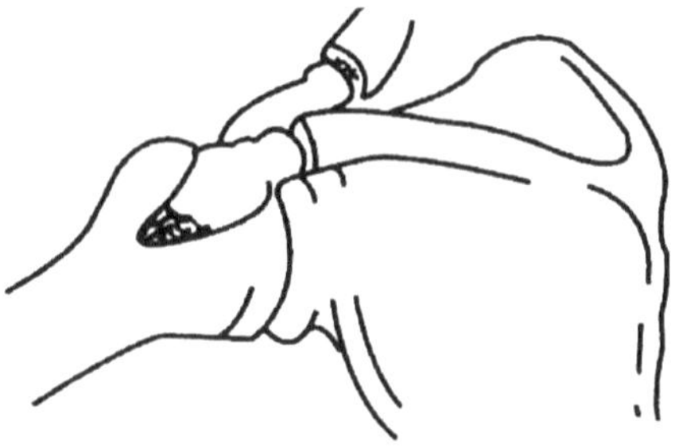

图 3-4　Watson-Jones 肩关节关节外融合术

在锁骨和肩胛冈外侧造成不全骨折，使其远端下斜，插入在肱骨大结节处向外掀起的骨瓣下

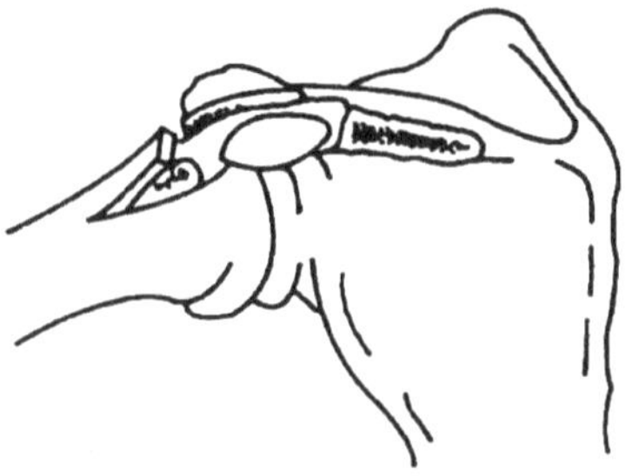

图 3-5　Putti 肩关节关节外融合术

凿下肩胛冈及肩峰后半，将其嵌入肱骨干上掀起的骨瓣下方，不吸收线缝合固定

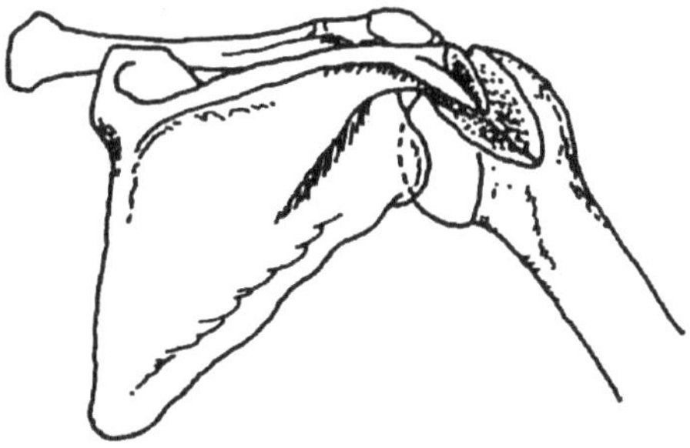

图 3-6　Gill 肩关节内外联合融合术

去除肩胛盂与肱骨头的软骨面，劈开肱骨头并截除一楔形骨块，将去除皮质的肩峰嵌入劈开的肱骨头内

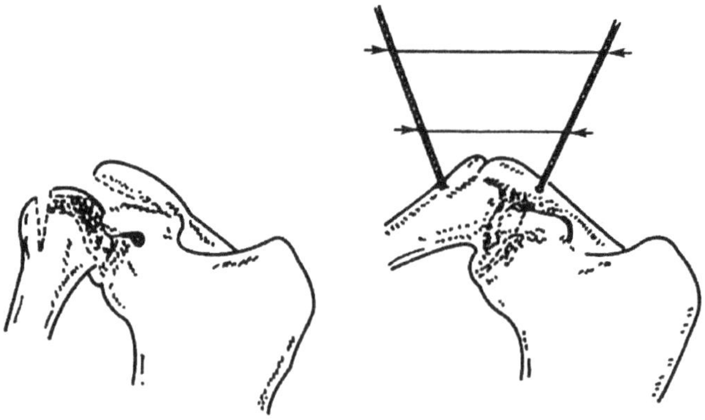

图 3-7 Charnley 肩关节加压融合术

六、操作步骤

以重建接骨板肩关节融合术为例。

1. 切口　取胸三角肌延伸切口，由肩胛冈内侧 2 ~ 3cm，经肩锁关节、肩峰的前方，然后沿肱骨干的前部向下至三角肌的止点。这种切口可避免接骨板直接位于切口下方，对于肩部肌肉如三角肌麻痹或萎缩的病例，软组织覆盖差，本切口更有利。

2. 关节暴露和处理　从锁骨和肩峰的前外侧部将三角肌起点切开，注意保护头静脉，与胸大肌一起牵向内侧，将三角肌翻向外侧。直接将前方和上方的旋转袖从肱骨附着点上切断，显露关节并将肱骨头向前外侧脱位，暴露肩胛盂。凿去肩胛盂、肩峰下方和肱骨头的软骨面和皮质骨，并将其凿成相匹配的融合面。

3. 关节融合和内固定（图 3-8）　将上臂维持于屈曲 30°、外展 30°（上臂与体侧夹角）和内旋 30°，使肱骨外展和屈曲 30°，将肱骨头同时与肩峰下方和肩胛盂紧密接触，维持住所欲融合的肩关节位置。按肩胛冈、肩峰和肱骨干的轮廓折弯重建接骨板，使其与界面能紧密贴合。采用 3 枚螺钉经接骨板、肱骨头穿入肩胛盂，另 3 枚螺钉分别经接骨板穿入肩胛冈和肱骨干，通常另外再用一枚螺钉由肩峰经过融合面打入肱骨近端。

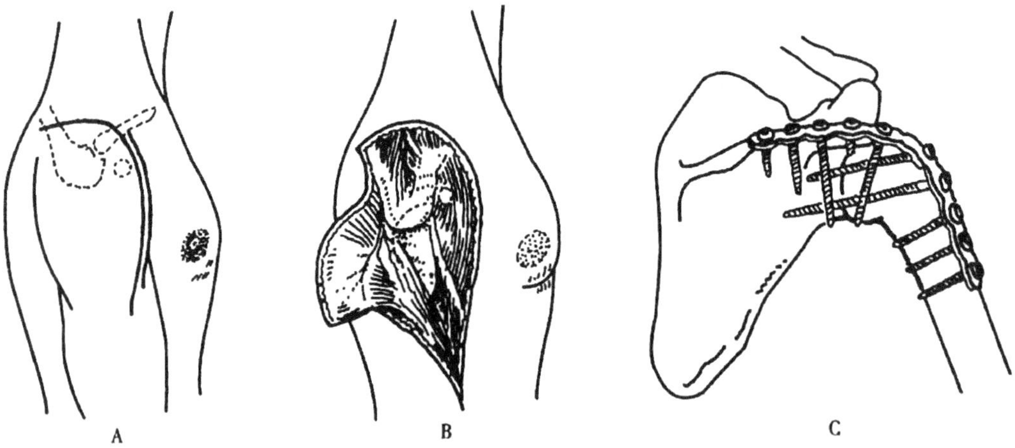

图 3-8 重建接骨板螺钉内固定肩关节融合术

A. 延长的胸大肌三角肌切口；B. 切开三角肌在锁骨和肩峰外侧的附着点，并向外牵开；C. 重建接骨板固定

4. 关闭切口和术后处理　修复所切断肌腱后，安放负压引流，逐层缝合切口。根据固定的坚强度来决定术后肩人字形石膏或支架的使用时间。约 6 周后 X 线证实无内固定松动的迹象，即可去除外固定，采用吊带悬吊，并进行被动、主动锻炼。

第三节 肘关节融合术

肘关节融合术是一种较为少用的补救性治疗方法，由于肘关节成形术尤其是人工关节置换技术的提高，肘关节融合术的应用有所减少。肘关节固定于屈曲位时杠杆力矩的显著增加，使肘关节成为全身最难融合的关节。肘关节在任何位置的融合都将不可避免地导致一些上肢活动的丧失。在决定融合角度时往往要依据患者对工作和生活的要求。融合屈曲角度越大，越有利于上肢在头面部的活动，但不利于上肢在身体下部的活动。通常进行单侧肘关节融合术时，较多选择屈肘 90°。应尽可能避免双侧肘关节融合。必须作双侧肘关节融合时，往往将非优势手侧的肘关节融合于屈肘 65° 左右，以便于患者大小便；而优势手侧肘关节则融合于屈肘 110° 左右，以便该侧手可以触及脸部（肘伸直位为 0°），但这并不能绝对化。最佳的办法是于术前采用夹板或支架进行模拟固定，在不同的“融合”角度进行测试，以寻找出最佳融合位置。

有多种肘关节融合方法被沿用至今，包括单纯肘关节融合、部分内固定、接骨板固定、外固定以及内外固定相结合的方法，其中较为经典的如Steindler法、Arafiles法、Staples法、Brittain法和Muller法等（图 3-9 ~ 图 3-13）。但这些方法由于缺乏足够的固定强度，往往于术后需要长时间的石膏外固定，以确保达到骨性愈合。现代大多数的观点认为，对于无活动性感染的病例，接骨板内固定无疑是最佳的选择。

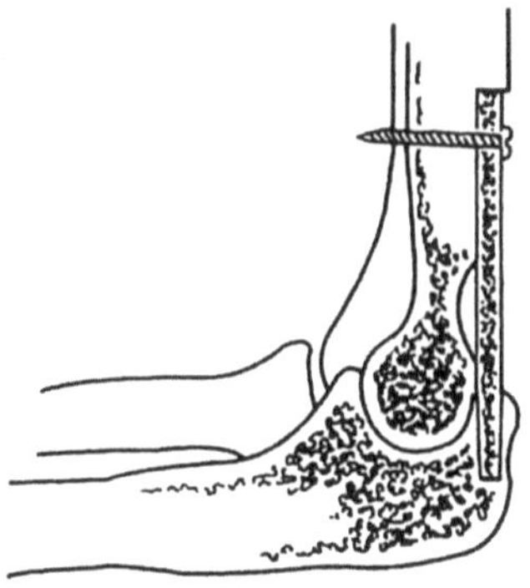

图 3-9 Steindler 肘关节融合术

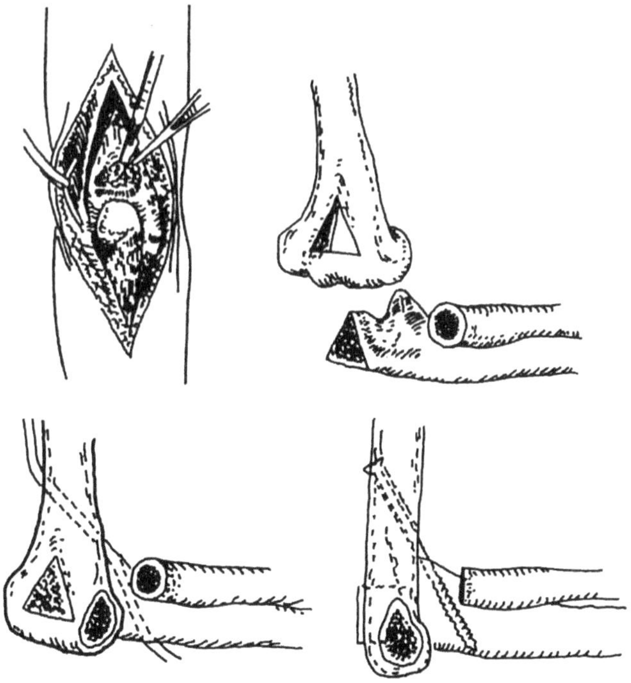

图 3-10 Arafiles 肘关节融合术

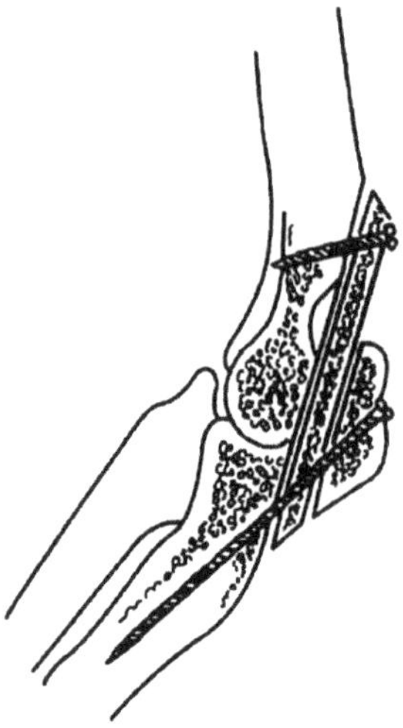

图 3-11　Staples 肘关节融合术

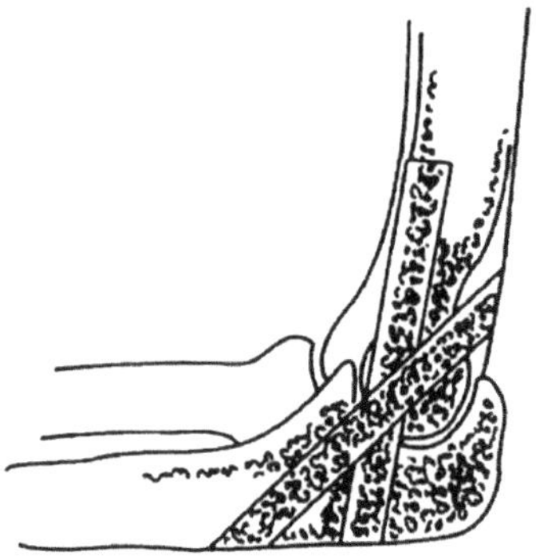

图 3-12　Brittain 肘关节融合术

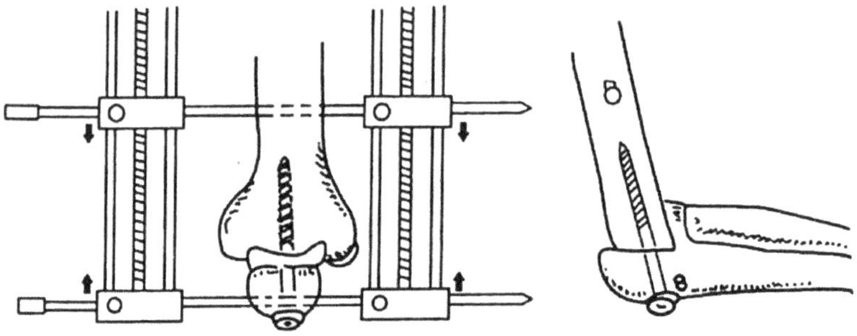

图 3-13　Muller 肘关节融合术

一、适应证

（1）不能施行成形术或人工关节置换术的严重骨折或创伤性关节炎。
（2）肘关节化脓性或结核性关节炎，邻近骨骼的慢性骨髓炎。
（3）神经肌肉性肘关节严重失稳。
（4）成形术或人工关节置换术失败病例。

二、禁忌证

（1）同侧肩、腕关节或手的活动明显受限。
（2）双侧肘关节融合为相对禁忌证。

三、体位

仰卧位，患肘置于胸前。

四、麻醉

臂丛或全身麻醉。

五、操作步骤

以加压接骨板肘关节融合术为例。

1. 切口　取肘后直切口或 S 形切口，起自肘上 10cm，止于鹰嘴下 3cm。
2. 显露和处理肘关节　切开皮肤和深筋膜后，于上臂下 1/3 肱三头肌内侧缘前方游离尺神经，向下分离至神经分支的上方，以橡皮条牵开并予以保护。纵行切开肱三头肌，并将其在鹰嘴上的止点进行剥离。显露肱骨下段和尺骨近段，并将屈肌总腱和伸肌总腱自肱骨内外上髁剥离，即可显露肘关节后部。切开关节囊，屈曲肘关节并使其脱位，充分暴露肘关节内部结构。清除增生的滑膜组织，将肱骨滑车、鹰嘴半月切迹的软骨面及病变组织凿除。为保持术后前臂的旋转功能，可切除桡骨小头，修整残端后用周围组织筋膜包绕覆盖。

3. 关节融合及接骨板内固定　将肱尺关节面进行修整，使之能置于术前所设计的融合位，并相互匹配紧密接触。用一或两枚螺钉倾斜穿过融合面进行加压，但要注意不能影响以后接骨板的安置。采用合适厚度的 10 ~ 12 孔动力加压接骨板，将其弯曲成与融合区骨骼匹配的角度，用螺钉固定。如果关节间隙没有预先拧入螺钉加压，可利用 AO 的紧张器进行加压（图 3–14）。

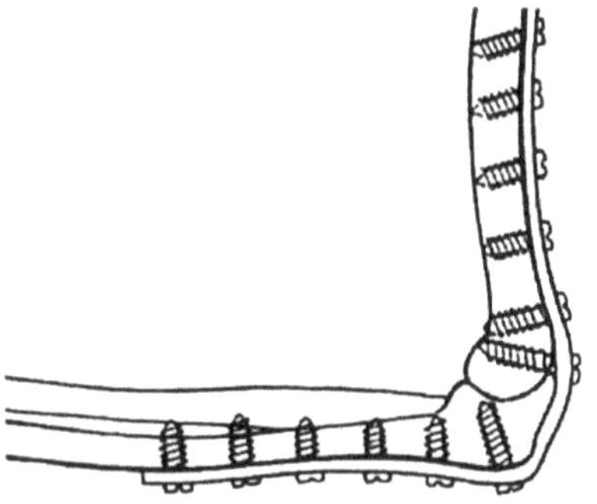

图 3–14　加压接骨板肘关节融合术

4. 缝合和术后处理　缝合肱三头肌腱膜，必要时加以延长。将尺神经移至肘关节前内侧皮下，留置负压吸引管，逐层缝合。术后可用石膏托固定 1 个月，或仅用三角巾保护。早期开始手、腕、前臂旋转和肩部活动锻炼。术后 3 ~ 6 个月，X 线摄片证实肘关节已融合后方能逐渐持重。

第四节　腕关节融合术

腕关节融合术适用于因结核、感染、类风湿、创伤等引起的腕关节破坏及疼痛，而又不能进行关节成形术的患者，以及神经肌肉性的关节不稳或畸形、局限性腕关节融合和全关节置换术失败的病例。尤其对于严重创伤后长期舟状骨骨不连及塌陷、舟月关节严重塌陷，和继发于远端桡骨骨折的创伤性关节炎所引起的腕关节紊乱，全腕融合仍然是最主要的治疗手段。腕关节融合术分为全腕融合和局限性融合，全腕关节融合术包括桡腕关节、腕中关节和腕掌关节的融合，主要进行桡舟关节、桡月关节、舟头关节、头月关节、头状骨小多角骨关节和第三腕掌关节的融合。它也是最古老、最常用和最成功的腕关节重建手术。而对于尺侧的腕部关节，如月三角关节、头钩关节和三角钩状骨关节，一般只是在术中发现有明显的病变后才考虑进行融合。局限性腕关节融合，也称部分融合，融合范围仅针对病变关节，其优点是可以保留部分腕部活动和灵巧性，同时有效地解除疼痛，但可能存在二次手术的风险。

早期的腕关节融合术是将所融合关节进行去软骨和皮质，结合骨移植至骨槽当中，术后需进行相当长时间的腕部制动以利于融合，如滑行植骨融合法和 Haddad 融合术等（图 3–15，图 3–16）。随着皮下钉、斯氏钉的应用，关节的有效固定得到了明显的提高，减少了对石膏外固定的依赖。而使用接骨板螺钉技术后，有些病例已无须外部制动。近来，动力型加压接骨板螺钉更使腕关节融合效果大为提高，并且不断有特殊接骨板和螺钉被专门设计用于腕关节融合手术。

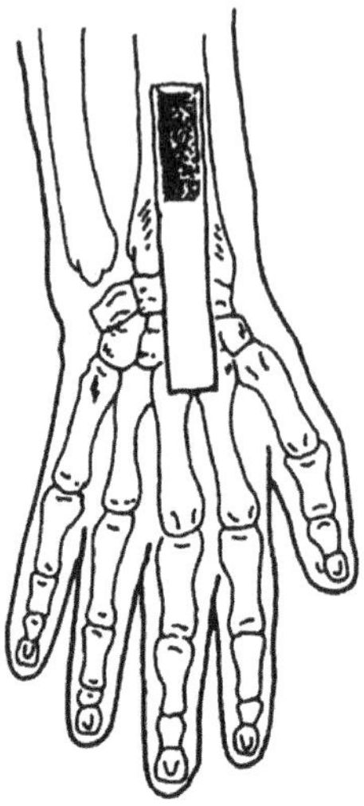

图 3-15　桡骨下段骨片滑行融合术

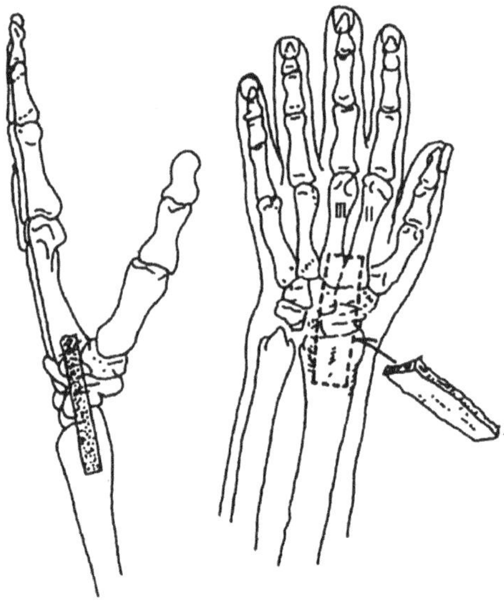

图 3-16　Haddad 腕关节融合术

以接骨板腕关节融合术为例。

一、体位

仰卧位，患肢外展、旋前，放于手术台旁的小桌上。

二、麻醉

臂丛麻醉。

三、操作步骤

1. 切口　以腕关节为中心，行腕关节背侧正中纵形或S形切口，长约10cm。

2. 显露关节　切开腕背伸肌支持带，显露出第三伸肌间隔，切开后将拇长伸肌腱向桡侧牵拉，于第二和第四伸肌间室之间纵行切开腕关节囊，暴露桡腕关节、腕间关节和第三腕掌关节基底部。

3. 关节融合及植骨　切除桡骨Lister结节，清除所有病灶，用咬骨钳和刮匙清除远端桡骨、腕骨和第三腕掌关节的软骨面，暴露出松质骨面。所遗留较大空隙用取自局部或髂骨嵴的松质骨进行填充，同时填入桡腕关节（桡舟关节和桡月关节）、舟头关节、舟月关节、小多角骨头状骨关节和第三腕掌关节中，用骨刀对桡骨远端、月骨、头状骨和第三掌骨的背侧表面修整，使其与接骨板紧密贴合，避免残留空隙。将腕关节维持于背伸10° ~ 15°位，将已预弯的接骨板放置于合适位置后，用三枚皮质骨螺钉固定于第三掌骨上，远端桡骨也应用三枚皮质骨螺钉进行固定，并用一枚松质骨螺钉将接骨板固定于头状骨（图3-17）。

4. 缝合及术后处理　关闭关节囊，缝合腕背韧带和伸肌支持带，闭合伤口；短臂石膏固定2周，术后即可进行手指的功能锻炼。

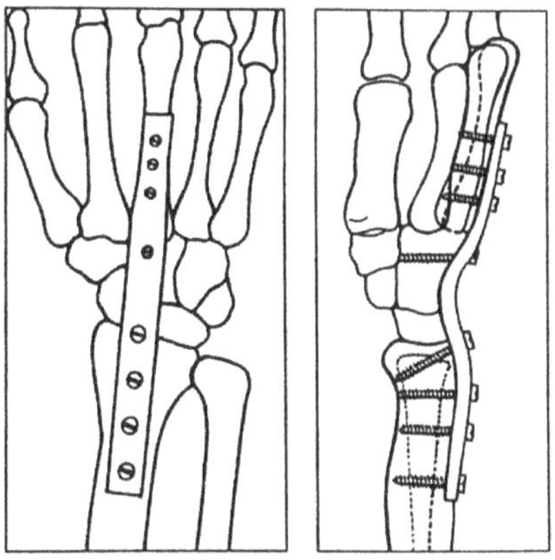

图 3-17 AO 接骨板腕关节融合术

第五节 髋关节融合术

世界上第一例成功的髋关节融合术是由德国的 Husener 于 1894 年报道的。后来发展出许多种髋关节固定的手术方法，早期是关节内手术，需要手术后大范围的固定，通常是使用髋人字石膏固定，后来有人尝试使用髂股骨移植的关节外固定术。而 Farkas 是通过股骨转子下截骨来预防下肢运动时力通过较长的股骨力臂传到髋关节，从而减少了不愈合的发生率。Watson-Jones 等人于 20 世纪 30 年代引入了内固定方法。Charnley 尝试使用螺丝钉从股骨头顶部加压固定的同时，通过使股骨头中心性脱位到骨盆内来增加其稳定性。这些早期的内固定方法不愈合率仍然很高，并且需要长期外固定制动。1966 年 Schneider 设计了一种使用蛇型接骨板固定的方法，明显地提高了髋关节的融合率。

一、适应证和禁忌证

由于人工髋关节置换术具有缓解疼痛、保持关节活动和稳定性，以及双下肢等长等优点，因此成为治疗损毁性髋关节的标准手术之一，而适应或要求做髋关节融合术者较过去明显减少。即便如此，因为髋关节融合后可以得到一个稳定的可负重关节，故仍是骨科重要手术之一。髋关节融合术手术适应证应从以下几个方面考虑：

（一）髋关节疾患

（1）伴有严重疼痛的原发性、继发性骨关节炎。

（2）髋关节全关节结核。

（3）陈旧性化脓性感染伴畸形愈合。

（4）麻痹性髋关节脱位。

（5）髋关节成形术后失败者。

（二）年龄

年龄过大或过小均不宜行髋关节融合术，一般适用于 20 ～ 40 岁年轻患者。

（三）相邻部位病变

同侧膝关节、对侧髋关节和腰骶部功能需要正常，否则会影响融合髋的代偿功能。双侧髋关节病变者，不宜两侧均行髋关节融合术，同侧膝关节已经强直者不宜做髋关节融合。髋关节融合术的绝对禁忌证是髋关节的活动性化脓性感染，在控制感染 12 个月后才可以行关节融合术。相对禁忌证包括严重骨质疏松、医源性骨量稀少、神经源性髋关节疾患如夏科病等。

二、髋关节融合的角度

髋关节融合术在操作上有一定难度，其固定角度不当可导致手术失败或造成患者行动不便，故准确掌握髋关节固定角度十分重要。

髋关节融合的角度因人而异，对于髋关节屈曲角度一般主张在30°左右；而外展位置有人主张5°～10°，但是多数人认为以外展中立位为佳，或有5°以内的内收；对于内外旋转角度一般认为以旋转中立位或15°以内的外旋为佳。儿童期间行髋关节融合术，因髋关节屈肌及内收肌力较伸展、外展肌强，故易出现髋关节屈曲内收畸形，不宜采用成人的固定角度，而应置于髋关节伸0°位及轻度外展位。

三、融合方法

（一）使用松质骨螺丝钉固定的关节融合术

这是Benaroch等为青年患者设计的一种简单的髋关节融合方法。

手术入路：通过前外侧入路，从前方切开关节囊，将股骨头脱位，去除关节两侧关节面上的关节软骨和坏死的骨组织，至骨表面渗血。

固定方法：将下肢放在能够使股骨头和髋臼达到最大接触的位置上，从髂骨内侧骨板的内表面剥离软组织，从髂骨内侧表面向外通过髋臼旋入一枚或两枚松质骨螺丝钉将股骨头衔住，在拧紧螺丝钉使股骨头与髋臼窝接触面间加压之前，先作股骨转子下截骨，以减小长股骨杠杆臂所传导的力。这种手术术后内收平均进行性增加约7°，大多数是发生在术后2年内。因此，髋关节应该融合在屈曲25°、外展中立或1°～2°的外展位上手术后使用髋人字石膏固定，至X线显示有牢固的骨性融合为止。

（二）髋关节加压螺丝钉固定的关节融合术

使用髋关节滑动加压螺丝钉固定，并在加压螺丝钉的近端使用2～3枚松质骨螺丝钉辅助固定。这种方法最能满足以下原则：①确保髋关节融合于合适的位置，以达到最大限度地延迟下腰痛的出现并使其严重程度减小到最低；②使术后制动时间最短且能加快愈合；③如果患者有要求还可以将其改变为全髋关节成形术；④保留外展肌群而又不明显地改变髋关节的解剖；⑤避免使用大的可能损伤外展肌群的内固定物。

手术入路：采用髋关节Watson-Jones切口，在臀中肌与阔筋膜张肌之间分开，从股骨大转子上将臀中肌前1/3剥离以增加髋关节的显露。从关节囊上剥离下股直肌的反折头。从前侧切开关节囊，将髋关节脱位。股骨头脱位后，用刮匙和髋臼锉将髋臼窝表面上所有残留的软骨和软组织清除掉，并使关节面制成出血的松质骨面。切除股骨头的软骨，尽量保留其健康骨质同样使其表面渗血。

固定方法：两侧关节表面处理完后，将股骨头复位入髋臼中，将髋关节置于需要的固定位置上。如果头、臼之间未能完全密合，有间隙存在，可以从髂骨切取松质骨碎片填塞间隙并将其锤紧。显露股骨近端的外侧部分，在外展肌止点下2.5～3cm处将股骨外侧皮质钻一个孔，在X线控制下，通过股骨头中心穿一根导针经过头臼界面进入髋臼上方髂骨区域，通常选用150°角的加压髋螺钉。然后像治疗股骨转子间骨折一样选择合适的加压髋螺丝钉和相应的接骨板，在加压髋螺丝钉近端再安放2～3枚松质骨螺丝钉以增加固定的稳定性。常规缝合切口，单侧髋人字石膏固定。

术后点地负重8～10周，在X线显示有骨性愈合的征象时，改换膝上髋人字石膏，以解放出膝关节并进行膝关节功能锻炼，在术后4～6周开始从负重逐渐过渡到完全负重。12～14周后重新拍摄X线片复查愈合情况，如果仍然不能确定有稳定的愈合，则换另一个膝上髋人字石膏，或使用支具固定4～6周。在术后18个月去除内固定。

（三）使用眼镜蛇形接骨板固定的髋关节融合术

自从将Schneider发展的眼镜蛇形接骨板用于髋关节融合术以来，这种方法不断被改进，使用眼镜蛇形接骨板的髋关节融合术需要较复杂的手术操作，但却有术后可以立即离床和部分负重的优点。与其他手术相比，这种手术的不愈合率很低。但有一个缺点就是产生了一个垂直向远端的应力，以致较小的创伤就可以引起股骨骨折。

手术入路：在大腿外侧沿股骨干走行方向作一个直的纵形切口，下方到大转子远端8cm处，打开阔筋膜张肌（图3-18A）。将股外侧肌的起点行人字形切开，并行骨膜下剥离，使该肌向下翻转6cm，分辨并显露臀中肌的前后边缘，用摆动锯作大转子外侧截骨，使近端骨块带有臀中肌和臀小肌止点（图3-18B）。借助股骨大转子端的骨块将外展肌群向上拉开，用两枚大的斯氏钉穿过大转子并固定到髂骨翼维持其位置（图 3–18C）。

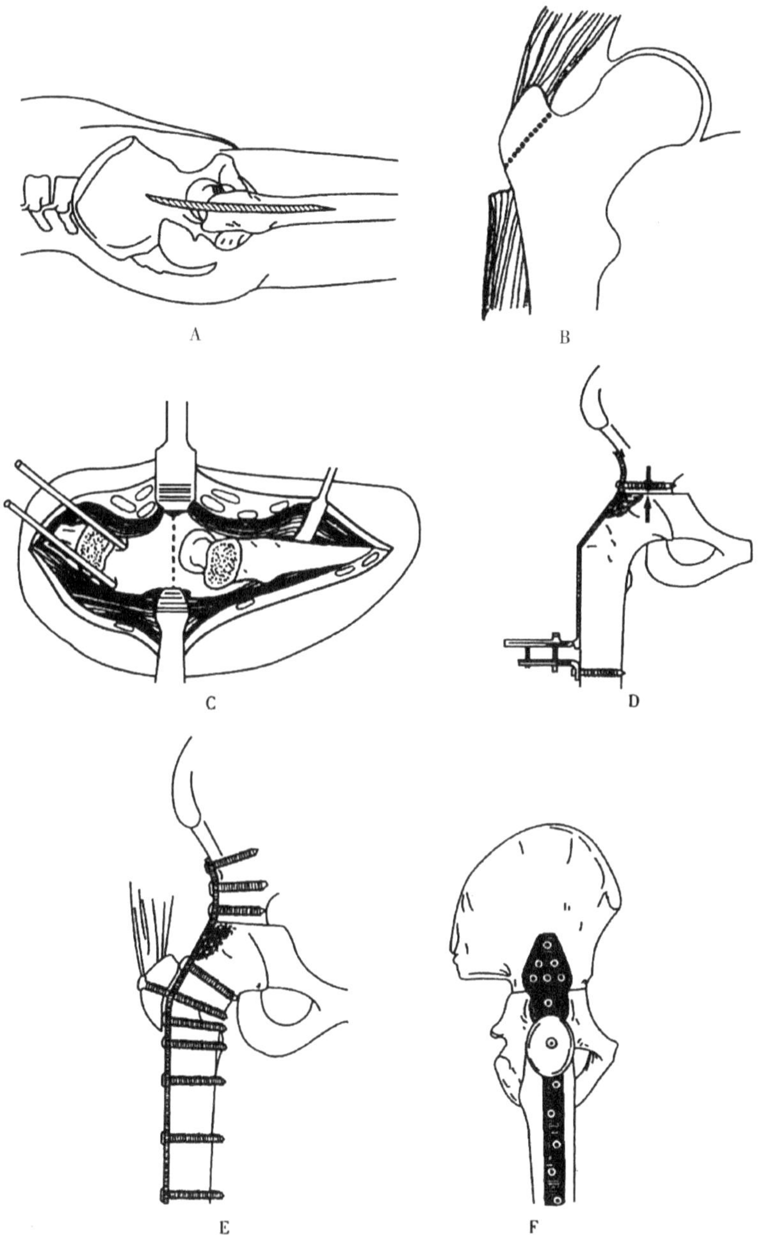

图 3–18 使用眼镜蛇形接骨板固定的髋关节融合术手术入路

A. 外侧纵行正中切口；B. 股骨大转子外侧截骨；C. 用两枚斯氏针固定大转子以便显露；

D. 加压固定后使髋关节有满意的骨接触；E. 固定后的正面观；F. 固定后的侧面观

固定方法：在髂耻隆起与髋臼上端的坐骨切迹之间作横行髋骨截骨，用骨凿和刮匙清除股骨头上方负重表面和髋臼上所有残留的软骨和硬化的骨皮质。用钝的弯骨凿放在截骨处将半骨盆远端部分和股骨近端部分向内侧错开一个髋骨厚度的距离，并将远端半骨盆撬起 1cm。在每个髂前上棘上穿入一根斯氏钉，用量角器确定下肢的内收和外展。将髋关节置于 25° 屈曲、内外旋中立位及内收和外展中立位上。将一个 9 孔眼镜蛇形接骨板适当折弯与相应部位骨的轮廓一致，近端用一枚 4.5mm 的皮质骨螺丝钉将接骨板固定到髂骨上，将 AO 加压器固定到接骨板的远端，加压以确保髋关节处有满意的骨接触后（图 3–18D），将接骨板固定在股骨上。在股骨大转子近端骨块中心钻一个 4.5mm 的孔，在近端股骨钻孔并通过眼镜蛇形接骨板的第三或第四个孔拧入一枚 3.2mm 的双侧皮质骨螺丝钉，用一枚带垫圈的 4.5mm 皮质骨螺丝钉将股骨大转子复位固定（图 3–18E，图 3–18F）。在髋关节周围填塞所剩下的带皮质骨的松质骨，拍摄前后位骨盆 X 线片检查接骨板、螺丝钉和髋关节的位置。彻底冲洗伤口后逐层缝合切口，留置引流管。

术后不需要制动。在术后第二天或第三天鼓励患者部分负重活动。使用双拐部分负重行走 6 周。

（四）股骨头缺失的髋关节融合术

1. 大转子与髋臼融合的髋关节融合术（Abbott 髋关节融合术） 1931 年 Abbott 和 Fischer 为髋关节感染后股骨头和颈完全破坏的患者设计了一种髋关节固定的手术方法。这种方法也被用于股骨颈不愈合、股骨头坏死、股骨头置换术失败的患者。手术一般包括矫正畸形、在完全外展条件下固定髋关节以及通过股骨转子下截骨确定最后的位置几个阶段。

矫正畸形：为矫正严重的畸形，首先从髂骨上将股骨大转子游离下来，用穿过股骨远侧干骺端的斯氏钉强力牵引股骨，逐渐将下肢牵引到完全外展位置上，这样使得大转子与髋臼接近，在固定时两者可以相互接触到。

在完全外展位固定髋关节：通过前侧髂股入路暴露髋臼和股骨近端，从前上方切开关节囊，行髋关节清理，清除所有的髋臼窝内软骨到出现正常的松质骨，加深髋臼以利于更好地容纳股骨大转子。从股骨颈基底切除颈残留部分，去除大转子表面的软组织和骨组织直到有出血的松质骨。使下肢完全外展，将大转子插入准备好的髓臼中，用自体髂骨移植填满大转子与髋臼窝接触面间任何残留的间隙。这一术式与一般髋关节融合术相比，髋关节外展固定角度大，为保证髋臼窝与大转子间骨面准确对合，一般需要外展45°，某些患者则需要外展70° ~ 90°，然而，外展的角度必须充分以使相对的骨面获得牢固的加压。术后用髋人字石膏固定。

通过转子下截骨确定最后的位置：当临床和 X 线证实融合牢固后，切开髂股切口远侧部分，在股直肌和股外侧肌之间切开骨膜，在小转子下 5cm 处横行截骨，截断股骨干的 3/4，小心使股骨内侧皮质骨折内收并使股骨干轻度向内侧移位，以使骨折近端部分的内侧皮质能嵌入骨折远端的髓腔中，通常不需要内固定。Abbolt 等喜欢将髋关节固定于 5° ~ 10° 的外展、35° 屈曲及 10° 外旋的位置上。双侧髋人字石膏固定，如果石膏的 X 线通透性可以令观察满意的话，患者可以制动到截骨处愈合牢固为止。

2. 股骨近端与坐骨融合的髋关节融合术（Bosworth 髋关节融合术） 这是 Bosworth 于 1942 年发表的一种用于股骨头严重病损或缺失的髋关节融合方法，它是将股骨近端与坐骨融合，通过髋关节外侧入路暴露股骨近端，在刚好位于坐骨结节水平近端截断股骨干，使远端内上方形成一个尖端。牵开股骨，钝性分离显露坐骨结节的远外侧部分。在坐骨结节适当的部位剥离表面，用大刮匙刮出一个沟槽。然后屈曲髋关节约 90°，在坐骨沟槽中放一块大的骨块垫，伸展髋关节到约 30° 将股骨端插入坐骨槽中，将原来覆盖坐骨剥离部位的骨膜和纤维组织如袖套样包裹股骨干的末端。术后使用双侧髋人字石膏固定，到 X 线显示有骨性融合为止。

（五）全髋关节置换术失败后的髋关节融合术（Kostuik 和 Alexander 髋关节融合术）

1984 年 Kostuik 和 Alexander 报道了成功地使用蛇型接骨板和前侧 AO 动力加压接骨板为 14 例全髋关节成形术失败的患者进行了髋关节融合术。通过外侧入路暴露髋关节，取出移植假体，清理髋臼和股骨颈到露出出血的松质骨面。向头侧翻开外展肌群，暴露髋臼上方的髂骨。将股骨残端置入髋臼中，用蛇型接骨板固定骨盆和股骨，术中调整接骨板形状使其近端与髂骨、远端与股骨外侧皮质相贴附。使髋关节位于 5° ~ 10° 外展、旋转中立位和 15° 屈曲的位置上。为适当地安放股骨，也可以按 AO 小组推荐的方法作骨盆截骨。与通常的内收位置相反，可以通过轻度外展髋关节来克服因股骨头缺失引起的双下肢肢体不等长。接骨板固定后在固定部位周围放一些髂骨松质骨植骨。用松质骨螺丝钉将大转子固定到要融合的部位再行加压固定，然后在股骨干前方安放 AO 动力加压接骨板，并将上端预弯成与髂骨轮廓一致的形状。安放负压引流管后关闭切口。从术后 1 周开始用单髋人字石膏固定，到 X 线提示固定部位有牢固的融合为止。

四、髋关节融合术后的全髋关节成形术

将关节融合术转换成全髋关节成形术的最常见原因是疼痛或者是因为制动或固定位置不正确引起术后的严重功能丧失。这种手术对术者的技术要求较高，并发症和失败的发生率也较高，并且功能改善不确切。在 Reikeras、Bjerkreim 和 Gundersson 做的 46 例手术中，效果最好的病例是患者做关节融合时年

龄较轻，并且关节融合的时间相对较短。这46位患者在做改换手术之前无一人使用拐杖，做完关节成形术后有10人使用双拐、24人使用单拐。但是大多数患者对他们获得的功能改善、灵活性的提高和就坐能力的提高是满意的。

第六节 膝关节融合术

膝关节是人体内结构复杂、患病机会较多、对功能影响较大、治疗困难的关节之一。对某些严重疾病，常采用关节融合作为治疗手段，术后虽失去了关节活动功能，但可获得稳定。这一手术首先由维也纳的 Albeert 教授于 1878 年用于治疗脊髓灰质炎引起的膝关节不稳，之后 Hibbs 于 1911 年将该手术用于治疗膝关节结核。为达到膝关节牢固融合的目的，许多学者对该手术进行了改进，先后有膝关节加压外固定融合、髓内固定融合等方法。目前，膝关节融合术在骨科临床应用较少，但对某些疾病或某些具体患者仍不失为一种有效的治疗方法。

一、适应证

（1）严重的单关节病，但不适于膝关节成形术或不能承受膝关节成形术的患者，特别是青年人、体重过大、体力活动要求高者，更适合做关节融合术。

（2）经保守治疗失败的急性或慢性膝关节感染、感染后疼痛性膝关节僵硬、膝关节结核、难以修复的严重创伤膝关节、脊髓灰质炎等造成的膝关节不稳或严重的畸形。

（3）股骨远端和胫骨近端恶性骨肿瘤，为保肢而行膝关节融合术。

（4）目前膝关节成形术已广泛开展，其中失败的病例常以膝关节融合术作为补救措施。Kohn 指出有 2% 的初次膝关节置换术患者和 8% 的膝关节置换翻修术患者需膝关节融合治疗。Kohn 复习了 1984 年到 1994 年的文献，在 533 例用膝关节融合术治疗的病例中，403（75.6%）例是全膝关节置换术失败的病例。

二、禁忌证

膝关节融合术融合成功率一般在 80% ~ 98%。手术成功后可获得稳定而无痛的关节，如果全身和局部条件允许的话，一般来说无绝对禁忌证。但某些疾病的融合率仍有一定的问题，例如神经性关节病等，故选择关节融合术应慎重。

因患者术后的步态可对社交活动和公众形象有所影响，自己驾车、乘坐公共交通工具、跌倒后站起等均有困难，术前应向患者解释清楚。为慎重起见，也可在术前用管型石膏或夹板做下肢制动试验，以便患者实际了解能否适应关节融合后所带来的不便。Hams 等比较了膝关节周围肿瘤患者做截肢术、融合术和关节成形术的术后功能，发现这三种手术的术后走路速度和效率相近。关节融合术患者肢体最稳定，可以完成绝大多数体力活动和娱乐活动，但关节融合术患者坐座困难，社交活动中承受的精神压力大。

三、手术方法

膝关节融合术有很多方法，可以按所用的融合方式进行分类。骨量的多少和骨的质量对选择适当的固定方式和确定是否需要植骨非常重要，手术方法的选择也取决于患者的情况和术者的经验。

（一）加压外固定膝关节融合术

适用于膝关节周围骨质丢失较少、保留的松质骨表面积较大并有足够的皮质骨以保证融合面间有良好的骨接触，同时能耐受外固定所施加的加压应力的患者。加压外固定膝关节融合术的优点包括：使用简便、融合部位可获得稳定的加压，特别是感染性或神经病性关节疾患，实施固定更加确实二加压外固定膝关节融合术的缺点有：可能发生外固定针的针道感染、外固定架使用期间活动不便。加压外固定膝关节融合术的术后融合率各家报告不一，各组中使用的外固定器械不同，其融合率相差较大，从 30% 到 98.5%，甚至有人报告达 100%。

1. 手术方法　可使用前纵切口或横切口。关节成形术后的关节融合术可以使用正中线切口，如果原切口适合也可以使用原切口。用电锯与胫骨纵轴垂直横行切除胫骨上端软骨面下 1cm 厚骨质。依据病变情况切除适当厚度的股骨远端骨质，使股骨和胫骨截骨面在固定位相接触。膝关节固定位置以屈曲 0° ～ 15° 、外翻 5° ～ 8° 和外旋 10° 为好。

全膝关节成形术失败后以关节融合术作为补救措施时，因成形时已切除较多的股骨和胫骨骨质，故在彻底进行病灶清除时不要再从股骨和胫骨上切除过多的骨质，应在获得尽可能多的接触基础上做加压固定。经股骨、胫骨穿入固定钢针，连接并旋紧外固定架（图 3–19）。逐层缝合伤口并包扎。

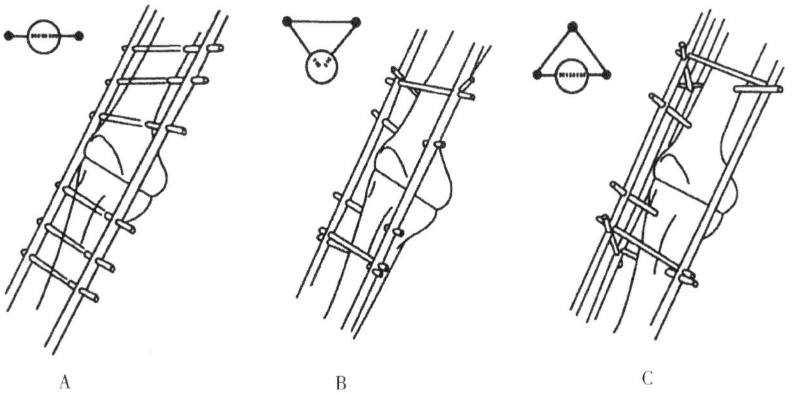

图 3–19　加压外固定膝关节融合术

A. 平行穿针；B. 三角形半侧穿针；C. 三角形全长穿针，这种方法可以提供多平面稳定性

2. 术后处理　完成加压外固定膝关节融合后，是否应用管型石膏，应视外固定架固定的牢固程度而定。外固定架一般可在术后 6 ～ 8 周去除，再用长腿管型石膏固定。待膝关节达到牢固融合后拆除石膏。

（二）髓内钉膝关节融合术

适用于肿瘤切除术后或全膝关节成形术失败，股骨或胫骨骨质缺损广泛，截骨后的松质骨不能承受加压应力者。本法优点包括：术后可以立即负重、宜于康复锻炼、无钉道感染并发症、融合率高等。Vlasak、Gearen 和 Petty 对外固定架固定和髓内钉固定行关节融合术的疗效做了比较，发现髓内钉固定的融合率（100%）比外固定架固定的融合率（38%）高很多。髓内钉固定的缺点为：手术时间较长、失血较多、严重并发症较多和难于获得正确的对线。

1. 手术方法　可选择膝关节前侧直切口或按原手术切口显露。常规做关节清创术，尽量减少骨组织的切除，切除髌骨以备需要植骨时使用。在股骨近端大转子水平作一斜行切口，找到转子间窝并在其上用弯锥开孔，用钝头扩髓钻扩大股骨近端髓腔。沿髓腔通入一根球形头的导针到膝关节水平。在胫骨截骨面上用钝头扩髓钻扩髓并将球形头的导针插到胫骨远侧干骺端。逐渐扩大胫骨髓腔，扩髓量以术前的胫骨和股骨正侧位 X 线片上的测量结果为准，并按使用的器械进行调整。将髓内钉套入导针，从转子间窝开孔处顺行插入。术中应持续保持关节固定部位的压力，避免当髓内钉穿入胫骨时融合断面分开。髓内钉在胫骨髓腔内应到达胫骨远侧干骺端。钉头如终止于骨干处，可引起应力集中，造成胫骨疼痛或骨折。髓内钉钉尾应在大转子尖下，避免刺激外展肌。将切取的自体骨（髌骨和 / 或髂骨）充填在关节融合处周围。术毕，在髋、膝部分别放置负压引流管，缝合两处切口并加压包扎。术后从髋到足趾用后侧石膏夹板固定。

2. 术后处理　引流管术后 2 ～ 3 天拔除，可以扶拐行走，术侧下肢可以部分负重。如果 6 周时融合处有明显的愈合，可以逐渐加大负重。在临床和 X 线愈合之前，应该扶拐或用助行器辅助行走。

（三）全膝关节成形术失败后使用带锁髓内钉的膝关节融合术

近年来，发展了专为膝关节融合固定的短型带锁髓内钉，在融合面的近、远端用螺丝钉锁住髓内钉。其优点为避免插入长髓内钉，不需做辅助切口。

全膝关节成形术失败，如果难以用翻修术进行治疗，在某些情况下常常采用膝关节融合术作为补救措施。有条件者用带锁髓内钉进行膝关节固定较为合适。用于膝关节融合固定的带锁髓内钉长度为

65 ~ 75cm 不等，直径为 11cm 和 12cm 等几种规格。髓内钉插入患肢的长度应该在从大转子尖到踝关节的关节线上方 2 ~ 6cm 处。术前最好有患肢全长 X 线片（包括髋关节、股骨、胫骨和踝关节），选择髓内钉长度时应注意将拟切除的股骨和胫骨长度减去。

1. 手术方法 从大转子尖起向近侧作一长 5cm 的切口，将患肢内收和内旋，在透视下确定大转子和梨状肌窝。在梨状肌窝处向股骨髓腔插入尖端有螺纹的导针。将 9mm 的空心扩髓钻套入导针并顺导针扩大髓腔，至小转子水平，然后将导针和扩髓钻一并拔出。换一根球形头导针插入髓腔，至膝上水平，暴露膝关节时导针要留在原位。

另作一髌骨旁切口显露膝关节，显露时关节内的假体可暂时保留，以便以假体位置为参照在股骨和胫骨表面做标记，使之在髓内钉穿过膝关节时保持正确的旋转对线。取出膝关节内的假体，彻底清创，但要尽可能多地保留骨质。做膝关节融合术时应备有原膝关节置换时的截骨导向器，以达到截骨少、截骨面接触好的目的。

胫骨髓腔的准备：将一根球形头导针通过胫骨峡部插入胫骨髓腔，从膝关节截骨面水平分别扩大股骨和胫骨髓腔。取出导针，选择直径和长度均合适的髓内钉逆行插入股骨髓腔。髓内钉插至股骨前弓水平时，应将其内旋 45°，以保证下肢适度的屈曲和外翻。髓内钉在股骨髓腔上行经梨状肌窝并穿出股骨时，可按原来在股骨和胫骨表面所做的标记线将胫骨与股骨对位（图 3-20）。仔细地将髓内钉穿入胫骨近端，使钉尾在大转子水平，钉的远端位于胫骨峡部与踝关节之间（图 3-21）。膝关节融合面如果有骨缺损间隙，可行适当的加压或用移植材料充填，达到消灭无效腔、保持稳定的目的。用锁钉将髓内钉近端和远端锁牢，充分止血并常规缝合伤口。

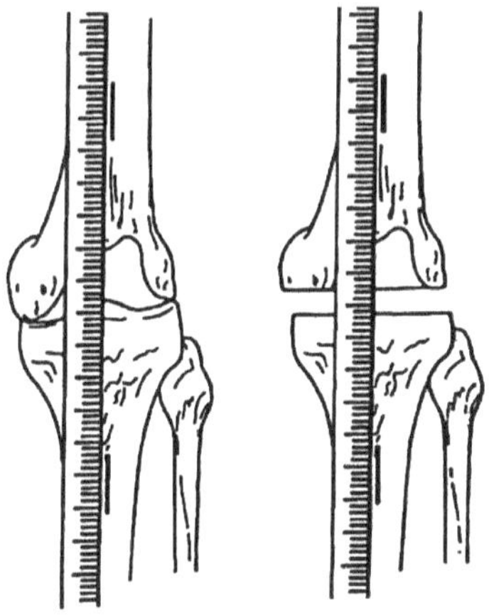

图 3-20 使用髓内钉的膝关节融合术

将长尺放在股骨远端和胫骨近端的前方，在两根骨上画线，用于确定旋转对线

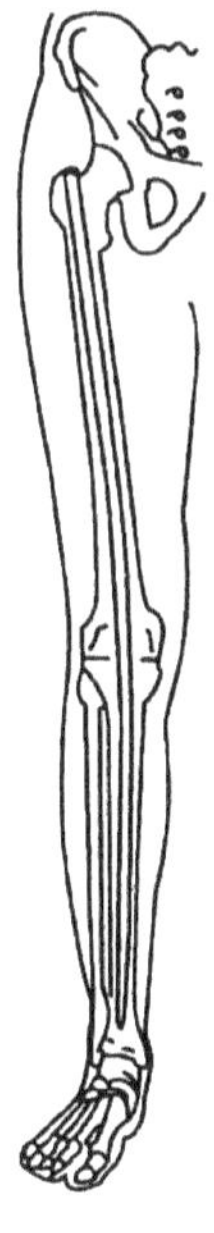

图 3-21 使用髓内钉的全膝关节感染后的膝关节融合术

2. 术后处理 术后早期开始髋、踝关节活动的训练，早期离床扶拐行走并可部分负重。术后 4 ~ 6 周逐渐增加患肢负重。如果术后 6 ~ 12 周 X 线片显示融合间隙明显，可将近端或远端锁钉去掉，以产生动力性加压作用。如果骨缺损明显，可再行植骨，一般不需要拔出髓内钉。

第七节 踝关节融合术

踝关节融合术（arthrodesis of ankle joint）至今仍是骨科常用的手术之一。踝关节融合后对患者外观无甚影响，对其日常生活的障碍远比髋、膝关节融合后的为小，而且能获得持久稳定和无痛，丧失的功能还可由跗中关节部分代偿，故术后效果满意，容易被患者所接受。

踝关节损伤所致的创伤性关节炎，是当前进行融合术的主要适应证。其次为骨性关节炎、踝关节结核及人工踝关节置换术失败后施行的融合处理等。Shibata（1990）对踝关节神经性关节病用关节融合术来治疗，73% 获得满意结果，扩大了踝关节融合术的适应证。踝关节是否融合在功能位，对关节日后功能的满意程度有重要意义。假如将踝关节固定在背伸 5° 位，就会造成患者行走如木制假腿样步态和严重病废。过于跖屈位融合会造成尖足、小步的跛行步态，并会导致跗间、跗跖关节的骨性关节炎。一般男性使踝关节固定在功能位，即为直角中立位。女性可适当跖屈，一般为 95° ~ 100°。为能达到准确的功能位融合角度，有报道术中在患足足底沿纵轴置一钢针并固定，融合后摄 X 线片，测量钢针与胫骨纵轴所形成的角度，据此角度来调整足的位置，有其实用价值。

踝关节融合术方法较多。其显露途径可分为前路、侧路（内、外侧）和后路。其植骨融合方式，临床常用关节内融合及关节外融合两种。近年有采用骨栓式踝关节融合者，术式简单，疗效尚好。另有不少学者在融合踝关节时采用外固定加压器，以加强稳定和促进愈合。

踝关节融合方法几经改进，疗效不断提高。Maurer（1991）、Aaron（1990）、Holt（1991）分别报道用 2 ~ 3 枚松质骨螺丝钉经关节交叉内固定，使愈合率提高到 86% ~ 100%，优于加压融合的结果。Patio（1992）报道用可吸收的自增力聚合物螺丝钉内固定融合有慢性化脓性感染的踝关节，平均 9 周即可达骨性愈合，效果显著。Carrier（1991）用纵轴骨圆针穿过踝关节内固定和融合骨质疏松症患者，获得 100% 的愈合率。

踝关节融合失败，多由于不愈合和感染两大原因，应在治疗过程中注意预防。踝关节融合的远期效果较好，根据 Aaron（1990）长期随诊患者的结果，优良率可达 78%。但也要注意到有 29% 的患者逐渐发生距下关节炎，为仍需研究解决的课题。

一、前路踝关节融合术

前路踝关节融合术（arthrodesis of ankle by the anterior approach）显露比较简单，探查既能顾及前方，又能顾及两侧，能消除关节的大部分病灶。但后方病灶需要消除时，要另由后路切开显露和消除。

（一）滑槽植骨融合术（arthrodesis of ankle with sliding graft）

1. 适应证

（1）踝关节晚期全关节结核，原发骨病灶偏前或偏侧方者，适合前路融合。

（2）有严重疼痛的踝关节创伤性关节炎。

（3）踝关节骨关节炎或类风湿关节炎。

（4）陈旧性距骨骨折并缺血性坏死。

（5）人工踝关节置换术失败者。

2. 麻醉　连续硬膜外阻滞麻醉，儿童用全身麻醉。

3. 体位　仰卧位。

4. 操作步骤

（1）切口：采用踝关节前外侧手术途径。自踝关节上 10cm 的胫骨外侧起，纵行向下直达第 3 楔骨止。

（2）显露：切开皮肤皮下组织，按切口方向切开小腿横韧带和十字韧带，分开趾长伸肌腱和长伸肌腱并向两侧牵开，即可显露胫骨下段和踝关节前方关节囊。

（3）清除病灶，切除关节软骨，横行切开关节囊，切除滑膜，清除关节内病灶。在跖屈及背伸踝关节时切除关节软骨面、硬化骨质直至正常渗血的松骨质。如为距骨骨折，距骨体已缺血性坏死，则应将体部切除，但对无感染者可试以保留。注意勿损毁距骨头、颈部的血供。

（4）修整关节面，置关节于中立位。如踝关节有内翻、外翻畸形，应楔形切除距骨或胫骨予以矫正。轻度的跖屈畸形，一般经软骨面清除后即可被矫正，严重者需将跟腱切断延长才能纠正。

（5）骨融合、内固定：切开骨膜，剥离胫骨下端前面骨膜，在胫骨远端前侧凿取长 5cm、宽 2.5cm 的全厚胫骨皮质骨。置踝于功能位，在与胫骨取骨片处相对应位置的距骨上凿一隧槽，将胫骨片滑入槽中，以螺丝钉固定。也可在胫骨和距骨上凿开一槽，另取髂骨或胫骨块植入骨槽，再用螺丝钉固定（图3-22）。所有骨间空隙用松质骨紧密填充。

（6）缝合：放松止血带，彻底止血，冲洗伤口后逐层缝合。

5. 术后处理　术后用长腿石膏托固定踝关节于功能位，术后两周拆线，换短腿管形石膏再固定2 ~ 4周即可逐渐负重行走。

6. 注意事项　以上开槽植骨融合法适用于成年人，不适用于骨骺未闭的儿童。

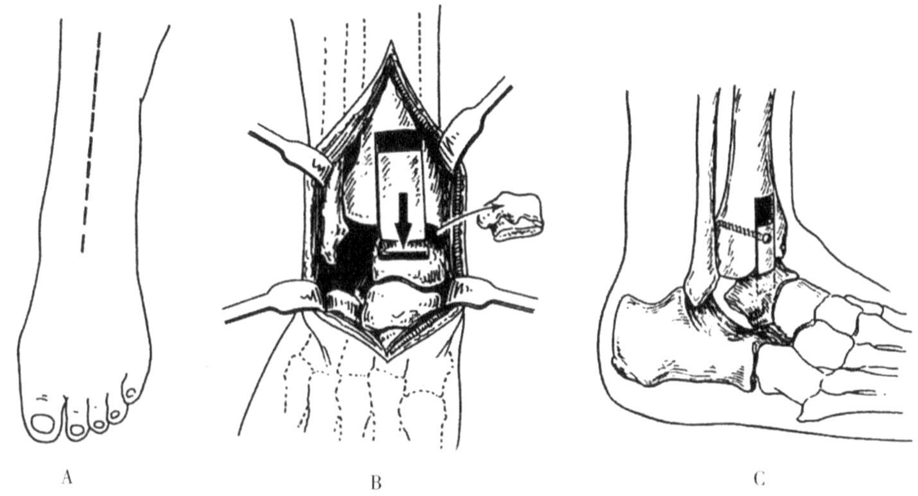

图3-22　滑槽植骨融合术

A. 切口；B. 胫骨取骨，距骨开槽；C. 胫骨片滑行移植，关节内植骨

（二）踝关节加压融合术（compression arthrodesis of ankle joint）

1. 适应证　（一）中的各项均适宜，尤其适应于人工踝关节置换失败的病例。

2. 麻醉和体位　同（一）。

3. 操作步骤　手术前半部的操作，与（一）中1、2、3、4步骤相同。下半部的操作，不在胫骨远端切取滑动骨块，而是在把胫骨远端关节面、内外踝关节面和距骨凸面关节面的软骨面凿掉后（注意，距骨顶部凿成平面状），从髂骨切取合适大小的骨块置于胫距之间（图3-23）。

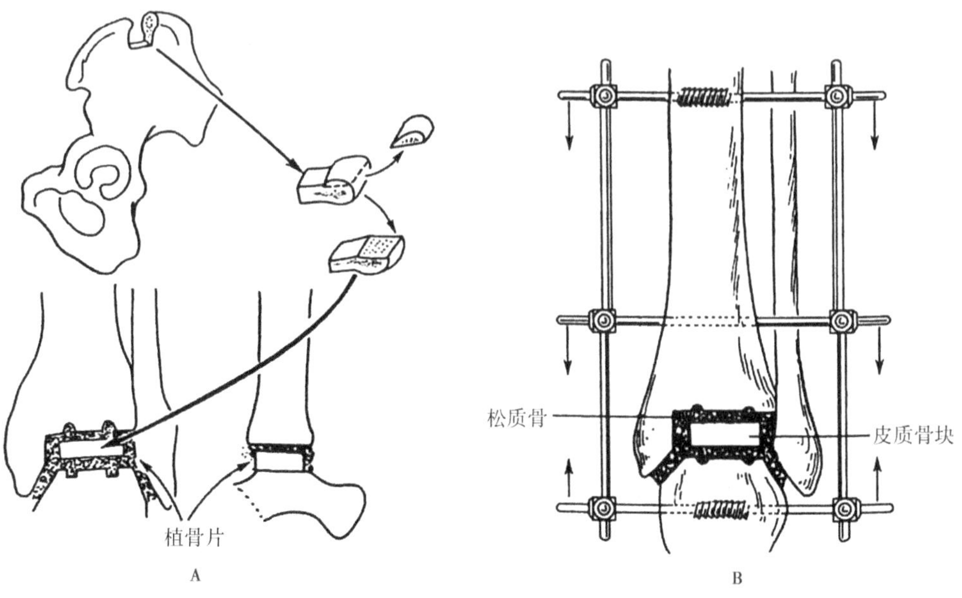

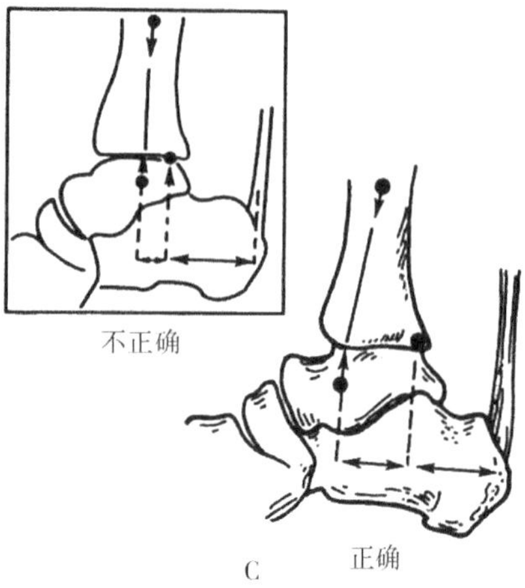

图 3-23　踝关节加压融合术

A. 从髂骨取合适的骨块；B. 加压融合踝关节；C. 距骨的穿针位置

在其他间隙植入松质骨，然后用外固定器加压融合。加压融合，因外固定器的不同而有以下不同的方法：①单平面框架式外固定器加压融合：分别在踝关节上方 4cm 和 20cm 处的小腿前方由内向外各穿一枚 3.5mm 的骨圆针，使穿过胫骨并相互平行。再在距骨体横轴的前部穿同样粗的骨圆针，使与上两针平行。注意，距骨穿针稍向前方，强调在距骨体前部进针，是为了在加压时可对抗跟腱的牵拉力，使关节面均匀受压，更具稳定性。然后装上外固定加压器，此时，应置踝关节于功能位，并尽量将距骨向后方推移，以保留跟部外形。然后进行加压。一般加压达到使远端的两枚骨圆针稍有弯曲即可。②三角形框架式外固定器加压融合：此类外固定器，因为是多平面结构，故较前者稳定。如图 3-24 所示，小腿穿针如前，距骨需在水平面内穿两枚平行的骨圆针。然后，安装外固定器进行加压如前。最后，放松止血带，彻底止血，冲洗伤口后逐层缝合。

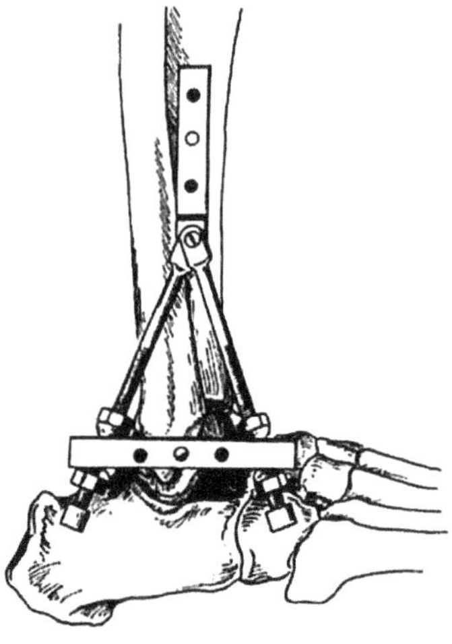

图 3-24　应用三角形加压器加压融合

4. 术后处理　术后不需石膏固定，即可扶拐下地不负重行走。术后两周拆线，一般 8 ~ 10 周视骨折愈合情况可去除外固定器。

5. 注意事项　骨圆针针道感染是加压融合术常见的并发症，术后要经常对针道口处进行消毒、换药，以防针道感染。

二、外侧路踝关节融合术

外侧路踝关节融合术（arthrodesis of ankle by the lateral approach）可以清楚显露和清除踝关节前、后、外侧的病灶，故适应于主要在外侧踝关节上的结核，如需清除内侧病灶，可在踝关节内侧另作小切口清除，也适应于非结核性的踝关节病，如创伤性关节炎、骨关节炎等。

（一）麻醉

连续硬膜外阻滞。

（二）体位

向健侧侧俯卧位，与手术台成45°角，患肢屈髋、内旋、腓骨向上。

（三）操作步骤（图3-25）

1. 切口、显露　采用踝关节外侧长弧形手术途径。沿腓骨下端后下缘弧形切开，起自踝上8cm，绕过外踝直至股骨前缘。牵开腓骨肌腱，骨膜下剥离腓骨但不剥离下端的胫腓、跟腓韧带附着处，在踝上6～7cm锯断腓骨，将其下翻，踝关节外侧及胫骨外侧面即可被显露。将跟部内翻，全部踝关节面均可被显露。清除病灶，切除软骨面：先在骨间膜处纵行切开胫骨骨膜，骨膜下剥离其外侧面，用骨凿将其凿一浅槽以备承受植骨用。然后，沿胫骨下端前、后面切开关节囊，内翻足部使胫距关节间隙扩大，清除病灶，切除关节面软骨，凿毛软骨下骨面。将距骨与胫骨凿好的浅槽之对应处也凿一浅槽，以备承受腓骨植骨用。此术式关节内侧显露较差，需用相应器械清除病灶。需要时，在踝关节内侧另加小切口辅助显露和清除内侧病灶。

2. 关节内、外处理　修整关节面，切除凸起多余的骨质，纠正内翻或外翻畸形，直至可将踝关节置于功能位。如有跖屈挛缩畸形者，应松解挛缩，以便行跟腱延长术。关节间的残留空隙取松质骨填充。由专人维持踝关节于功能位或所需融合的位置。

3. 植骨、加压融合、内固定　将翻开的腓骨下端的胫侧面凿毛，切除胫腓软骨面。确认踝关节于功能位或所需要的位置，即将腓骨嵌入已凿好的胫骨与距骨上的骨槽。然后，有两种固定融合方法：①分别在胫骨与距骨上用两枚螺丝钉固定，使螺丝钉穿过腓骨直至胫骨、距骨对侧的骨皮质。然后，用石膏固定。②用外固定器加压融合：先如前路融合所叙，在胫骨、距骨上分别穿骨圆针，上加压器，在踝关节上下加压，使胫距关节面紧密固定。继之用1～2枚螺丝钉将腓骨下段内固定于距骨槽，一枚固定腓骨下端于距骨，关节内的间隙辅用松质骨填充。

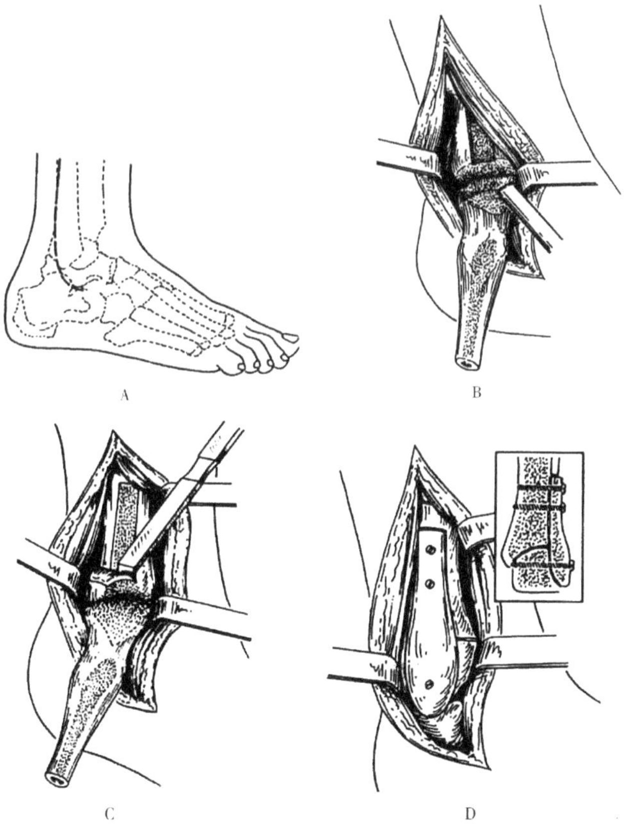

图3-25　外侧路踝关节融合术

A. 切口；B. 切断腓骨并翻向远端；C. 切除关节面与凿毛骨皮质；D. 植骨固定

4. 缝合　松开止血带，彻底止血，冲洗创口，逐层缝合。

（四）术后处理

对第一种方法固定者，术毕需用长腿石膏托外固定维持关节融合的位置 2 周，2 周后拆线并更换短腿石膏管型继续固定 4 周。后者，同前路踝关节融合（二）术式。

三、后路踝关节融合术

后路踝关节融合术（arthrodesis of ankle by the posterior approach）有其一定优点，后方结构简单，显露容易，软组织较少，术后反应小，可同时矫正跟腱和后关节囊挛缩，一并融合胫、距、跟骨间关节。多适应于有跟腱挛缩或同时融合踝关节与距下关节的踝关节病，但不适用于需清除病灶的关节结核患者。

（一）麻醉

连续硬膜外阻滞麻醉。

（二）体位

俯卧位或侧俯卧位。

（三）操作步骤

1. 切口、显露　采用踝关节后侧手术途径显露。在跟腱下端内缘纵切开约 8cm 长，将踇长屈肌腱牵向内侧，即可显露踝关节后方。

2. 关节内、外融合　切除后关节囊和距骨后突，背伸踝关节，扩大胫距和跟距关节间隙，配合踝关节的内翻、外翻，切除其关节的软骨面。如有跟腱挛缩，应先行跟腱延长。置关节于功能位，随之从胫骨远端后面与跟骨后上面用骨凿凿成带蒂的长鱼鳞状骨片上下翻转，并相互叠层紧贴于距骨后方的骨凿面上（图 3–26）。取部分松质骨填充空隙与植骨周围以促进融合。专人保持踝关节于所需要的位置。

3. 缝合、外固定　冲洗伤口，彻底止血，缝合皮下组织和皮肤。包扎后用长腿石膏托固定踝关节于功能位。

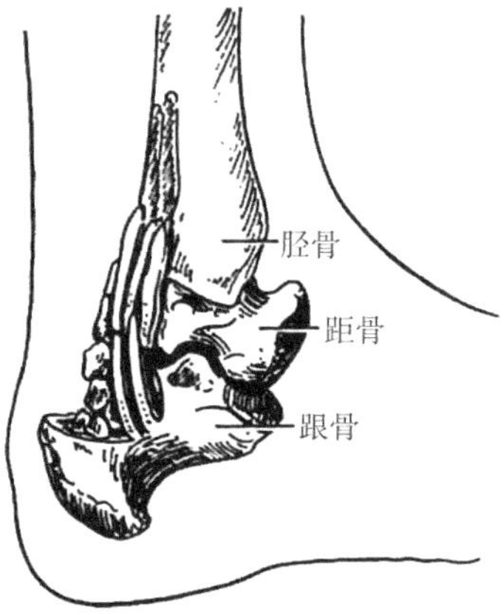

图 3–26　踝关节后路融合术

（四）术后处理

术后两周拆线，换无垫、短腿管形石膏外固定 8 ～ 12 周，此间可扶拐部分负重行走，待骨性愈合后足部方可完全负重。

（五）注意事项

本术式由于不行内固定，增加了不愈合的发生机会。为了防止发生不愈合，近年来，国外大都采用两枚松质骨螺钉或加压螺钉交叉固定胫距或胫距、距跟关节。

四、骨栓式踝关节融合术

骨栓式踝关节融合术（arthrodesis of ankle vith bone peg）术式简单，术后反应少，住院时间短，易于被患者接受，最适合踝关节没有畸形和骨缺损的骨性关节炎及严重疼痛的创伤性关节炎者。

（一）麻醉

连续硬膜外阻滞麻醉。

（二）体位

仰卧位，大腿部应用充气止血带。

（三）操作步骤

1. 切口与显露 经内踝作 5cm 长皮肤切口，切开皮肤、皮下组织，骨膜下显露内踝（图 3–27）。

2. 植骨融合 直视下确定踝关节的正确位置，将直径 19mm 带柄的颈椎病手术用圆锯的中心对准踝关节的内侧间隙，自内踝经关节间隙钻到外侧。取出中间带关节软骨面的骨芯，旋转 90°，由原口插入填塞骨隧道（图 3–27）；也可去掉骨芯，用圆锯从髂骨处切取同样大小的骨芯植入，代替原骨芯植骨。

3. 缝合切口 放松止血带，彻底止血，冲洗切口，分层关闭切口。

（四）术后处理

术后用短腿管形石膏固定，疼痛反应消失后，即可扶拐下地逐渐负重行走。2 周拆线，更换合适的可行走的短腿石膏靴继续固定，直至 X 线片证实已骨性愈合为止，一般需 3 ～ 4 个月。

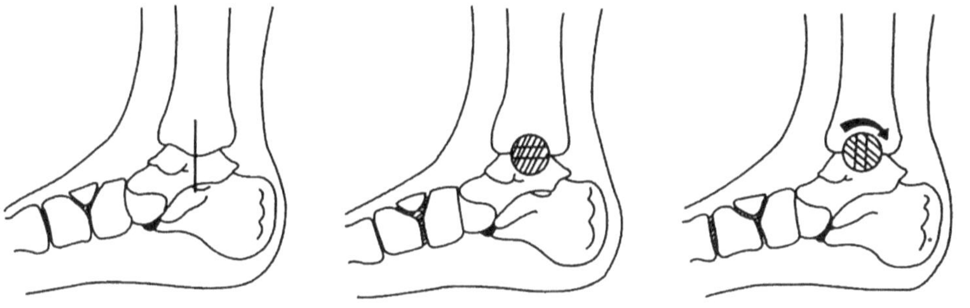

A　　B　　C

图 3–27 骨栓式踝关节融合术

A. 切口；B. 切骨示意；C. 骨芯旋转 90° 后再植入

第四章

关节置换术

第一节　髋关节置换术

一、髋关节置换术的历史回顾

髋关节置换术不仅可以矫正髋关节畸形、消除疼痛、改善关节功能，而且能够大大提高患者的生活质量。因此在20世纪没有哪项骨科技术能像髋关节置换术那样同时吸引医学界和公众的高度关注。

一般认为，截骨后将软组织置于截骨端之间，是第1例髋关节成形术（Murphy），再加上Gluck发明的将象牙球安放到股骨颈上，并用螺钉和骨胶固定的技术掀开了全髋关节置换术的进程。髋关节置换术能够达到今天的效果，凝聚了无数骨科医师、材料学和工程技术人员的不懈努力和不断追求探索。它是在原始的髋关节成形术基础上，经历无数次失败逐渐发展而形成的。

（一）髋臼成形术

Smith–Peterson和他的同事观察到在从患者大腿内取出的玻璃碎片上有一层类似滑膜组织形成，由此推理用玻璃来做髋臼杯是否也会引起滑膜的生长，从而取得髋臼成形术的成功呢？他在1923年实施了第1个用玻璃材料的髋臼成形术。因为玻璃容易破碎，Venable和Stuck使用牙科的铬、钴和钼等合金（商品名Vitallium）材料来作为髋臼杯，随后Smilh–Pelerson在大量的实验中都用Vitallium作为髋臼杯材料。在临床回顾性研究中，做了髋臼成形术的患者只有半数成功地解除了疼痛；另外，髋臼成形术也不能解决骨缺损或畸形（如肢体短缩）等问题。尽管如此，髋臼成形术激发了人们对寻求重建关节的植入材料的兴趣，这是迈向全髋关节成形术道路上的一个巨大进步。

（二）股骨头置换术

1939年，Bohlman因将铬–钴合金球用Smith–Peterson三翼螺钉固定到股骨头上而受到Moore的赞赏。同年，Moore和Bohlman构建了一种特殊的铬–钴合金股骨头假体，用于置换1例因骨巨细胞瘤破坏了股骨近端30cm的结构。术后患者功能恢复非常好，直到因其他原因而去世。这被称为髋关节外科发展史上的里程碑，这一技术后来发展成为Moore型假体。

1. 短柄股骨头假体　1946年，Judet兄弟用丙烯酸酯做了1个带柄的股骨头假体，其柄可插入股骨转子间区域，通过骨水泥（PMMA）固定，初期效果十分满意。但很快发生松动和磨损，而且机体对丙烯酸酯碎屑产生严重的炎症反应，改用铬–钴合金后仍未获得成功。随后，Mckeever、Valls和Thompson以及其他一些人对这种股骨头假体做了大量的改进，但是大多数都没有成功。失败的主要原因是假体设计不符合生物力学原理，即在假体与骨界面存在超负荷的剪力。

2. 长柄股骨头假体 Moore 通过总结他与 Bohlman 的经验发现，股骨髓腔内柄比转子间较短的柄有更好的机械支撑作用。在 19 世纪 50 年代早期，他将第 1 个用 Vitallium 合金制作能够插入股骨髓腔内的股骨头假体植入患者体内。这种球形股骨头连接到长柄上最具代表性的有 Moore 型和 Thompson 型假体。Moore 型假体的颈领水平，其目的是保留更多的股骨颈，柄近端增大，以防术后下沉，背面有一侧翼，防止旋转，在柄的近端有一窗口，以便自锁。Thompson 设计了一种类似的但不带孔的假体。在甲基丙烯酸甲酯骨水泥出现后，这种不带孔的假体可以作为骨水泥型假体。Thompson 型假体是头 – 颈领设计，有 1 个斜形股骨颈，术中需切除部分股骨颈，适用于治疗低位股骨头骨折、不愈合、坏死、股骨颈吸收及 Judet 假体失败的患者。Moore 型和 Thompson 型假体均在 1950 年左右同时出现，引起骨科界的广泛关注。

3. 双动股骨头假体 Giliberty 和 Bateman 设计了一种复合承重的股骨头假体，这种假体带有 1 个套在股骨头假体上的髋臼杯，其可以相对于髋臼杯自由转动。其设计初衷是为了减少股骨头假体和髋臼软骨之间的摩擦。这种假体基本上是髋臼成形术和股骨头成形术的结合，通过骨水泥或压配固定于股骨髓腔内，在髋臼部假体下覆有一层聚乙烯，这就避免了金属和金属接触。现在对于双动头假体的使用有着很严格的指征，通常年轻的股骨头缺血坏死的患者是双动头置换的最佳对象。然而，难以接受的高失败率降低了人们对这种假体的热情。

（三）全髋关节置换术

1948 年，Philip Wiles 发明了不锈钢制造的球 – 臼髋关节假体，但是植入体内后发生了机械性失败。

1. Mckee-Farrar 全髋关节 1951 年，美国 Mckee 和 Watson-Farrar 使用了不锈钢假体全髋关节置换术。他们在股骨侧使用了自己改进的 Mckee 的骨松质螺钉，并使用了金属的髋臼假体。Mckee 随后在 1956 年改进了这一假体，在股骨侧使用了 Thompson 的假体，在髋臼侧使用了球形的臼杯，这些都是用钴 – 铬合金制造的。

2. Chamey 低磨损全髋关节 Chamey 低磨损全髋关节的设计应用，是髋关节置换术发展历程上的一次重大理论性突破。他开创了全髋关节置换术（THR）的新时代，被誉为现代全髋关节置换术之父。Chamey 采用超高分子聚乙烯（UMWP）作为髋臼假体或内衬材料，22mm 股骨头、髋臼和股骨假体均使用骨水泥固定，并采用经大转子截骨入路，通过术中抬高大转子以保持外展肌的张力而利于关节稳定。这种直径小的股骨头与直径相对大的臼窝相关节，股骨头在臼窝内产生扭矩相对小，符合工程学上的低磨损扭矩原理。

3. 金属髋臼杯与聚乙烯内衬髋臼假体 Harris 最早提出金属髋臼杯与聚乙烯内衬合用，逐渐被大家接受。Harris 还提出可用相同的聚乙烯内衬替换磨损的内衬。这种金属髋臼杯与可替换的聚乙烯内衬，成为最早的组合式假体，并成为 20 世纪 80 年代后期非骨水泥固定髋臼假体的标准式样。

（四）髋关节表面置换术

所谓的表面置换是为了更好地保留股骨上部的骨结构。在表面置换中，股骨头被加以塑形，以适合带上金属帽；髋臼的处理和全髋关节置换中的处理很相似，只是髋臼杯更大也更薄，这就增加了髋关节的活动度并降低了摩擦。1973 年，Amstutz 和其同事开始了他们 THARIES 表面置换的工作，同一时期，Wagner，Freeman，Gerard，Paltrinieri 和 Trentani，以及 Capello 和 Trancik 也设计了其他形式的表面置换假体。这些假体对于较年轻的患者相对较合适，但是因为高失败率，这种置换方式在当时没有被推广。随后，Amstutz 改进了表面置换的观念，并取得了一些早期的令人振奋的结果。随着人们对表面置换兴趣的减退，出现了相对于表面置换和带柄固定较为保守的假体，即所谓的髓内固定装置。这种理念一直受到人们的关注，现在人们对其的兴趣也越来越大，自 20 世纪 20 年代最小限度截骨量假体出现至今，人们一直在断断续续地对这种设计的假体进行改进。

二、髋关节置换术的摩擦界面

（一）超高分子聚乙烯

超高分子聚乙烯（UHMW），其原料是一些超高分子聚乙烯粉末（或树脂），经过一系列加工成为假体，用于制造髋臼假体已经有 40 年的历史。John Charnley 爵士是第一个将聚乙烯应用于临床的人，他于 1962 年成功地将聚乙烯应用于全髋关节置换术中。大量的临床结果证明，以超高分子聚乙烯作为摩擦界面的髋关节假体远期临床结果相当满意，髋关节置换 10 年成功率达到 90% 左右。然而，无菌性松动仍然是髋关节置换术后的主要并发症，常常导致疼痛、功能下降和骨折，尤其是对于年轻和活动量大的患者，这是我们面临的挑战。聚乙烯磨损颗粒引发的骨溶解是髋关节置换术后无菌性松动和翻修的主要原因。多位作者报道，每年聚乙烯磨损超过 0.2mm 引起骨溶解的概率明显增大。每年线性磨损达到 0.1mm，发生骨溶解的风险增加 4 倍，每年容积磨损达到 $40mm^3$，发生骨溶解的风险增加 3 倍。对聚乙烯磨损颗粒的研究驱使人们去寻找能够替代聚乙烯的人工关节材料。近年来研发了一系列低磨损髋关节假体，主要包括：高交联聚乙烯、陶瓷对陶瓷髋关节假体和金属对金属髋关节假体。

（二）高交联聚乙烯

超高分子聚乙烯经过 γ 射线或者电子束照射，然后经过热处理减少其中自由基，成为高交联聚乙烯。根据生产厂家不同，有的温度超过其熔点（137℃），有的低于其熔点。与传统非交联高分子聚乙烯相比，一些体外实验表明，高交联聚乙烯能够戏剧性减少其磨损，第一篇 RSA 体内研究文献显示交联高分子聚乙烯磨损非常低，无不良反应。Digas 等报道了类似的临床结果，相对于普通非交联聚乙烯，术后 2 年随访 Mrads 电子束处理交联聚乙烯减少了 62% 的磨损。在体外人工关节模拟实验下，即使使用大号股骨头，或者是关节间隙放入游离体，高交联聚乙烯抗磨损性能仍然较好。但是相同实验条件下非交联普通聚乙烯的抗磨损性能确要差得多。

与硬质的关节配伍（陶瓷 – 陶瓷，金属 – 金属）相比，高交联聚乙烯的临床应用更方便。聚乙烯臼或内衬的使用不仅为骨科医师所熟悉，容易操作，而且不用担心金属过敏、血清中金属离子浓度过高和陶瓷碎裂等。辐照除可以引起聚乙烯分子交联外，残留自由基与氧分子作用后引起更多聚乙烯分子分裂，从而使聚乙烯脆性增加，抗疲劳强度下降。因此，γ 射线辐照可以使聚乙烯机械性能受到损害，特别是为了达到高交联而使用大剂量射线辐照，其结果是使聚乙烯抗疲劳和抗骨折强度降低。虽然通过加热退火可以减少残留自由基水平，增强聚乙烯远期抗氧化降解能力，然而只有超过材料熔点温度才能够完全清除自由基，但同时会引起聚乙烯严重变形，而低于聚乙烯熔点温度仅仅能够减少自由基，不能完全清除自由基，残留自由基的交联聚乙烯存在潜在的长期被氧化性的风险。

然而，高交联聚乙烯的临床应用时间很短，缺乏长期的研究报告。很多人工关节生产厂家都在生产自己的高交联聚乙烯内衬。用于产生交联的辐照方式、剂量、退火方法和最后的灭菌处理都不相同，在临床大量使用之前，对每一种产品进行小样本体内研究，评价其生物性及磨损特性是非常必要的。

（三）陶瓷髋关节假体

陶瓷被认为是生物惰性物质，置入人体没有全身和局部的不良反应。与超高分子聚乙烯比较，其磨损颗粒在激活破骨细胞分化和分泌细胞因子等方面要弱。

1. 陶瓷的生物力学特性　为了减少磨损而选择陶瓷关节的先驱是法国的 Boutin 医师，他在 1970 年开展了全氧化铝陶瓷髋关节。第一代氧化铝陶瓷由于缺乏生产标准和工艺，颗粒粗大，容易出现松动和股骨头碎裂等并发症。在过去 30 多年中，陶瓷品质的改进包括纯度的提高、精细结构的改善和烧结技术的提高，显著提高了陶瓷的生物力学性能。现在我们能够得到密度高、颗粒小、强度可靠的氧化铝陶瓷。

由于氧化锆具有更加精细的结构，其强度比氧化铝高，抗碎裂强度是氧化铝的 2 倍，抗弯曲强度达到 500 ~ 1 000Mpa（氧化铝为 500Mpa）。因此氧化锆陶瓷能够显著减少股骨头碎裂，允许加工成更长的股骨头从而满足股骨颈延长的临床需要。氧化铝和氧化锆混合成分陶瓷的力学性能要比它们单一成分陶瓷好。

2. 陶瓷的摩擦特性　很多实验结果显示陶瓷磨损非常小。Affatato 报道，在体外髋关节磨损模拟实验机上，未见氧化铝以及氧化铝和氧化锆混合成分陶瓷的磨损颗粒。Firkin 报道陶瓷对金属关节的磨损比金属对金属关节低 100 倍。陶瓷对高分子聚乙烯关节的磨损要比不锈钢或者钴 – 铬合金对高分子聚乙烯小。在第三体损害的模拟实验中，氧化铝和氧化锆陶瓷股骨头损害轻，聚乙烯关节面的损害也比与金属配伍的关节轻。陶瓷关节的低磨损在临床上得到了可靠的验证。Bos 报道，通过 4 ~ 8 年随访，陶瓷对聚乙烯关节的磨损颗粒要比金属对聚乙烯关节低 3 倍，体外模拟实验和体内试验氧化铝陶瓷关节使用

22 年效果都非常良好。陶瓷关节破损关节表面电子显微扫描照片显示，氧化铝和氧化锆陶瓷的磨损都非常低。

3. 陶瓷关节的失败 陶瓷关节的失败与陶瓷的材料特性、加工过程和外科植入技术有关，设计和制造工艺低劣的假体是失败的原始原因。股骨颈的锥度由 14/16 改为 12/14 后，股骨头碎裂明显降低。陶瓷关节碎裂概率小，即使碎裂，通过手术仍然可以解决。但很多外科医师仍然不愿意使用陶瓷关节，因为他们把关节碎裂看作灾难性后果。

对于陶瓷对陶瓷关节，股骨头与内衬之间会反复发生微分离及复位，在此过程中股骨头与内衬之间发生碰击是不可避免的。由于股骨头和内衬都是硬性材料，它们对这种由碰击产生的应力吸收差，潜在的这种增高的应力容易导致假体移位和松动。另外，由于股骨颈与髋臼内衬之间碰撞导致髋臼杯与骨界面之间应力增加也是陶瓷对陶瓷关节可能易于发生松动性的潜在风险，同样是临床上最关心的问题之一。

（四）金属对金属髋关节假体

1. 第一代金属对金属髋关节假体 所有早期金属对金属髋关节假体都促进了现代全髋关节置换术的发展，其效果要比金属对聚乙烯关节好。然而，由于不锈钢质量较差、制造工艺差和缺乏牢固的固定，早期金属对金属髋关节假体没有取得十分满意的疗效。直到 20 世纪 60 年代末和 70 年代初，由 McKee 和 Farrar 研制的金属对金属髋关节取得了成功，所用材料为钴－铬－钼合金，头大小为 32 ～ 34mm。上述关节磨损率非常低，20 年长期随访显示，McKee-Farrar 金属对金属髋关节松动为 77%，而同期 Charnley 关节松动为 73%。第一代金属对金属髋关节假体在 1970 年代消失的原因是同时代 Charnley 低磨损关节的效果要好。

2. 第二代金属对金属髋关节假体 瑞士的 Weber 是首先认识到金属－金属关节的低磨损与关节的松动率低有关系的人士之一。他观察到工艺很好的第一代金属－金属关节临床和影像学表现都非常好。在上述观察基础上，Weber 和他的工程团队开始研制第二代金属对金属髋关节假体。主要技术标准包括：28mm 头和内衬之间的合理公差；选择锻造而不是铸造技术优化钴－铬－钼合金表面；发展符合关节摩擦学的股骨头和内衬球形形态；良好的质量控制。自从采用上述工艺标准制造的 Metasul 第二代金属对金属髋关节假体在临床上应用以来，目前世界上已经有超过 150 000 例关节置入人体。材料的相互影响、直径与公差、表面形态和摩擦等因素对金属－金属关节磨损的影响要比对金属－聚乙烯关节大。第二代金属对金属髋关节能够达到上述条件，临床结果非常满意。对翻修回收的 Metasul 关节进行分析显示，第一年磨损为 25 μm，以后降低到每年 5μm，与金属－聚乙烯关节比较，容积磨损降低 60 倍。

3. 第三代金属对金属髋关节假体 第三代金属对金属髋关节假体因为采用大头和小公差，实现了液膜摩擦，同时减少了撞击，因此磨损和松动发生概率降低。

4. 金属－金属磨损颗粒 金属－金属关节的磨损颗粒要比聚乙烯小。Doomn 发现来自 McKee-Farrar 和 Metasul 关节的磨损颗粒直径都 <0.1μm，透射显微电镜发现钴－铬－钼界面关节磨损颗粒呈圆形或者椭圆形，大多数直径 <50nm（6nm ～ 0.8μm），金属－金属关节周围的巨噬细胞要比金属－聚乙烯关节周围少。接受金属－金属关节置换的患者血清和尿液中钴和铬金属离子浓度升高，1 年后逐渐降低，且在患者淋巴结、肝、脾中含有金属离子。但是没有证据显示血清和中钴和铬金属离子浓度升高与癌症有关。

三、髋关节置换术的假体固定

假体固定方式至今仍是髋关节置换术中争论的重点。甲基丙烯酸甲酯骨水泥的发明是人工关节发展史上又一个里程碑。Charnley 在 1958 年第一次用甲基丙烯酸甲酯很好地固定了髋臼和股骨侧假体。他的不朽之作“Anchorage of the femoral head prosthesis to the shaft of the femur”成了全髋关节置换史上的一个转折点。Charnley 证明了假体的牢固固定是可能的，他自己把他对全髋关节成形术的贡献总结为：“要对股骨髓腔进行扩髓，然后用大量的骨水泥填塞到其中，再将股骨柄插入骨水泥中。”将聚甲基丙烯酸甲酯（骨水泥）引入临床是 Charnley 爵士对髋关节置换的三大贡献之一。它对人工关节外科具有十分重要的临床价值，是人工关节发展史上的一个重要里程碑。自 20 世纪 60 年代初 Charnley 倡导的骨水泥作为人工关节的生物材料以来，人工关节置换术的临床效果大为提高。

尽管骨水泥技术在临床使用中仍相当成功，但骨水泥臼杯在远期影像学评价中的松动率仍很高。据报道 20 年骨水泥臼杯影像学松动率可高达 48%。由于骨水泥和骨水泥灌注技术本身的缺陷，第一代骨水泥技术失败率高，远期随访有较高的假体周围骨溶解和无菌性松动现象。由于这种失败与骨水泥材料有关，进而提出了“骨水泥病”这个新概念，这使得抛弃骨水泥固定模式，研制新的生物固定性假体成为当时潮流。

20 世纪 80 年代初，出现了多种非骨水泥固定型假体设计，主要是利用假体表面的微孔层使骨组织长入或通过假体外形上的改进使之紧密嵌入髓腔，达到非骨水泥固定的目的。生物固定型假体尽管解决了一些骨水泥固定所带来的问题，但同样存在假体中、远期骨溶解和松动等并发症，其发生率与骨水泥假体相似。同期骨水泥技术得到了很大的改进，采用第二、三代骨水泥技术固定的假体，其中、远期的良好疗效也陆续得到证实。人们又重新考虑骨水泥固定假体的使用价值，骨水泥假体重新得到重视。

（一）骨水泥固定技术

骨水泥型 THA 的效果可以根据髋关节置换的“代”进一步细分。第一代 THA 包括了未使用超级合金的柄及一些拥有尖锐而狭窄内侧缘的设计。骨水泥是通过手填充入股骨髓腔，并且没有使用髓腔塞。第二代技术使用了超级合金并有宽的内侧边的柄，髓腔使用骨水泥塞并且骨水泥是通过骨水泥枪采用倒退的方式注入。第三代技术加用了股骨假体表面处理以增强柄 - 骨水泥固定，并且使用真空离心技术减少骨水泥的空隙率。在许多更新的柄的设计中，近侧与远侧隔离片被用于确定假体的中心位并达到骨水泥套的平衡。

1. 第一代 Charnley 全髋关节置换　John Charnley 先生引入的全髋关节置换的设计与技术仍然是所有其他假体比较的金标准。Berry 等人回顾了在 Mayo Clinic ’s 使用的这种假体 25 年的临床结果。在 1969 年 5 月与 1971 年 7 月间共连续进行了 2 000 例 Charnley 全髋关节置换。这种股骨假体使用了光滑表面不锈钢整体，所谓的平背 Chamley 假体，与 1 个 22.25mm 股骨头。患者的平均年龄是 63.5 岁。有 82% 患者的诊断是骨关节炎。在这 2 000 个髋中，有 97% 的患者完成了 25 年随访或随访至翻修手术、假体取出或死亡。最长的随访时间是 28.4 年。未因任何原因取出假体的生存率是 80.9%。25 年无菌性松动的生存率是 89.8%。25 年髋臼与股骨假体无菌性松动的生存率近似。在最初 15 年的研究中，由于无菌性松动导致的股骨翻修数量多于髋臼翻修数量。但是在最后 10 年中股骨翻修的数量则少于髋臼翻修的数量。进行关节置换术时的年龄是影响耐久度的唯一重要原因，并且对每个年龄段来说，进行关节置换的时间越早，因无菌性松动的翻修率越高。男性的无菌性松动率大约是女性的 2 倍。类似地，Neuman 等人报道了 <55 岁患者的假体生存率为 88.3%，而 >55 岁患者的假体生存率为 89.3%。

Chamley 假体的远期结果优于其他第一代骨水泥柄。Pavlov 报道了 512 个 Charnley-muller 髋关节置换 15 年的随访结果并发现需要翻修的失败率达 40%。Dunn 和 Hamilton 报道了使用相同股骨柄的 185 个髋关节术后 10 ~ 14 年的随访中松动率达 40%。第一代柄的其他设计（除 Charnley 以外）包括可以导致高骨水泥应力的窄而锐利的内侧缘及导致骨水泥局限性菲薄的几何形状。

2. 第二代骨水泥全髋关节置换术　Mulroy 和 Harris 报道了 105 个不同设计的通过第二代骨水泥技术置入的初次股骨假体的 10 ~ 12.7 年（平均 11.2 年）的随访结果。在最终的随访中，有 2 个股骨假体因为松动进行了翻修，并且有 1 个有明确的松动，总的无菌性松动率为 3%，有 6.8% 的患者发生了局限性骨内膜骨溶解。Stauffer 报道了也是使用第二代骨水泥与 HD-2 柄的 222 个髋关节置换 8.8 ~ 11.5 年（平均 9.6 年）的随访结果。无菌性松动股骨翻修率为 3.2%，确定的影像学股骨假体松动率为 4.9%，无无菌性松动 10 年生存率为 95%。从瑞典关节登记系统得到的数据显示使用第二代骨水泥技术可以改善柄的生存率。总的来说，这些数据支持使用髓腔塞及使用骨水泥枪逆向填充股骨髓腔可以改善骨水泥柄的生存率。

3. 第三代骨水泥全髋关节置换术　Oishi 等人报道了 100 例使用第三代水泥技术及股滑侧 Harris 预涂层假体的混合型 THA（非骨水泥臼杯与骨水泥柄组合）6 ~ 8 年（平均 7 年）的结果。只有 1 例患者发生了需行翻修术的股骨假体松动，并且未发现有股骨假体影像学的松动。6% 的患者发生了局灶型股骨骨溶解。使用第三代骨水泥技术的更远期随访结果正在陆续被报道。Duffy 等人回顾了 Mayo Clinic 使用

Precoat Stem 及第三代骨水泥技术的经验。他们对 90 例诊断为骨关节炎并使用 Precoat Plus 柄的初次全髋关节置换术进行了平均 12 年的随访，有 4 例（5%）因无菌性松动、假体剥离及骨溶解进行了翻修。所有 4 例无菌性松动初始的骨水泥等级均较低。12 年无无菌性松动的总生存率为 95%。Clohisy 与 Harris 报道了使用 Precoat 柄的 121 例初次全髋关节置换所达到的较好的效果。在平均 10 年的随访中，只有 1 例股骨假体因无菌性松动需要进行翻修，其余有 3 例股骨假体出现了影像学的松动。

骨水泥技术的进步只是明显减少了股骨柄假体的松动发生率，对髋臼假体的松动问题并没有带来大的改变。在长期的随访研究中，对超高分子聚乙烯髋臼假体的骨 - 骨水泥界面进行影像学观察，透亮线的发生率由 25% ~ 100% 不等。Stauffer 报道了 Mayo Clinic 使用骨水泥无金属外杯髋臼假体 10 年的临床经验，影像学透光线发生率接近 100%。现在大多数学者赞同骨水泥聚乙烯髋臼假体应用于 65 岁或 70 岁以上患者，或者可用于髋臼假体固定的宿主骨量少于 50% 的患者。

（二）非骨水泥固定技术

当今不需要骨水泥的生物学固定方法已被广泛认可和接受。非骨水泥假体理论上有许多优点，包括假体安装方便；通过调整聚乙烯内衬的角度，可以更有效地防止术后脱位；对髋臼磨损患者的翻修，只需更换内衬，操作简单，并已在许多取回假体的研究中发现有骨长入。自从 20 世纪 90 年代早期，非骨水泥型臼杯的使用大量增加并且成为北美地区大部分患者的首选置入物。

非骨水泥型假体的适应证主要是年轻的、活动量较大的患者。从理论上说，非骨水泥型假体需要满足以下要求：达到即刻的稳定；达到长期的生物学固定；提供良好的生物学相容性和长期的骨质重建。为实现这些目的，两种设计理念的假体被采用：紧压配合、大锁定、表面光滑的假体；紧压配合、微锁定、表面粗糙的假体。最佳的表面特性是能够提供骨长入，表面微孔直径是 150 ~ 400μm。允许骨组织结合或贴附于植入体表面的 3 种处理方式有：金属球珠，金属丝网，等离子喷涂。表面微孔密度、结合强度，和孔的特性与不同的处理方式有关。当选择一个假体时，表面处理的 3 个方面因素应该考虑，即有孔涂层是片状分布还是环形分布；表面涂层是部分的、近端的或广泛的；表面是否应用陶瓷做了进一步增强，如羟基磷灰石、磷酸三钙或生长因子。

四、髋关节置换术的围术期处理与康复

现代人工关节置换技术是 20 世纪骨外科学的一次革命性进展。虽然髋关节置换术显示出优良的效 - 价比，但由于其高风险、高技术特点，随着置换关节使用时间的延长，一部分不可避免地会出现磨损和松动等并发症，必须严格掌握手术适应证和禁忌证。接受髋关节置换术的老龄患者越来越多。老龄患者全身功能衰退，同时常有重要脏器的功能损害或失代偿，手术耐受性差，增加了围术期的风险和处理难度。围术期的康复指导有助于提高术后关节功能和减轻术后疼痛，促进全身尽快恢复健康。

（一）手术适应证

1. 髋关节骨关节炎　这是目前临床上常见的采用人工髋关节置换术治疗的老年性髋关节疾病之一。当髋关节骨关节炎患者无痛行走距离小于 500m，保守治疗效果不佳，影响工作和生活时，即可考虑手术治疗。

2. 髋部骨折　是一种老年人常见的创伤，也是人工髋关节置换术的又一大类适应证。据统计，美国每年有 25 万髋部骨折患者，直接经济损失为 200 亿美元。髋部骨折的类型众多，概括起来，需要关节置换手术的有以下几种情况。

（1）老年股骨颈移位骨折，骨愈合可能性较小。

（2）老年股骨颈移位骨折，全身情况差，不宜久卧床者。

（3）股骨颈陈旧骨折，因各种原因延误治疗或治疗后出现骨折不愈合或股骨头缺血坏死者。

（4）股骨颈骨折、转子间骨折或髋臼骨折前髋关节已有病变，如骨关节炎、类风湿关节炎或股骨头缺血坏死等，且病变已具备关节置换指征。

（5）股骨颈骨折、转子间骨折或髋臼骨折愈合后，出现继发骨关节炎、骨坏死和关节畸形引起疼痛和功能障碍。

3. 股骨头缺血坏死　其病理机制尚有待研究。老龄患者中常见的病因有激素性、乙醇性、外伤性或特发性，对于晚期股骨头已经塌陷的患者，人工髋关节置换术是消除疼痛、改善功能的有效措施。

4. 髋关节发育不良或先天性髋关节脱位　是一种较常见的髋关节疾病，国内平均发病率为3.9‰。尽管在新生儿期有专科医师进行普查，但仍有漏诊，直至成年后出现不可逆的假臼骨关节炎方来院就医。对于这类患者，若出现患髋疼痛伴腰部疼痛或健侧髋或膝关节疼痛，人工髋关节置换术不失为一种有效的治疗方法，但手术难度较大。

5. 类风湿关节炎　侵犯的下肢关节以膝关节为主，髋关节受累的程度往往相对较轻。晚期类风湿髋关节炎患者可出现股骨头中心型脱位和严重骨质疏松，人工髋关节置换术的远期效果较差。

6. 强直性脊柱炎　其发病率为0.5% ~ 2.3%，发病的高峰期在30 ~ 40岁，老年发病者少见。若髋关节病变药物效果不好，出现髋关节畸形、功能障碍者，可考虑手术治疗。

7. 由于髋关节感染、外科手术后残留关节强直　在老年阶段出现下腰痛、同侧膝关节疼痛或对侧髋、膝关节出现疼痛，可考虑行人工全髋关节置换术。另外，髋关节融合术后出现假性融合伴疼痛或非功能位融合，也是人工全髋关节置换术的适应证。

8. 老年髋部骨肿瘤　患者有以下几种情况可以采用人工全髋关节置换术。

（1）低度恶性肿瘤患者，或转移性肿瘤，但预期寿命较长的患者。

（2）瘤样病损，如嗜酸性肉芽肿、色素绒毛结节性滑膜炎，对于色素绒毛结节性滑膜炎，术中滑膜切除应力求彻底，同时术后要采取放疗，否则瘤样病变会很快复发，破坏骨质，造成假体早期松动。

（二）手术禁忌证

1. 绝对禁忌证　全身或局部的任何活动性感染；关节主要运动肌瘫痪或肌肉肌腱等组织破坏造成主动屈伸功能丧失者；各种原因引起的骨组织严重缺损，估计术后假体难以保持稳定者；老年衰竭患者，无法耐受手术。

2. 相对禁忌证　神经性关节病变；老年性精神障碍，不能有效配合治疗；老年体弱，内科疾病复杂，手术耐受性差；过度肥胖。

（三）围术期处理

1. 并发常见内科疾病的术前处理　如下所述。

（1）高血压：对于并发有高血压的老龄患者，适度控制血压可以尽可能避免术中血压出现大的波动。但不主张行大幅度降压治疗，以保证较高灌注压，满足重要脏器的供血和供氧。一般而言，将舒张压控制在80mmHg左右是较理想的状态。但是术前血压经常维持在160/100mmHg左右的病例，术后心血管意外发生率低，不刻意将血压降得过低。抗高血压治疗必须持续到手术当天，可以于术日晨用少量清水将当天的药物吞服。但使用某些降压药物的高血压患者，术前应采取停药措施。例如使用利舍平类药物控制高血压者，术前应停药3d。因为利舍平类药物可以减弱心肌和血管对儿茶酚胺的反应性，在麻醉时可能导致心动过缓和低血压，术前注射阿托品可防止上述不良反应。术前使用单胺氧化酶抑制药如帕吉林者，术前也需停药，因此类药物可能加重麻醉药、安眠药的降压作用。对于难以控制的重度高血压或需要急症手术、但未正规治疗的高血压患者，可静滴硝普钠控制血压，其药效快、作用强、持续时间短，能直接扩张小动脉及静脉血管。在给药过程中，须严密监测血压和心率，随时调整用量。

（2）心脏疾病：对于有冠心病病史的老龄患者，术前应详细询问近期有无病情加重，表现为不稳定性心绞痛或是心前区疼痛时发时愈。如果冠状动脉疾患已经稳定，心电图重复检查无变化，无心绞痛症状或者心绞痛发作后经过了3个月以上已稳定者，可施行择期手术。如患者长期接受β肾上腺能阻滞药治疗心绞痛，不能术前突然停药，因为心脏的部分阻滞作用需要继续维持数天，一旦手术后发生心绞痛，患者非但得不到药物的有效治疗，且停药还可导致一段时间的β肾上腺能活性增高，可能因此产生不良的临床后果。对伴有冠状动脉供血不全的患者，术前应用双嘧达莫和吲哚美辛，不但能扩张冠状血管，而且对处于高凝状态的老年患者，能防止和减少深静脉栓塞及肺栓塞的发生。

手术前3个月曾有心肌梗死者，再发生率高达33%；手术前4 ~ 6个月曾有心肌梗死者，再发生率为16%；心肌梗死后6个月以上手术者，再发生率为5%；手术前无冠心病临床表现者，围术期心肌梗死发生率低于 0.2%。因此如果不是挽救生命的急症手术，应尽可能推迟至少 3 周，纯属择期手术尽可能推迟半年以上。大多数室上性快速心律失常，可用洋地黄类控制；而室性快速心律失常，可用利多卡因控制。偶发期前收缩或阵发性室上性心动过速对手术耐受力无影响，频发室性期前收缩者在麻醉和手术时因缺氧会使期前收缩增多，宜及时治疗。心房纤颤一般经洋地黄类药控制心室率在 80 ~ 90/min，可耐受手术，危险性并无明显增加，但应随时警惕发生栓塞性并发症的可能。无症状的一或二度房室传导阻滞一般可耐受手术，但在麻醉及手术时须防止迷走神经张力增高而传导阻滞发展为三度。三度房室传导阻滞者，有发生阿斯综合征或心源性休克的可能，若非紧急情况，不宜手术。右束支传导阻滞而心功能良好者对手术无明显影响，完全性左束支传导阻滞发生于严重心脏病，需加注意，双侧束支传导阻滞者危险性增大。凡三度房室传导阻滞、有阿斯综合征病史，完全性左束支传导阻滞，完全性右束支传导阻滞并左束支分支传导阻滞者，当必须手术治疗时，需做充分准备，如术前、术中用异丙肾上腺素或阿托品以提高心室率，或最好先安置临时起搏器，使心室率稳定于生理水平或传导改善，以防止可能的意外发生。

（3）肺功能障碍：若最大通气量和肺活量低于预计值 60%、动脉氧分压低于 6.67kPa，动脉二氧化碳分压高于 7.20kPa、血氧饱和度低于 90%，耐受外科手术的能力就显著下降。

对有慢性支气管炎、肺气肿及呼吸功能不全的老年患者应做积极的手术前准备。①手术前戒烟，术前戒烟 2 周能降低肺部并发症的发生率，术前戒烟 8 周能使气道黏膜充分恢复功能；②指导患者做深呼吸训练和咳嗽、咳痰练习，每小时不少于 10 次，有利于扩张肺组织，增加气体交换量，排除分泌物及痰液；③每天做雾化吸入治疗，可根据病情适当加入抗生素、解痉药物和蛋白溶解药；④口服祛痰药物，如碘化钾溶液或祛痰剂等；⑤手术前应做痰培养，参考药物敏感实验结果选用广谱预防性的抗生素；⑥对有哮喘患者，应定期吸氧，应用 β – 受体兴奋药物解除支气管痉挛，必要时可加用地塞米松等激素类药物；⑦有阻塞性或限制性通气损害的患者，可用支气管扩张药和间歇正压呼吸作为术前准备；⑧对有大量脓痰患者，除使用全身抗生素外，应帮助患者体位引流，3 次 /d，每次 15min，必要时于手术前做好预防性气管切开。肺功能障碍患者，其手术危险性与肺功能损害程度相平行。术后多数肺部并发症发生于原有肺部疾病。休息时尚不能维持足够通气的患者，只允许行紧急抢救生命的手术。呼吸功能代偿不全患者，择期手术应延至肺功能已最大限度地恢复时施行。

（4）糖尿病：无论择期手术还是急症手术，对 60 岁以上的老龄患者应把血糖与尿糖的检查作为常规。对有糖尿病史或正在治疗中的老龄患者要全面了解患者的糖尿病控制情况，特别是要掌握有无老年糖尿病急、慢性并发症发生，以便制订合理的手术计划。老龄糖尿病患者大手术治疗中不仅要防止出现高血糖，而且更要防止低血糖发生。一般认为老龄糖尿病患者血糖控制在 6.0 ~ 11.1mmol/L（110 ~ 200mg/dL），施行择期大手术是比较安全的。

术前用口服降糖药物或用长效胰岛素来控制血糖的老龄糖尿病患者，如需接受大型手术，则要在围术期数日内改用短效胰岛素，这样比较容易控制血糖水平。用胰岛素控制的患者，手术日早晨测定空腹血糖后，小手术停用胰岛素，大手术可用平时胰岛素用量的一半；术中需要 1h 测血糖 1 次，术后每 6h 测 1 次血糖。关节外科患者常常术后很快即能进食，因此没有必要在术后使用大量葡萄糖液。如果需要使用则根据 1 ∶ 4 或 1 ∶ 6 胰糖比在葡萄糖溶液中直接加入短效胰岛素，然后逐步恢复至患者术前的糖尿病治疗和控制状态。老龄患者病情波动很大，因手术的应激反应，胰岛素的需要量可能增加，也可能突然下降。因此，需要胰岛素控制的老龄糖尿病患者，术后要定时测血糖和尿糖，以便及时调节胰岛素的用量。老龄糖尿病患者，特别是伴有各种急、慢性并发症者，原则上应尽量避免急诊手术。如必须急诊手术同时又对患者过去的病情了解较少，除要急查禁食血糖、尿糖外，还要检查血钠、钾、氯化物、pH 和 $HC0_3^-$、酮体等项。如血糖控制在 11.1 ~ 13.9mmol/L 范围内，pH 超过 7.3，$HC0_3^-$>20mmol/L，尿酮阴性，才能比较安全地施行急诊手术。

（5）血小板减少：对血小板减少的老龄患者，术前应详细询问患者的皮肤瘀点瘀斑、牙龈出血以及外伤出血史，查全血图、肝肾功能，备血及浓缩血小板，必要时请血液科会诊。患有血小板减少的老龄患者，使用腰麻或硬膜外麻醉时存在血肿形成压迫脊髓的风险，且瘫痪一旦出现，即使立即行椎管减压手术也不能完全避免永久性神经损害的可能性。因此，有凝血功能障碍的血小板减少的患者应选择全身麻醉。血小板（80 ~ 99）$\times 10^9$/L 患者按正常患者处理；（50 ~ 79）$\times 10^9$/L 患者术中补给全血或血浆即可，术前不需要特殊处理；血小板 < 50×10^9/L 患者术中输入血小板 1 ~ 2U、全血 400 ~ 800mL，渗血明显时给予止血药，在不影响疗效的情况下，手术力求轻、柔、快、简。

对于全髋关节置换，当血小板 <50×10^9/L 时，患者所需输入的全血及血小板量明显增加，因此建议全髋置换术中及术后 48h 内的血小板应保持在 50×10^9/L 以上。

目前血小板减少的治疗方法主要有丙种球蛋白疗法、激素疗法、输入浓缩血小板等。术前及术中输入浓缩血小板是一种重要的治疗方法，对绝大多数血小板减少的老龄手术患者，输入血小板能提高患者的血小板水平，防止术中及术后出血。唐孝明等人的研究发现，血小板减少患者接受 1 ~ 2U 血小板输注治疗后，血小板计数平均上升 25×10^9/L，并且无明显的不良反应发生。

（6）低蛋白血症：当总蛋白 <52g/L，白蛋白 <25g/L 时，临床上即可诊断低蛋白血症。低蛋白血症是判断营养不良的最可靠指标之一，而营养不良又与手术后并发症和死亡率的增高密切相关。手术前如发现低蛋白血症，应予纠正。对于拟行大型手术的老龄患者，可选用 5% 等渗白蛋白溶液或 20%、25% 的浓缩白蛋白溶液。

（7）肾功能障碍：血清肌酐测定及 24h 内生肌酐清除率是评价肾功能较可靠的指标。当肌酐测定值为 185.6 ~ 291.7 μ mol/L，24h 肌酐清除率为 51 ~ 80ml/min 表示肾功能轻度损害，对手术耐受力的影响不大；当肌酐测定值为 362.4 ~ 512. 7 μ mol/L，24h 肌酐清除率为 21 ~ 50ml/min 为中度肾功能损害，手术可能加重肾功能损害，手术后容易发生感染、切口愈合不良等并发症，手术前需接受适当的内科治疗；当肌酐测定值为 627.6 ~ 733.7 μ mol/L，24h 肌酐清除率 <20ml/min 为重度肾功能损害，手术后并发症的发病率高达 60%，病死率为 2% ~ 4%，手术前需进行有效的透析处理。

对于老龄患者并发有肾功能障碍，手术前应努力设法改善肾功能，进低盐、优质蛋白饮食；及时纠正水、电解质紊乱；选用对肾脏损害最小的抗生素，如青霉素类和头孢菌素类；慎用血管收缩药，一般血管收缩药均可使肾内小动脉收缩，导致肾血流量显著减少、加重肾损害，尤其是剂量较大、使用时间较长则肾损伤更为严重。严重肾功能损害的患者由于促红细胞生成素分泌减少，一般都有贫血。治疗时首先应纠正贫血，通过多次输血使血红蛋白维持在 10g/dL，血浆白蛋白维持在 30g/L。具有血液透析的指征时（血清肌酐水平 > 600 μ mol/L，肾小球滤过率 <5mL/min），一般在手术前 1d 透析 1 次，使肌酐、尿素氮等指标接近正常水平，血液酸碱平衡矫正，电解质浓度接近正常，再行手术治疗。手术中须注意补充失血量，防止低血压，保持水、电解质，酸碱平衡，禁用对肾有毒性作用的药物，避免大量失血。

（8）长期使用肾上腺皮质激素患者：有些老龄患者由于治疗某些疾病的需要（如类风湿性疾病、胶原性疾病等），较长时间使用肾上腺皮质激素类药物，从而抑制了下丘脑、垂体合成和释放促皮质激素释放激素（ACTH），对这类患者在施行外科手术时应特别注意。因为较长时间使用肾上腺皮质激素治疗的老龄患者将会出现肾上腺皮质的反应性降低，特别是应激反应较大的大、中型关节手术后，将会出现肾上腺皮质功能不全的一系列临床表现，包括嗜睡、乏力、顽固性低血压、高热、心动过速、恶心、呕吐，严重的患者可出现昏迷、休克。

对于曾较长时间使用肾上腺皮质激素或者术前短期内曾大量使用过肾上腺皮质激素的老年关节外科患者，术中术后处理包括：①术中和术后当天静脉内滴注氢化可的松各 100mg，术后第 1 天 100 ~ 200mg，术后第 2 天给 100 ~ 200mg，术后第 3 天改为 50 ~ 100mg，随后可以停药或转为患者手术前长期用药剂量。②当临床上出现肾上腺皮质功能不全危象时，立即静脉滴注氢化可的松 100mg，以后每 8h 再滴入 100mg，第 2 天用量可在 300 ~ 500mg，待病情稳定后 3d 可开始逐渐减量。③为减少激素对切口感染和愈合的负面影响，该组患者应选择较广谱、高效的预防性抗生素，并适当延长切口拆线时间。

2. 术后处理　如下所述。

（1）休克：当手术后患者出现烦躁不安、心率增快、脉压缩小、尿量减少，即可诊断为休克。若神志淡漠、反应迟钝、面色苍白，呼吸浅快、脉搏细速、血压下降（收缩压 <90mmHg），患者已进入休克

抑制期。因失血而引起的低血容量休克，治疗以补充血容量和止血为主。正常人血容量 5 ~ 7L，发生中度休克时，失血量为全身血容量的 20% ~ 40%；严重休克时，失血量约为全身血容量的 40% 以上。观察血容量是否补足的重要指标是动脉血压、中心静脉压及尿量。当中心静脉压升至 0.98mmHg（10cmH_2O），脉压 >4mmHg，尿量 >30mL/h，说明休克好转，血容量已补足；若中心静脉压已升至 1.47mmHg（15cmH_2O）而血压仍偏低，应考虑心力衰竭或静脉血管床过度收缩，需用强心药物治疗。

根据实验研究，在毛细血管处的氧运送，血细胞比容为 30% 时的效果要优于血细胞比容为 50% 时。因此，在补充血容量的时候，应组合交替输入红细胞悬液、胶体液和晶体液，使血细胞比容控制在 30% ~ 35% 范围。在补充血容量同时，应该尽快止血。否则，尽管积极输血、补液，血容量仍不会恢复，休克也不能有效纠正。

此外，休克的治疗还有赖于纠正酸碱平衡失调，改善微循环，防止 DIC 和多器官衰竭。休克能降低患者对感染的抵抗力，应该在抢救开始时，即加大抗生素剂量，预防手术部位和肺部发生感染。

（2）深静脉血栓形成：深静脉血栓形成常见于老龄患者关节外科手术后，其中髋部手术后的发生率为 40% ~ 80%，发生于近躯干部的深静脉者占 20% ~ 30%，深静脉血栓形成后的最大危险是血栓脱落、循环至肺引起肺栓塞，发生率在 4% ~ 8%，其中 1% ~ 3% 的患者可因抢救无效而死亡。深静脉血栓形成约 50% 发生在术后第 1 天，约 30% 发生在术后第 2 天。深静脉血栓形成发生的机制是手术后血液处于高凝状态，静脉血液回流缓慢，以及血管内膜的直接损伤。深静脉血栓形成多发生在下肢深静脉，尤其是好发于小腿腓肠肌静脉丛，以左侧多见。Dauer 等通过静脉造影检查发现血栓起源于小腿静脉者占 80%。Kakkar 应用放射性纤维蛋白原试验，也证实绝大多数的血栓形成起源于小腿。

如果血栓形成体积小，仅阻塞腓肠肌内小静脉，则表现为踝以下肿胀，皮肤苍白，伸直患肢、患足背屈时小腿肌肉深部疼痛（Homan 试验阳性），挤压腓肠肌时疼痛加重并有紧张痉挛感（Neuhof 试验阳性）。当血栓阻塞腘静脉时，小腿 1/3 以下部位肿胀，皮肤苍白及凹陷性水肿，腘窝内腘静脉呈条索状的轻压痛。当血栓形成体积大、阻塞股静脉及股深静脉时，典型的表现为整个下肢肿痛、苍白、皮肤发凉、表浅静脉怒张、Homan 试验阳性、腓肠肌和沿股静脉有压痛、远端动脉由于肢体水肿和动脉痉挛而搏动减弱，即通常所说的股白肿（phlegmasia alba dolens）。当下肢发生大量静脉血栓形成，髂内、外静脉，有时下腔静脉均受累时，肢体明显水肿及青紫，压痛广泛，在青紫区出现瘀点，发凉、紧张疼痛感，远端动脉搏动消失，下腹部也可有疼痛及压痛，还可能有心率加快、呼吸急促、体温升高、血压下降，甚至发生休克，此即所称股青肿（phlegmasia cerulea dolens），属急性暴发型深静脉血栓形成。

深静脉血栓形成的诊断依据除临床表现（肢体肿胀、皮肤苍白、Homan 试验阳性、静脉呈条索状、有压痛等）以外，为了进一步明确诊断及阻塞部位、范围，可进行 Doppler 超声、静脉造影、电阻抗体积描记、放射性核素等检查以帮助诊断和治疗。已发生静脉血栓形成的患者，应卧床休息、抬高患肢、限制活动。对病程不超过 72h 者，可给予尿激酶或链激酶溶栓，链激酶有抗原性、致热性，不理想；尿激酶系人体衍化物，无抗原性、无毒性，应首选。为促使血栓加速溶解，可给人体纤溶酶。但纤溶酶可引起出血、发热及变态反应，使用时须注意。在溶栓治疗的同时，可加用肝素抗凝治疗，抗凝疗法的作用是防止血栓蔓延及再发生而不是消除血栓。小腿腓肠肌静脉血栓形成的治疗以非手术疗法为主。髂 - 股段静脉血栓形成，血栓易脱落、并发肺栓塞；下肢静脉血液回流发生障碍，严重者，肢体末端坏死或发生顽固性血栓静脉炎，故除用抗凝、祛、聚治疗外，应争取早期手术摘除血栓。早期，血栓尚未与静脉壁附着，易于摘除，手术效果较好；晚期，血栓引起炎症，致血栓与静脉壁黏着、静脉瓣受损，手术效果差。为防止血栓脱落，引起肺栓塞，可经皮置入腔静脉滤器或将栓塞静脉的近心侧结扎。

深静脉血栓形成的治疗应以预防为主。对好发的患者，手术后应抬高患肢，早期开始肌肉等长收缩训练，促进静脉和淋巴回流。对于不能主动活动的患者，应协助患者早期活动，经常翻身及变换体位，鼓励患者咳嗽、深呼吸，防止下肢血液淤滞。或以电刺激腓肠肌、使之收缩等均有利于促进静脉血液回流，从而降低深静脉血栓形成的发病率。对于深静脉血栓形成的高危人群，手术后短期内可考虑使用小剂量肝素抗凝及静滴低分子右旋糖酐祛聚。用抗凝药过程中，应定时监测凝血时间及凝血因子时间，如发现有出血倾向，立即停药。

（3）肺栓塞：肺栓塞是血栓堵塞肺动脉或其分支引起肺循环障碍的临床综合征。手术后突然发生原因不明的胸痛、呼吸困难、心率增快、血压低，甚至休克等表现时，应想到肺栓塞的可能性。胸部X线摄片对小的肺栓塞诊断帮助不大。当胸部X线摄片正常时，可做肺扫描检查，如为肺栓塞，可见患处血流灌注减少，但非特异性检查，不过，肺扫描正常时，可除外肺栓塞。最可靠的诊断方法是肺血管造影，可显示不同大小的肺血管截断或充盈缺损。预防肺栓塞的根本方法是预防下肢深静脉血栓形成。肺栓塞一旦发生，应及早进行正确的治疗，否则，可能有生命危险。肺栓塞的治疗应根据发病时间，栓塞的部位、范围及临床表现而定。除一般治疗包括吸氧、辅助呼吸、纠正低血压、止痛及给抗生素以外，选择溶栓、抗凝或手术治疗，包括肺动脉血栓摘除术、下腔静脉滤器置入术、血栓动脉切除术。一般而言，根据血压和右心室动力学改变来选择肺栓塞的治疗方案：正常血压和右心室动力正常时，可考虑单纯抗凝和下腔静脉回流的控制。低血压或低右心室动力学时，可选择抗凝加溶栓治疗或用导管和外科行去栓子治疗。

（4）急性肾功能不全：一般来说，在尿量突然减少的同时，每日血肌酐增加8.4 ~ 176.8mol/L（1 ~ 2mg/dL）。血尿素氮升高3.6 ~ 10.7 mmol/L（10 ~ 30mg/dL），则急性肾功能不全的诊断可以成立。老年人肌肉萎缩、肌酐生成减少，因此在肾功能不全时，血肌酐可能正常或仅轻度增高。此时可参考血－尿尿素氮比值，手术后早期发生的急性肾功能不全，血－尿尿素氮的比值常在1 ∶ 15 ~ 1 ∶ 8。急性肾功能不全的治疗根据临床进程的不同而各有侧重。在积极治疗原发疾病的基础上，少尿期应严格控制水、钠摄入，“量出为入”；注意饮食和营养，控制蛋白摄入量；纠正代谢性酸中毒和高钾血症；对于经积极治疗并使用利尿药后，仍持续少尿或无尿，氮质血症进行性加重，出现意识障碍者，应果断采取透析治疗。透析的方法依病情及手术性质而定。非腹部手术或血液循环不平稳的患者，选用腹膜透析，透析液中可加入抗生素，由于腹膜吸收性能强、经肾排泄慢，故剂量宜小。刚做过腹腔内手术或发生过腹腔内并发症的患者，宜选用血液透析，其缺点为对心血管稳定性有一定影响。连续性肾脏替代疗法（又称血滤）可以24h连续进行，对人体的生理功能影响较小，不仅溶质清除能力优于常规血透，而且克服了后者所具有的血流动力学不稳定。多尿期的治疗重点是维持水、电解质和酸碱平衡，控制氮质血症，防治各种并发症，进入多尿期1周后，肌酐、尿素氮逐渐降至正常范围。此时可适当增加蛋白质摄入，以利于肾细胞的修复和再生。恢复期的患者已有活动能力，要避免过度劳累，定期随访监测肾功能，严格限制肾毒药物，防止肾再次受损。

非少尿型急性肾功能不全的病理生理基础尚不清楚，患者尿量正常，甚至增多，与氮质血症的升降呈平行关系，手术后第10天最多，第20 ~ 22天恢复至正常。病情较少尿者为轻，如处理及时，往往预后良好。治疗方法包括限制进水量；给予低蛋白高热量饮食，根据氮质血症下降的程度递增蛋白质摄入量；按照血、尿电解质浓度补充钠盐及钾盐，维持水、电解质及酸碱平衡。急性肾功能不全的老龄患者发生感染时，很少出现炎性疼痛。例如：发生溃疡穿孔并发弥漫性腹膜炎者，仅表现肠麻痹而无腹痛。对此特点，临床医师应有足够的重视。

（5）尿路感染：尿路感染是老年人关节外科术后较为常见的并发症，尿路感染的致病菌中最常见的是大肠埃希菌，其次为变形杆菌、葡萄球菌和铜绿假单胞菌等。慢性及有并发症的感染，可由衣原体或支原体引起。急性膀胱炎的临床表现是尿频、尿急、尿痛，偶有排尿困难，体检可有耻骨上区压痛。尿液浑浊或呈脓性，镜检可见较多的红细胞及脓细胞。感染自膀胱上行可引起急性肾盂肾炎，多见于女性患者。主要表现是高热、寒战、全身疼痛、食欲缺乏、恶心呕吐，体检常有肾区压痛、叩击痛。尿镜检可发现大量白细胞和细菌，尿培养阳性，菌落计数每毫升感染尿液细菌数在10万以上。

尿路感染的治疗包括：①全身支持治疗，大量饮水，维持每日尿量在1 500mL以上，有利于炎性物质排出；②根据致病菌，选用敏感抗菌药物，用药时间需持续至症状好转，尿中脓细胞消失，连续2次尿培养阴性；③对症治疗，口服颠茄类药，以解除膀胱痉挛，口服碳酸氢钠碱化尿液，降低酸性尿液对膀胱的刺激，全身疼痛者可适当使用解热镇痛药。老龄患者预防尿路感染的关键，首先在于保持足够尿量的同时防止尿潴留；其次术中导尿时，需严格执行无菌操作；术后留置导尿时，应保持尿袋处于低位，防止尿液倒流引发感染，同时应定期冲洗膀胱及更换尿袋。

（6）肺部感染：老年人手术后很容易并发肺部感染，肺部感染的早期症状多表现为体温轻度升高，由于咳嗽不明显，容易被术后正常吸收热所掩盖，导致漏诊，但此期肺部听诊可闻及少量湿啰音。如治疗不及时，病情进展，多发展为支气管肺炎，患者呼吸增快、体温升高、咳嗽咳痰症状加重，但有时痰液黏稠不易咳出。肺部听诊，呼吸音变粗糙，双侧中下肺可闻及哮鸣音和干湿啰音。X 线摄片检查可见肺纹理增粗。血常规检查显示白细胞总数和中性粒细胞分类计数均增多。

肺部感染的治疗原则是全身支持治疗的同时，积极去除发病原因，治疗肺部炎症。抗生素的治疗应首先针对临床常见致病菌，足量有效用药，待细菌培养结果明确后再做调整。痰液黏稠不易咳出时，给祛痰药和雾化吸入。肺部感染的预防应从手术前开始，方法是注意保暖、避免受凉，加强口腔护理；鼓励患者进行咳嗽及深呼吸训练，增加肺泡通气量；严格呼吸治疗器械的消毒；鼓励患者术后早期坐起，拍背咳嗽，必要时雾化吸入，以保持呼吸道湿润，痰液稀释易排出。

（7）急性呼吸窘迫综合征：急性呼吸窘迫综合征是由多种肺内外病因导致的一种以急性呼吸窘迫和难治性低氧血症为特点的严重的肺部并发症。其共同的病理生理改变是弥漫性肺损伤，造成肺毛细血管通透性增加和肺表面活性物质减少，肺泡萎缩，导致肺内通气 / 血流比例失调，生理无效腔增加，功能残气量减少，肺顺应性降低。

急性呼吸窘迫综合征的临床表现除原发病如创伤、休克感染等相应症状和体征外，主要表现为突发性、进行性呼吸困难，气促，发绀，常伴有烦躁、焦虑。急性呼吸窘迫综合征的典型病程可分为四期：损伤期、相对稳定期、呼吸功能衰竭期、终末期。诊断依据为有发病的高危因素，且排除心源性肺水肿；突发性进行性呼吸困难，呼吸频率加快 >30/min，心率加快，一般氧疗无效；血气分析显示在给氧条件下 PaO<8kPa （60mmHg），$PaCO_2$ >6.66kPa （50mmHg）；胸部 X 线片检查可见两肺弥散性浸润阴影。急性呼吸窘迫综合征的治疗方法包括基础疾病治疗和呼吸功能支持两部分。基础疾病的治疗指去除致病原因，维持足够能量供应，纠正水电解质、酸碱失衡，改善微循环，要求每日出入液量呈轻度负平衡（入量少于出量 500 ~ 1 000mL）。呼吸功能支持包括：①给氧，吸气中氧含量应维持在 40% ~ 50%，以免氧中毒，多数患者将 PaO_2 保持 >8kPa （60mmHg）即可。②如鼻导管给氧不能缓解缺氧状态，呼吸窘迫症状加重，PaO_2 持续降低，则应采用呼气末正压通气。呼气末正压通气（0.49 ~ 0.98mmHg，5 ~ 10cmH_2O）能有效地扩张萎缩的肺泡和小气道，改善肺内通气 / 血流比例。但是，呼气末正压会影响上下腔静脉血回流，在患者血容量偏低时，可导致左心室排血量减少，血压下降。因此临床应用呼气末正压通气时首先要保证有效循环血容量足够，同时呼气末压力不应过高（0.49 ~ 0.98mmHg，5 ~ 10cmH_2O）。其他常用治疗包括应用大剂量皮质类固醇，保护毛细血管内皮细胞，缓解支气管痉挛，抑制后期肺纤维化；应用支气管扩张药，降低气道阻力。为了防止弥散性血管内凝血，可给予肝素。预防感染和治疗感染引起的 ARDS，应使用敏感性强的抗生素。

（8）多器官衰竭综合征：多器官衰竭综合征系指同时或序贯性发生 2 个或 2 个以上器官或系统不能进行正常的功能活动而产生的一种综合征，简称 MODS （Multiple Organ Dysfunction Syndrome）。MODS 的临床表现可以归纳为两个方面：全身炎症反应的表现和器官功能不全的表现。全身炎症反应的表现包括：体温高于 38℃或低于 36℃；心率 >90/min；呼吸频率 >20/min，过度通气，PaO_2<30mmHg；白细胞 >12 × 10^9/L 或幼稚细胞 >10%。各器官功能不全的特点如下：①心力衰竭：气急、端坐呼吸、咯血性泡沫痰、颈静脉怒张、心界扩大、心率快、肝大；②循环衰竭：面色苍白、四肢发凉、心排血量减少、血压低，需要血管活性药和（或）机械方法来维持；③呼吸衰竭：呼吸困难、急促，肺容量减小，血 PaO_2<6. 6kPa（50mmHg），需用机械辅助呼吸来维持气体交换；④胃肠道衰竭：呕吐或由鼻胃管吸出大量的棕褐色胃液、肠麻痹、腹胀、黑粪；⑤肝衰竭：持续性黄疸，血总胆红素 >34.2μmol/L，且有进行性加深趋势，SGPT 超过正常值 2 以上，晚期可发生肝性脑病；⑥肾衰竭：少尿或无尿，尿 Na^+> 40mmol/L，血肌酐 >176.8μmol/L，需要透析治疗；⑦凝血系统衰竭：皮肤黏膜有广泛出血点或瘀斑，切口渗血，弥散性血管内凝血，血小板减少，纤维蛋白原降低，纤维蛋白降解产物增加；⑧免疫系统衰竭：中性粒细胞的吞噬及杀菌能力减退，可导致全身性感染；⑨中枢神经系统衰竭：患者神志模糊、感觉迟钝、谵妄、昏迷。

MODS 的治疗主要包括 4 个方面的内容：积极治疗原发疾病，消除综合征的诱发因素；积极支持或替代衰竭器官的生理功能，减轻器官负荷；营养支持，维持能量正平衡；针对炎症介质的治疗。

（四）康复锻炼

1. 术前功能锻炼　术前功能锻炼与术后功能锻炼同样重要，通过术前功能锻炼，一则可以增强老龄患者的体质、增加关节周围肌的力量，二则可以帮助患者了解术后康复的一般程序，术后尽快适应功能锻炼，恢复关节功能。

术前功能锻炼计划主要包括肌力训练、关节活动度锻炼、负重和行走锻炼。由于关节结构异常和疼痛，关节疾病患者术前多存在患肢不同程度的肌力下降或肌肉萎缩，因此进行关节周围肌的肌力锻炼非常重要。锻炼方法以关节主动屈伸、展收、旋转为主（抗阻或不抗阻），若是下肢关节，则还需辅以负重和行走锻炼，包括助行器的模拟使用。被动锻炼对于增加关节活动范围有所帮助，但如果不结合主动锻炼，则不仅肌力无恢复，而且增加的活动范围也很容易因为新生胶原组织的沉积而丢失。少数老年性智能障碍患者，如果术前不能在医师指导下完成锻炼和学会使用助行器，则手术应暂缓进行。对于关节屈曲挛缩的患者，一般不主张进行术前牵引。术前皮肤牵引会干扰肌力锻炼和关节活动度锻炼的时间，术前骨牵引则还存在针孔潜在感染的可能性，是关节置换手术的禁忌。

2. 术后早期功能锻炼　术后功能锻炼的目的一则在于促进老龄患者增强肌力、增加关节活动度、恢复体力和动作协调性；二则在于帮助患者早日下床，避免老龄患者长期卧床可能出现的并发症。在术后功能锻炼中，应遵循早期主动、因人施教、循序渐进和全面锻炼四大原则。早期主动原则是指术后麻醉作用消失后即可开始指导患者进行肌肉的等长收缩活动。有研究表明，术后如不早期锻炼关节，新生胶原组织在术后第 2 天即开始迅速沉积在关节周围，这种随意沉积的胶原纤维将限制关节的运动。机械应力可调节新生胶原纤维的沉积方向，术后立即开始关节运动可使胶原纤维沿应力方向沉积，从而将瘢痕对关节活动度的限制降低到最低。多数学者认为，在术后立即进行功能锻炼，有利于患者关节功能恢复和减少并发症。

规律的功能锻炼可增加患者下肢的血液循环，预防血栓形成，保持髋部正常的肌力和关节活动度，并逐渐恢复日常活动能力，这对于老龄患者的完全康复非常重要。在手术结束麻醉清醒后患者应立即开始功能锻炼，应告知患者，早期功能锻炼在开始可能会引起一些不适，但将有利于后期的恢复。床上练习动作包括：踝关节屈伸练习，膝关节伸直练习，髋关节屈曲、外展练习。以上动作 1h 做 10 ~ 15min，每天锻炼 8h。站立练习从术后次日开始，老龄患者在初次下床站立时很容易出现直立性低血压，因此需要主管医师或护士在场指导监护。以后当患者体力重新恢复后，就可以独自站立练习了。站立练习动作包括站立位直腿抬高练习，站立位髋关节屈曲练习，站立位髋关节外展练习。以上站立练习每天做 3 次，每次重复 10 遍。行走练习在站立练习成功后即可开始。对于老龄患者，术后 1 周内以每天 3 ~ 4 次，每次 10 ~ 15min 的行走练习为宜。考虑到老年患者的记忆力减退，因此在行走练习的指导方法上应注意简洁。助行器和拐杖的使用方法都可总结为：助行器（拐杖）先向前移动一小段距离，先迈患肢，再迈健肢。上下楼梯练习时，应记住“好上坏下”，即上楼梯时健肢先上，下楼梯时患肢先下。上下楼对于锻炼肌力及耐久度是一个非常好的练习。

五、髋关节翻修

髋关节翻修是关节外科医师面临的挑战之一。面临的困难主要有假体取出、骨缺损重建、假体与固定方法选择等，每一步都与手术是否成功有密切关系，需要认真考虑。

（一）髋关节翻修率和原因

初次髋关节置换术后的翻修率各国报道不一。美国 2002 年报道翻修病例占髋关节置换病例的 17.5%，瑞典关节登记系统显示翻修率为 7%，澳大利亚翻修率达 14%。随着患者寿命延长，人工关节假体在体内时间延长，翻修率必然增加；同时由于患者对生活质量的要求提高，全髋关节置换在部分年轻关节疾病患者中的应用，这些患者活动量大，关节假体磨损增加，也会使翻修率增加。因此，随着全髋关节置换的患者增加（数量增加）和寿命增加（假体存留时间延长）及年轻患者增加（磨损速度快），必然会使髋关节翻修病例增多。

国外报道全髋关节置换术后翻修的原因包括：骨溶解假体松动占70%左右，关节不稳占10% ~ 15%，感染占5% ~ 7%。而我国翻修原因与国外有所不同，国内髋关节翻修原因中感染病例比例较高，是值得重视的问题。

（二）髋关节翻修术中假体取出

髋臼和股骨假体的取出要求暴露充分，完全在直视下操作，尽可能保留骨量。取出松动的髋臼和股骨假体，无论是骨水泥还是非骨水泥型，尚可容易。手术难度主要集中在取出没有松动的假体：股骨骨水泥鞘和断裂的远段股骨柄。

1. 稳定固定髋臼的取出　取出没有松动的骨水泥型髋臼假体时，下列方法单独使用或者组合使用，常常能够奏效，包括使用摆锯将聚乙烯内衬切割成4块；聚乙烯内衬上钻洞，拧入皮质骨螺钉，使聚乙烯杯与骨水泥界面分离；髋臼杯中心钻孔，拧入带T形把手的螺丝锥，向外拉出髋臼杯；借助薄型骨刀打入髋臼杯与骨水泥之间，将髋臼杯撬离骨水泥。取出无松动的非骨水泥型髋臼假体，首先要取出聚乙烯内衬。薄型骨刀打入内衬和金属杯之间，将二者分离；或者在内衬中心钻孔，拧入螺丝钉，螺钉尖顶住金属外杯，使内衬与金属杯自动分离解脱。如果固定金属杯的螺钉头部磨损深陷于金属臼杯，无法用丝锥取出，用金属磨钻将螺头部磨削变小，取出金属髋臼杯后，再用小骨刀剔除螺丝钉周围骨质，暴露螺钉，然后使用专门的断钉取出器取出断钉。Zimmer公司的Explant髋臼杯取出器利用股骨头替代物作为杠杆的支点，通过弧形的切割刀片在金属髋臼杯假体与宿主骨的界面切割，进一步旋转金属杯使假体与骨床分离，能最大限度保留髋臼骨量。在固定牢固的金属杯内注入骨水泥，固定聚乙烯内衬与金属杯，强度可靠，效果满意。

2. 稳定固定股骨柄的取出　首先清除股骨假体肩上区的所有的软组织和骨赘，这是不损伤股骨大转子而取出股骨假体的关键步骤。股骨假体取出过程中，一定要暴露充分，争取在有良好光源条件下直视操作，动作轻柔，助手与主刀密切配合，尽可能避免术中发生骨折。股骨髓腔近端骨水泥取出较为容易，在骨水泥横断面上，呈放射状多处凿开，再凿入骨与骨水泥界面，轻轻撬拔掉骨水泥碎片，钳夹取出。骨皮质常常变薄而且脆性大，要注意保护，避免骨折。股骨柄远端骨水泥和断裂的远段股骨柄取出难度大，骨丢失多，发生骨折的风险高。有两种技术可采用：①股骨柄中远段开窗技术；②股骨大转子延长截骨术。股骨大转子延长截骨操作较简单，保证了直视下取出假体及骨水泥，骨损伤小，不影响翻修假体的固定，截骨面容易愈合，用于上述复杂病例翻修，优势明显。股骨截骨的长度需要根据股骨柄和骨水泥固定长度而定，术前应做好模板测定，翻修假体柄远端超过截骨远端长度应大于股骨直径2倍，至少5cm。使用电动摆锯或高速尖头磨钻自大转子的基底部向远端实施转子截骨术，外侧的截骨块的宽度应该达到近端股骨干直径的1/3。取出假体和骨水泥后还纳骨块，钢丝或线缆固定。

对于股骨柄与骨水泥分离而骨水泥与骨结合牢固而又能够排除感染的骨水泥鞘，可以保留。采用Tap-out、Tap-in技术直接在原来骨水泥鞘内安放骨水泥柄（cement within cement），经过11年随访，没有股骨翻修和假体松动，柄下沉与初次髋关节置换相似，效果理想。

（三）髋关节翻修骨缺损的重建

骨缺损是髋关节翻修的主要棘手问题之一。骨缺损的处理结果直接影响到翻修假体的稳定性和远期效果，因此，有效修复骨缺损、重建骨的解剖结构，是髋关节翻修术取得成功的关键因素之一。髋臼骨缺损AAOS（American Academy of Orthopedic Surgeons，AAOS）分类简单，容易为广大医师掌握，在临床上应用最为普遍。而股骨骨缺损Paprosky分类法考虑了股骨干的支持能力，提出了3个骨缺损的基本类型，对股骨假体的选择具有指导作用，明确定义了需要异体骨的支持，在临床上广泛应用。

骨缺损的重建方法主要有颗粒骨和结构骨移植。颗粒骨移植主要用于重建髋臼包容性骨缺损和股骨髓腔内植骨，颗粒移植骨起到充填和支架作用，新生血管能够较快长入骨小梁之间和颗粒骨之间，新骨形成先于骨吸收，植骨区力学强度持续升高。在植入颗粒骨过程中，常常使用打压植骨技术（impact graft），临床效果普遍达到10年生存率90%以上。较严重的AAOS分类Ⅰ型和Ⅲ型髋臼骨缺损，通常需要结构性骨移植，其优点在于能够对假体提供结构性支撑和恢复缺损处的解剖结构，假体10年生存率达到88.5%。结构性骨移植早期取得了良好的效果，但是随着移植骨再血管化和重塑可导致其被吸收和塌陷，严重者引起髋臼假体的松动和移位。结构性移植骨往往被纤维组织包裹，再血管化程度低，移植骨与假体接触面很少有骨长入，而宿主骨与假体接触面则有大量骨长入。

骨盆连续性中断型骨缺损是髋关节翻修手术中最难处理的问题，并发症高，可以采用钢板将髋臼前后柱固定，或者使用髋臼增强环，并且在骨缺损处植骨。最终结局取决于骨盆中断处是否愈合，如果发生不愈合，一切内固定只能起到临时支撑作用，最终都会松动和失败。

（四）髋关节翻修假体和固定方法的选择

当髋臼骨缺损经植骨修复后，需要采用恰当的髋臼假体重建髋臼，假体分为非骨水泥和骨水泥型两种，非骨水泥型假体要比骨水泥型假体应用得广泛。

1. 非骨水泥髋臼选择与固定　非骨水泥型假体要求髋臼臼缘保留 2/3 以上，且臼底完整或者臼底至少 50% 的面积可以与髋臼杯表面接触。如果髋臼骨缺损，臼缘完整，假体可被骨性髋臼缘环抱的包容性骨缺损或缺损较小的节段性骨缺损，经适当的非结构性植骨后，可用非骨水泥型髋臼杯，其远期效果较好。对于较严重的髋臼节段型骨缺损患者，虽然通过大块结构骨移植能够恢复髋臼解剖结构，创造非骨水泥假体植入条件，但是由于假体与活性宿主骨接触面积小，不利于骨长入假体表面，从而影响固定效果。另一方面，由于结构移植骨爬行替代过程中出现骨吸收，要影响假体的固定效果。对形态类似椭圆形的髋臼骨缺损，Oblong 假体的使用取得了较理想的效果。Oblong 假体 2 个不同直径半球状重叠在一体，金属外壳整个表面为多孔涂层，外形为椭圆形。假体置入后可以恢复髋关节旋转中心，获得早期稳定性。主要适用于髋臼顶部骨缺损（AAOS Ⅰ/ Ⅲ型），不可能通过无限扩大髋臼前后柱来接纳安放大直径的髋臼假体；如果髋关节旋转中心较对侧上升 15mm 以上，选择 Oblong 假体的优越性更加明显。对一些严重节段型骨缺损髋臼，例如 AAOS Ⅲ型髋臼，选择骨小梁金属加强杯能够获得早期稳定性和远期骨长入。

2. 骨水泥髋臼的选择　如果髋臼缘缺损 1/3 以上，骨性髋臼对假体的环抱固定作用减弱，则宜采用骨水泥型髋臼杯。单纯骨水泥型假体应用髋臼翻修的松动率高而逐渐弃用，主要用于骨质情况较差的患者，可以获得假体即刻稳定性。如果骨缺损巨大，应该考虑应用髋臼增强环罩，然后在罩内置入骨水泥型髋臼假体。髋臼增强环罩（Cage）的一侧或两侧带有侧翼，侧翼上有许多螺孔，供不同方向的螺钉固定，可以牢固地将环罩固定到髂骨、耻骨和坐骨上，为重建髋臼提供了一个解剖支架，增强了髋臼的稳定性。对置入的异体骨提供支撑固定，安放比增强环罩小 2 ~ 3mm 的骨水泥假体，便于术者调整髋臼的位置。这些髋臼重建装置，可以为异体骨提供机械性保护，有利于骨愈合和改建，从而对聚乙烯髋臼假体提供有效支撑，维持髋关节的旋转中心。

3. 非骨水泥股骨柄的选择　与初次髋关节置换不同，股骨翻修缺乏骨松质小梁对骨水泥的嵌合作用，骨水泥型股骨假体远期效果不如非骨水泥型假体。多数时候，股骨近端存在腔隙性或者节段性骨缺损，近端固定非骨水泥型假体并不适合于股骨翻修。广泛涂层远端固定的股骨假体应用较为广泛。广泛涂层股骨假体还具有既可承受轴向压力，也可承受抗旋转扭力的特点，应用于具有良好骨量的股骨，可提供即刻假体稳定，并为骨长入创造了条件。S-ROM 和 MP 等组配式假体同时追求假体近端和远端的最稳定化，通过干骺端锥形外套与股骨柄组合，能够较好地恢复髋关节的旋转中心，提供良好的股骨近端和远端匹配，恢复髋关节偏中心距和肢体长度。对于股骨骨缺损患者，单纯使用股骨组配式翻修假体而不进行骨移植，随访结果令人鼓舞，10 年只有 4% 出现假体松动。

4. 骨水泥股骨柄的选择　股骨近端仅有少量骨缺损（AAOS Ⅱ型 1 区 Ⅰ度），可选择骨水泥型长柄假体，中远期效果与组配式、近端固定生物型假体相当；而股骨髓腔宽阔，股骨皮质菲薄，单纯使用骨水泥固定假体效果不佳者，可行股骨髓腔内嵌压植骨，重建新的股骨髓腔，然后使用骨水泥固定股骨假体；股骨近端严重混合型骨缺损时，先行结构性骨移植重建骨缺损，然后使用骨水泥股骨假体。如果取出初次置换的骨水泥柄后骨水泥鞘没有松动，能够排除感染，可直接在原来骨水泥鞘内安放骨水泥柄。

六、重视全髋关节置换术的有关问题

我国全髋关节置换术正处在普及与提高阶段，在普及中应该规范患者选择、假体和固定方式的选择，以及规范操作技术。尽量选择耐磨损界面和良好固定假体，减少磨损而引起的骨溶解和假体松动。加强术后定期随访非常重要。通过定期随访，及时了解患者功能状况，从而进行针对性的功能康复指导；随访中也可以早期发现骨溶解，特别是局限性骨溶解，通过及时处理，尽可能避免由于骨溶解引起的假体松动。

重视围术期处理，减少髋关节置换术的感染率。要减少全髋关节置换术后感染发生，根本措施在于重视围术期的处理，术前通过问诊和查体要了解患者有无皮肤、牙齿、耳鼻喉、泌尿系统和呼吸系统等隐匿感染。如果患者存在体内隐形感染，应在术前进行处理，直至感染控制、血沉和 C 反应蛋白正常才能进行髋关节置换手术。术前 1 个月内要避免关节腔穿刺，预防性抗生素一般选择 1 代或者 2 代头孢菌素，手术前 30min 给药，术后使用 1 ~ 2d。

建立髋关节登记系统。开展髋关节置换登记，便于比较不同假体、不同患者以及不同手术医师的治疗结果。始于 1979 年的瑞典国家髋关节登记系统（The Swedish National Hip Arthroplasty Register），目前有 80 家医院向该系统提供数据，每年大约有 12 000 例髋关节置换术后患者的资料进入该系统，在假体评价、减少关节翻修以及假体效价比比较等方面收到了非常显著的效果，其数据广泛地被世界各国骨科医师应用。我国在有条件的医院可以率先启动髋关节登记系统，积累临床数据，提高髋关节置换效果。

第二节 膝关节置换术

一、膝关节的功能解剖

（一）骨性结构

膝关节由股骨远端、胫骨近端和髌骨共同组成，从而形成髌股关节、内外侧胫股关节，即膝关节的三间室。股骨远端形成内外侧股骨髁（femoral condylars），中间为髁间窝。外侧髁髌面较大而突起，能阻止髌骨向外脱位。股骨两髁侧面突起部分形成内外上髁，内外上髁连线（Insall 线）与股骨滑车的前后线（Whiteside 线）垂直，两者均可作为术中股骨截骨的参考线（图 4-1）。

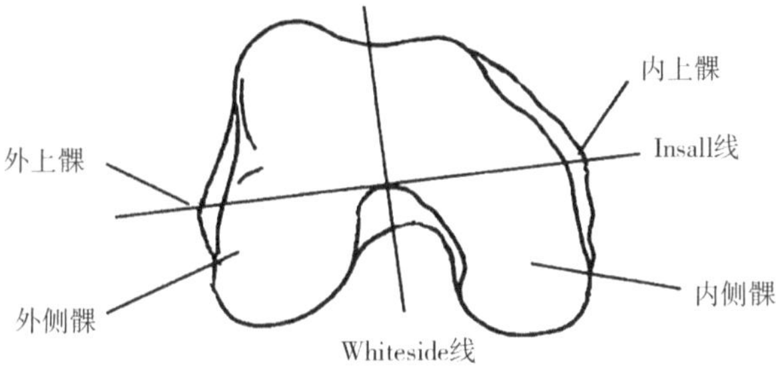

图 4-1 股骨远端结构

胫骨上端关节面形成胫骨平台，后倾 3° ~ 7°、内翻约 3°（图 4-2），胫骨平台的这种结构对于胫骨截骨及假体的安装都有重要意义。胫骨外侧平台前 1/3 为一逐渐上升的凹面，后 2/3 呈逐渐下降的凹面，内侧平台则呈一种碗形凹陷，胫骨平台这种特殊的凹面结构允许膝关节在水平面上有一定的旋转活动。

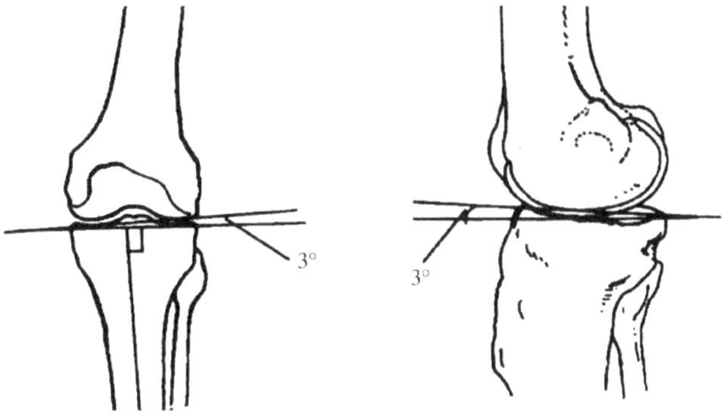

图 4-2 胫骨平台内翻和后倾

胫骨平台中央为髁间隆起，可限制膝关节的内外移动并避免股骨在胫骨上过度旋转。胫骨上端前方有一三角形隆起，称为胫骨结节。髁间隆起及胫骨结节均可作为胫骨截骨时的定位标记。

髌骨是人体最大的籽骨，与股骨形成髌股关节，起着增加股四头肌力臂和做功的作用。髌股关节由静力和动力两种结构维持。髌骨两侧有内外侧支持带，它是维持髌骨的静力性平衡机制。股四头肌内侧头附着于髌骨内缘 1/3 ~ 1/2，有对抗髌骨外移的动力性稳定作用。股内侧肌与股外侧肌的同步性收缩是维持动力性稳定的关键，因而股内侧肌的起点异常或肌肉收缩失同步可以引起髌骨轨迹异常。股四头肌肌腱、髌骨及髌韧带构成伸膝装置。

（二）肌肉

膝关节周围肌分为伸膝肌和屈膝肌两大群。

1. 伸膝肌　主要为股四头肌，其中股直肌越过髌骨表面后延伸为髌韧带，构成伸膝装置的重要部分；股外侧肌沿髌骨上缘 2 ~ 3cm 处延续为腱性组织，组成外侧支持带的一部分；股内侧肌组成内侧支持带的一部分，膝关节伸直 10° ~ 15° 时股内侧肌起主要作用，内侧髌旁入路人工膝关节置换术时由于股内侧肌受损因而患者术后早期常出现伸膝无力；股中间肌肌纤维向下止于股直肌深面和髌骨上缘，其下深部有少许肌束止于关节囊，起伸膝和牵拉关节囊的作用。

2. 屈膝肌　包括股二头肌、半腱肌、半膜肌、缝匠肌、腘肌、股薄肌和腓肠肌。半腱肌越过内侧副韧带，同缝匠肌、股薄肌一起互相重叠交织形成鹅足，止于胫骨上端内侧，与内侧副韧带形成一个鹅足囊。半膜肌腱增强关节囊的后内角，部分纤维反折形成腘斜韧带，起屈膝、内旋胫骨及稳定膝关节后方的作用。

（三）韧带组织

1. 前交叉韧带　上端附着在股骨外髁内侧面，下端附着在胫骨髁间前方，并与内外侧半月板前角相连接，其纤维分为前内侧和后外侧两部分。前交叉韧带在膝关节屈曲时松弛，完全伸直时紧张，屈曲约 45° 时，前交叉韧带最松弛。其作用在于防止股骨向后脱位、胫骨向前脱位及膝关节的过度伸直和过度旋转。

2. 后交叉韧带　上端附着在股骨内髁外侧面，下端附着在髁间后缘中部，部分纤维与外侧半月板后角相连。屈膝时，后部纤维松弛，而其他部分紧张。其作用在于防止股骨向前脱位、胫骨向后脱位及膝关节过度屈曲。

3. 内侧副韧带　分为浅、深两层（图 4-3）。浅层由前方的平行纤维和后方的斜行纤维组成，起于股骨内上髁。前部纤维向前下止于胫骨上端内面，与鹅足止点后方相邻；后部纤维在膝关节内后方与半膜肌交织，止于胫骨内侧髁后缘，参与形成腘斜韧带。充分伸膝时，内侧副韧带浅层的平行纤维及斜行纤维紧张；屈膝时，斜行纤维松弛而平行纤维紧张并在深层纤维表面向后移动从而维持关节的稳定。因此，人工膝关节置换术中纠正内侧挛缩时应首先松解内侧副韧带浅层的后部。膝关节内侧关节囊在内侧副韧带浅层深面时增厚形成内侧副韧带深层。内侧副韧带深层、鹅足各肌腱与内侧副韧带浅层之间均有滑囊形成以利于活动。

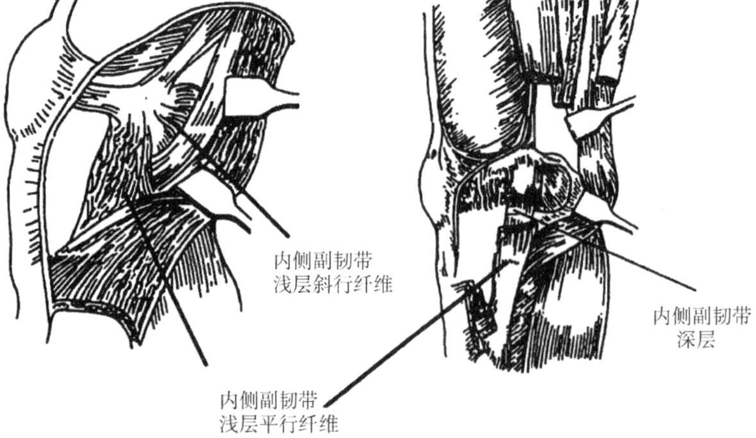

图 4-3　内侧副韧带浅层和深层

4. 外侧副韧带　位于膝关节外侧后 1/3，起自股骨外上髁，止于腓骨茎突。充分伸膝时，外侧副韧带紧张，屈曲时则松弛。

5. 腘斜韧带和弓状韧带 腘斜韧带为半膜肌的反折部，自胫骨后上方斜向上外，止于股骨外上髁后方，与关节囊后部融合防止膝关节过伸。腘斜韧带表面有腘动脉经过。关节囊后外侧部纤维增厚，形成弓状韧带，越过腘肌腱，向上附着于股骨外上髁的后面，向下附着于腓骨小头和胫骨外侧髁的边缘。

（四）半月板

半月板是关节内唯一没有滑膜覆盖的组织，周缘厚，内侧薄，下面平坦，上面凹陷，切面呈三角形，半月板的前后角借纤维组织连接固定于髁间棘周围。内侧半月板较大，呈“C”形，前窄后宽，与关节囊紧密结合，其后角与半膜肌相连，故有一定活动度。外侧半月板较小，呈2/3环形，前后角大小相当，半月板周围与关节囊的紧密结合被腘肌腱所打断，并在后关节囊上形成腘肌裂孔，故外侧半月板较内侧板的活动性更大。在它的后端，有一坚强的斜行纤维束附着于股骨内侧髁，与后交叉韧带相邻，根据其与后交叉韧带的关系，分别称之为半月板股骨前、后韧带，又称第3交叉韧带。位于前面者又称为Humphry韧带，位于后面者又称为Wrisberg韧带。在两板的前方有膝横韧带。半月板只有外缘10%～30%由邻近关节囊及滑膜的血管供血，损伤修复后可愈合，其他部位血供较差。

（五）关节囊、滑膜、脂肪垫及滑囊

膝关节关节囊薄而松弛，本身对关节的稳定无多大作用，周围有韧带加强。膝关节滑膜是全身最大的滑膜，内衬在关节囊内侧。关节内多数无血管组织依赖关节滑膜分泌的滑液获得营养，部分滑膜隆起形成皱襞。膝关节内脂肪垫充填在髌骨、股骨髁、胫骨髁和髌韧带之间，将关节囊的纤维层与滑膜分开，具有衬垫和润滑的作用。膝关节周围有很多肌腱，因此滑囊也较多。

（六）血管及神经

膝关节由股动脉、腘动脉、胫前动脉和股深动脉发出的分支构成动脉网（图4–4）。旋股外侧动脉降支、膝最上动脉均发自股动脉，分别行于膝关节外侧和内侧，参加膝血管网；膝上内侧和外侧动脉均由腘动脉发出，与其他动脉吻合；膝中动脉从腘动脉发出，供应腓肠肌和关节囊，不参加膝血管网。膝下内外侧动脉均发自腘动脉，与其他动脉吻合。股深动脉第3穿支也发出分支参与膝关节血管网的血供。膝关节前部由股神经的肌皮支、闭孔神经前支及隐神经支配。部分患者全膝关节置换术后可出现髌骨外侧局部皮肤麻木，与隐神经至髌骨外侧的分支受损有关。

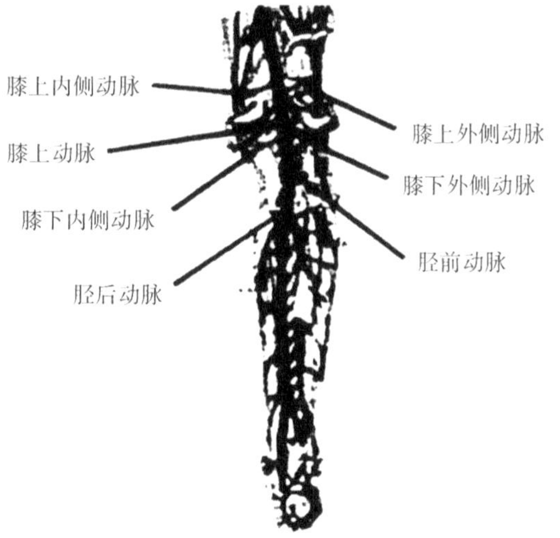

图4–4 膝关节动脉网

二、膝关节的生物力学

（一）膝关节的力学稳定

膝关节面表浅、匹配度小，其稳定机制主要包括3个方面：关节面和半月板提供的几何稳定性；关节囊、关节周围韧带提供的外在稳定性；膝关节周围肌肉提供的动态稳定性。其中，膝关节最大的稳定结构是提供动态稳定的肌肉和提供外在稳定的韧带组织。

1. 内侧稳定结构　包括内侧副韧带（mdidal collateral ligament，MCL）、后内侧关节囊、内侧半月板和交叉韧带组成的静力稳定结构以及半膜肌、股内侧肌和鹅足构成的动力稳定结构，其中 MCL 是最重要的静力稳定结构。

2. 外侧稳定结构　包括外侧副韧带（lateral collateral ligament，LCL）、外侧和后侧关节囊、交叉韧带组成的静力稳定结构和股二头肌腱、腘肌腱、髂胫束、股外侧肌扩张部组成的动力稳定结构。

3. 对抗胫骨前移的结构　包括股四头肌、前交叉韧带、内侧副韧带和后关节囊以及半膜肌腱和腘肌腱。膝关节后方稳定主要由后交叉韧带和关节囊维持。

膝关节旋转稳定由上述结构共同维持，膝关节伸直位时，股骨在胫骨上内旋，股骨颈骨关节面匹配最好，侧副韧带和交叉韧带紧张，从而使膝关节获得最大的稳定性。在人工膝关节假体设计中，稳定性与关节的活动度是一对矛盾，但两者均是膝关节正常功能所必需的，人工关节置入后的稳定更多地依赖于关节周围的结构，尤其是侧副韧带的平衡。

（二）膝关节的运动

1. 膝关节的屈伸活动　膝关节正常屈伸范围约为 145°。在矢状面，膝关节的屈伸活动并非围绕着同一个旋转中心，而是在运动过程中产生多个瞬时旋转中心（图 4-5）。在不同的屈伸角度描出的瞬时旋转中心可在股骨髁上形成一个“J”形曲线。

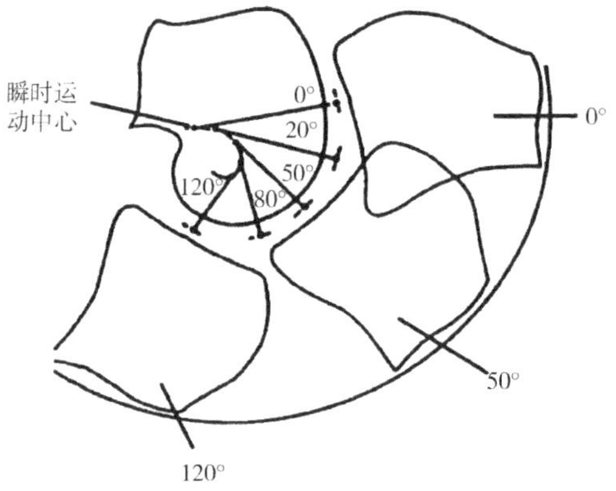

图 4-5　膝关节瞬时运动中心

在膝关节屈伸活动中，由于交叉韧带的存在，膝关节屈曲时，胫骨和股骨之间不仅存在滑动还存在滚动。屈膝时股骨和胫骨的接触面相对后移、股骨在胫骨上发生后滚运动（roll back），伸膝时接触面则发生前移、股骨在胫骨上发生前滚运动（roll forward）。一般认为，膝关节从伸直到屈曲 20° 的运动方式主要是滚动，而从屈膝 20° 到完全屈曲则主要是滑动。

2. 膝关节的旋转活动　膝关节在完全伸直前具有一定的旋转活动。不同的屈膝角度下膝关节的旋转程度不同。如果以股骨髁为参照，膝关节屈曲 90°，胫骨可出现 20° 的内旋；反之，伸膝时，伴有胫骨外旋 20°。胫骨棘对阻止膝关节旋转有一定的作用。当股骨试图越过胫骨棘时，膝关节的软组织张力将明显增加，从而组织膝关节的进一步旋转。

3. 膝关节的侧方活动　除屈伸、旋转运动外，作用于足部的力量还可以使膝关节产生轻度侧方运动。伸膝位，关节内外翻活动范围约 2°，屈膝时增至 8° 左右。

4. 髌骨的活动　髌骨的活动和其与胫骨结节的位置、Q 角、下肢力线及骨性解剖有关。在膝关节整个屈曲活动过程中，髌骨滑动范围为 7 ~ 8cm。在日常生活中，膝关节具有一定的屈伸范围才能完成相应的动作。步行时，约需 70°，上下楼梯需 100°，从椅子坐起需 105°，坐低沙发需要 115°，地下拾物需 117°，上下台阶时所需活动度还与身高和台阶高度有关。行走时，膝关节外展约 8°。

综上所述，膝关节的运动不是一个简单的屈伸运动，而是一个包含屈伸、滚动、滑动、侧移和轴位旋转的复杂的多方向的运动模式。所以，模仿膝关节生物学运动的假体设计是极其复杂的。

（三）膝关节的负荷与磨损

日常生活中，膝关节承受着很大的负荷，膝关节的受力与体重、肌力、活动、膝关节解剖异常（如内外翻畸形等）等有关。

平地行走时，膝关节作用力主要有：地面反作用力、髌韧带拉力和胫股关节压力。膝关节站立位的静态受力为体重的 0.43 倍，行走时可达体重的 3.02 倍，平地快速行走时可达体重的 4.3 倍，上楼梯时则可达体重的 4.25 倍，下楼梯时可达体重的 4.9 倍。

髌骨受力包括股四头肌肌力、髌韧带拉力和髌股关节压力，它们形成一个平衡系统。髌股关节压力随膝屈伸程度和受力发生变化。站立位屈膝 30° 时，髌股关节压力与体重相当，屈膝 60° 时，髌股关节间压力升至体重的 4 倍，屈膝 90° 时为体重的 6 倍。上台阶时髌股关节受力可达 3.3 倍体重，下台阶时重力使股骨有向前移动的倾向，这主要靠髌股关节的反应力和后交叉韧带的张力来对抗。Q 角的改变会使髌股关节面受力发生改变。

膝关节磨损与关节面接触面积大小等密切相关。膝关节借关节软骨、半月板、滑液等完善关节面匹配、减少接触应力，并均匀分布负荷。人工膝关节虽能模拟正常膝关节部分结构与功能，但仍有很大差距。

（四）下肢轴线（图 4-6）

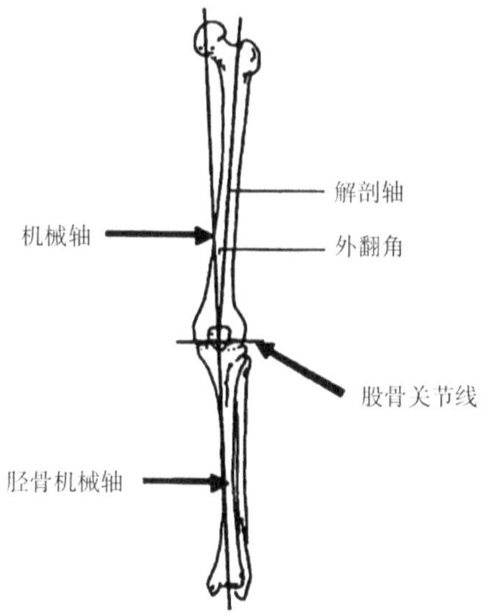

图 4-6 下肢轴线

1. 解剖轴　为股骨和胫骨的中心纵轴。

2. 机械轴　为膝关节伸直位髋关节、膝关节、踝关节中点的连线。生理条件下，此轴线为一直线，与站立时的负重线一致。股骨机械轴是股骨头中心与膝关节中心的连线，胫骨机械轴为膝关节中心与踝关节中心的连线，胫骨机械轴与解剖轴基本一致，股骨和胫骨解剖轴形成一向外 170° ~ 175° 的角，即胫股角。股骨解剖轴与机械轴形成 -5° ~ 10° 的生理外翻角。外翻角与股骨颈夹角、股骨颈长短、股骨内外翻等几何结构有关。

3. 膝关节线　股骨关节线为股骨远端的切线，股骨关节线与股骨解剖轴形成一向外约 81° 的角。正常情况下，胫骨平台关节线与股骨关节线平行，因此胫骨关节线与胫骨轴线向外形成约 93° 的角。站立时双脚并拢，关节线与地面平行，机械轴向内倾 2° ~ 3° 。把脚略向外移，使机械轴与地面垂直，则关节线内端下移，形成 2° ~ 3° 。行走时关节线与地面平行。

4. 股骨髁上线　即通过股骨内、外上髁的水平线，相当于内外侧副韧带止点的连线。股骨髁上线与股骨解剖轴形成平均约 84° 的角，与关节线成 3° 。股骨髁上线与下肢机械轴几乎垂直。

（五）膝关节置换术后的生物力学

人工全膝关节置换（total knee arthroplasty，TKA）的目的主要包括：消除疼痛畸形，恢复关节的正常功能，要求置入的人工关节能长期存活。具体来说，就是要求能替代病变结构，下肢负荷有合适的机械传导，尽可能恢复运动功能等。

从外表看，TKA 术后的膝关节和正常的膝关节相似，但实际上二者有很大的区别。一方面，TKA 术后的膝关节是发生了病理改变的膝关节；另一方面，虽然膝关节假体的表面与正常的股骨和胫骨关节面相似，但它们的几何学是完全不同的。生理状况下，膝关节周围韧带上的负荷仅相当于它们所能承受负荷的 30%。正常的韧带可被拉伸 3%，并能恢复到原始长度，如果进一步拉伸，韧带将发生变形；当被拉伸到 9% 时，韧带将发生断裂。TKA 术中，关节面和半月板几何形状提供的膝关节内在稳定性被破坏。如果切除交叉韧带，那么交叉韧带的机械力学功能及神经功能（本体感觉）也将被破坏。术中，肌肉也不可避免地遭到部分破坏。因此，TKA 术后膝关节原有的内在稳定性和部分外在稳定性被破坏，这就需要利用假体本身的内在稳定性和必要的软组织平衡技术来重建膝关节的稳定。TKA 术后膝关节的稳定性来源于假体的几何形状和它们的位置，如果通过假体的设计来获得膝关节稳定性，负荷就不可避免地被传导到骨 - 假体界面上。所以，设计者应该设法使传导到骨 - 假体界面上的负荷变小。当膝关节的关节面和交叉韧带被切除后，正常膝关节的滚动 - 滑动机制就不复存在。目前，后稳定型假体一般是采用各种后稳定装置来重建膝关节的后滚运动，但如果某个运动是由假体产生的，就会有更大的负荷传导到界面上，假体就更容易松动。

总之，关节面提供的内在稳定性和交叉韧带提供的外在稳定性被破坏得越多，对假体的内在稳定性要求就越高，这对于假体的长期固定来说是有害的。因此，TKA 术后的膝关节稳定性最好由关节外的稳定结构来提供（肌肉、韧带和关节囊等）。

三、适应证及禁忌证

（一）适应证

人工全膝关节置换术的主要适应证为膝关节重度疼痛和功能障碍，相对适应证包括畸形和不稳定，但只有在正规保守治疗（包括理疗、药物治疗以及改变日常生活方式等）无效时，才可考虑手术。其具体适应证包括：

1. 骨关节炎（osteoarthritis，OA） 站立位 X 线片上膝关节间隙明显狭窄和（或）伴有膝关节内外翻畸形，其症状已明显影响关节活动和生活的病例，经保守治疗不能缓解者。

2. 类风湿关节炎（rtheumatoid arlhritis，RA）、强直性脊柱炎（ankylosing spondylitis，AS）及其他炎性关节病的膝关节晚期病变 RA 及 AS 患者的平均年龄较 OA 小，但关节周围结构挛缩。因此对 RA 及 AS 患者的疗效不应期望过高。

3. 血友病性关节炎（hemophilic arthritis） 血友病性关节炎晚期患者，膝关节功能障碍和（或）畸形明显，对工作生活影响很大，X 线片上骨质破坏严重者。

4. 创伤性关节炎 如胫骨平台骨折后关节面未能修复而严重影响功能的病例。

5. 其他 如膝关节或股骨、胫骨干骺端的感染，膝关节骨软骨坏死不能通过常规手术方法修复，膝关节周围肿瘤切除后无法获得良好重建的病例。

（二）禁忌证

1. 膝关节周围或全身存在活动性感染 为手术的绝对禁忌证。

2. 膝关节肌肉瘫痪或神经性关节病变 如帕金森综合征等。

3. 膝关节周围软组织缺损 行 TKA 术后假体可能外露，必要时在整形手术之后或同时进行膝关节置换术。

4. 其他 无症状的膝关节强直、过高的生理或职业要求、一般情况差、严重骨质疏松、依从性差不能完成功能锻炼等。

四、膝关节置换术的术前准备

（一）术前教育

术前对患者进行系统的指导是术前准备的重要环节。首先要向患者做好自我介绍，向患者告知术前生理和心理准备、术后处理措施和术后恢复过程，这样有利于患者对医师产生信赖、促进患者功能恢复、提高患者满意度。然后根据患者病因学情况、病变程度、并发的疾病，向患者告知手术风险及可能的预期效果。如果不对患者进行这些教育，患者的期望值过高或患者对医师失去信任，那么无论多么成功的手术也不能使患者满意。另外，术前还需指导患者行股四头肌功能锻炼以促进术后康复。

（二）体检

全面检查脊柱、髋关节、踝关节等以排除这些部位同时患病的可能。

体检时还应注意有无牙龈炎、皮肤破溃等可能引起感染的病灶。应注意检查膝关节有无陈旧性伤口、慢性蜂窝织炎、下肢足背动脉搏动情况。记录患者膝关节活动度、稳定性、伸膝装置张力和股四头肌肌力。

（三）放射学检查

TKA 术患者的放射学检查应包括：站立位双下肢负重全长相、患膝正侧位、髌骨轴位相。下肢全长相有助于正确判断下肢的机械轴和解剖轴，并有利于判断下肢有无畸形，包括关节外畸形。膝关节正位片上应评估内侧和外侧间隙的关节面、有无骨赘及软骨下骨的情况。侧位片上，观察髌股关节情况及关节内有无游离体。髌骨轴位相能更好地评估髌股关节的对线、关节间隙和关节面的情况，有利于观察髌股关节是否存在髌骨脱位等。

五、人工膝关节假体的选择

随着技术进步及运动等研究的发展，现已设计出多种类型的膝关节假体。人工膝关节假体可有多种分型方法。

（一）固定方式

按固定方式分型，膝关节假体可分为骨水泥型、非骨水泥型和混合型。骨水泥固定始于 20 世纪 60 年代末，至 20 世纪 70 ～ 80 年代取得了飞速发展。骨水泥的聚合过程需数分钟，可分为液体期、面团期和固体期。骨水泥的液体期和固体期不易受外界因素的影响，而面团期则对外界因素比较敏感。降低温度可延长液体期到面团期的时间，湿度也有同样的作用，但作用有限。真空技术和离心技术可将骨水泥的疲劳寿命提高到 136%。对于 TKA 骨水泥鞘，多数文献认为骨水泥鞘的理想厚度是 2mm，但并没有明确的规定，而且股骨和胫骨侧的骨水泥厚度也是不一样的。胫骨侧由于存在很大的应力，因此需要骨水泥提供坚强的支撑。

非骨水泥型和骨水泥型一样可以取得良好的长期效果，而且没有骨水泥并发症，对骨骼的损伤较小，但主要适用于年轻、活动量较大的骨关节炎患者，而且对手术的要求较高。非骨水泥型 TKA 中，仅股骨侧的固定是成功的，因而目前很少采用。混合型 TKA 目前尚缺乏长期随访资料。在混合型 TKA 中，一般推荐采用骨水泥型胫骨和髌骨假体、非骨水泥型股骨假体。

（二）限制程度

按限制程度可将膝关节假体分为全限制型、高限制型和部分限制型。全限制型假体术后膝关节只限于单一平面活动，容易引起假体 – 骨水泥 – 骨界面应力集中，中远期假体松动、感染等并发症的发生率很高，常用的为人工铰链式膝关节假体，仅适用于膝关节翻修术、骨肿瘤重建术或有严重骨缺损及关节稳定性差的病例。高限制型假体以 CCK、TC3 等为代表，主要用于侧副韧带严重受损的初次置换或关节不稳定的翻修术。部分限制型假体以后稳定型（PS）或称后交叉韧带替代型（CS）及后交叉韧带（CR）保留型假体为代表。后交叉韧带替代型假体通过胫骨垫片中央的凸起和相应的股骨髁间凹槽替代后交叉韧带的功能，其优点是适应证广，对于后交叉韧带功能不全或因膝关节屈曲挛缩无法保留后交叉韧带的病例无疑是最好的选择。后交叉韧带（CR）保留型假体保留的后交叉韧带维持了关节稳定性，因而允许胫骨关节面采用低限制设计从而获得更大的关节活动度。

（三）后交叉韧带保留型和替代型假体

1. 后交叉韧带保留型假体　其优点在于，后交叉韧带能增强膝关节的稳定性、分散应力、控制股骨在胫骨上的后滚运动并保留其本体感觉。但后交叉韧带保留型 TKA 中，胫骨平台后倾角度偏小或屈曲间隙过紧会产生杠杆作用，导致胫股关节之间应力过大，增加聚乙烯的磨损。如果胫骨平台后倾过大或 PCL 功能丧失，伸膝时胫骨将会向前发生半脱位，屈膝时则会发生胫骨后侧半脱位。后交叉韧带保留型

TKA 中，关节线升高或降低都会对 TKA 的手术效果产生明显影响。另外，老年患者的后交叉韧带往往发生了退变或强度降低，对于这些患者不应该选择保留后交叉韧带。

2. 后交叉韧带替代型假体　后交叉韧带替代型 TKA 软组织平衡更简单，可以很好地矫正膝关节严重畸形，不强调恢复关节线的高度，且膝关节的运动力学更接近正常，垫片磨损较小。

（四）固定垫片和活动垫片假体

固定垫片假体已有 30 年的历史，效果确切。人体膝关节除屈伸运动外，还有旋转、滑移、内外翻等多种形式的运动，从而使应力传导至胫骨假体的金属底座与聚乙烯垫片之间，引起聚乙烯垫片的下表面磨损。磨损产生的微小聚乙烯颗粒会引起明显的骨溶解，从而损害 TKA 的长期疗效。因此，假体设计必须解决胫股关节的高匹配度与旋转自由度之间的矛盾。

活动垫片型假体体现了人体膝关节的运动力学特点。聚乙烯垫片与胫骨和股骨假体形成双面关节，垫片上关节面与股骨假体部分或完全匹配下关节面平坦可在胫骨假体上旋转及前后左右移动。因而同时具有活动性与限制性，解决了假体胫股关节间轴向旋转和内外翻运动的问题，减少了传递至假体 - 假体或假体 - 骨水泥界面的应力，延缓了假体松动。体外模拟实验表明，与固定垫片假体相比，活动垫片假体接触面积较大，磨损较小；静态及动态分析提示活动垫片假体聚乙烯表面压力较小；模拟扭转压力或假体旋转不良时，活动垫片假体压力分布较固定垫片假体均匀，压力峰值较小。但需要说明的是，活动垫片假体可再分为很多类型，并不是所有的活动垫片假体都是一样的。根据不同的分类方法，活动垫片假体可进一步分为旋转平台和活动半月板假体、旋转平台膝和高屈曲旋转平台假体等。年轻患者术后功能要求高，我们建议采用高屈曲旋转平台膝。

六、膝关节置换术的手术入路

（一）皮肤切口

人工膝关节置换术的皮肤切口包括：膝正中切口、偏内侧弧形切口和偏外侧弧形切口。其中以膝关节正中切口（图 4–7）最为常用，它可以方便手术显露，术后切口愈合也很好。如果患者膝关节局部有陈旧性切口，则尽可能利用原切口。自髌骨上极近端约 5cm，止于髌骨下极远端约 3cm，切开皮肤后，沿切口进一步向下切开皮下脂肪层和浅筋膜层，直达伸膝装置，然后在浅深筋膜之间向两侧适度游离内外侧皮瓣。不要过多剥离，也不要在皮下脂肪层进行剥离，因为皮肤的血供是由深部组织到深筋膜再到皮肤的，所以皮瓣一定要有一定厚度，否则，可能会引起皮肤坏死、感染，影响伤口愈合和术后功能锻炼。

（二）关节囊切口

1. 内侧髌旁入路（图 4–8）　该入路优点是难度小，切口延长方便，显露充分，神经血管创伤小，大多数膝关节手术都可经此切口完成。不足之处在于不利于显露膝关节后方结构，也不宜于膝关节外侧手术。但并发症较少，最常见的是切口愈合不良，其次是隐神经髌下分支损伤，患者术后出现膝关节前外侧皮肤麻木。内侧髌旁入路切断了股四头肌肌腱的内 1/3，术后早期患者伸膝功能受一定程度的影响，尤其是伸直最后 20° 。较严重的并发症是髌韧带断裂，常在勉强翻转髌骨时发生。

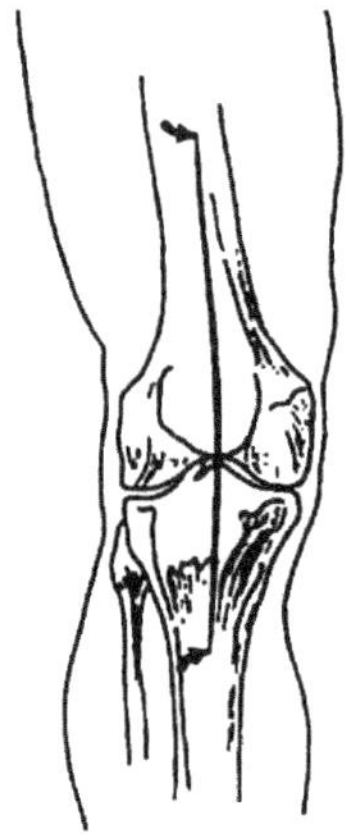

图 4–7　前正中切口

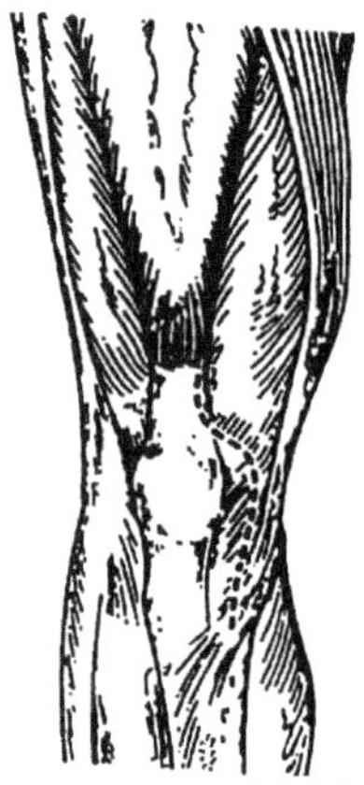

图 4–8　内侧髌旁入路

沿股中间肌肌腱和股内侧肌之间切开，向下距离髌骨内缘约 5mm 切开关节囊及髌支持带至髌韧带内侧，延伸至胫骨结节内侧约 1cm 处。髌骨内缘保留 0.5 ~ 1.0cm 的腱组织，使两侧有足够坚强的软组织便于缝合伤口。必要时，为进一步显露可作股四头肌腱近端斜行劈开以便于翻转髌骨。切开内侧支持带、关节囊和滑膜，进入关节腔。

内侧关节囊切开后，清理髌上囊、髌下脂肪垫和内外侧间隙内的纤维性粘连组织，暴露胫骨近端。一般首先做胫骨近端内侧结构的骨膜下剥离。适度屈膝，将内侧支持带从胫骨表面剥离，向后直达后内侧半膜肌肌腱附着处。当内侧胫骨解剖到半膜肌止点附近时，屈曲外旋胫骨有利于减轻伸膝装置张力，方便膝关节的显露并避免髌韧带撕裂。可通过剥离内侧副韧带浅部、扩大胫骨内侧骨膜下解剖范围进行膝关节的内侧松解。处理外侧胫骨时，应由里向外，从股外侧肌延伸到胫骨近端做外侧松解，这样可以游离和延长影响髌骨翻转的髌骨外侧索，减小翻转髌骨时髌韧带的张力。伸膝位翻转髌骨，然后缓慢屈膝，注意观察髌韧带止点的张力情况，如果太紧，将切口向股四头肌近端延伸。如果暴露已经很充分，也可以不翻转髌骨。也有学者认为，翻转髌骨时过度牵拉股四头肌，可能造成患者术后股四头肌肌力下降、影响术后功能恢复，因此建议将髌骨向外侧脱位而不翻转髌骨。切除内外侧半月板和前（后）交叉韧带，向前将胫骨平台脱位。咬除股骨、胫骨和髌骨骨赘，如果滑膜增生严重，尽量予以切除，从而减少周围软组织张力并避免术后假体撞击和软组织嵌入。如股四头肌挛缩或膝关节强直，传统切口显露膝关节困难，可采用股直肌离断、股四头肌 V–Y 成形术或胫骨结节截骨术。

（1）股直肌离断（图 4–9）：这种方法是在传统的内侧髌旁入路的基础上，将近端切口 45° 斜向股直肌外上方，在靠近股直肌腱腹联合处，离断股直肌。这种方法简单易行，不会伤及外侧膝上动脉，不影响术后康复和股四头肌功能。但该入路改善膝关节的显露效果有限，对于严重膝关节僵硬患者，可能需要采用显露效果更为良好的股四头肌 V–Y 成形术等其他方法。

（2）股四头肌 V–Y 成形术（Coonse–Adams 入路，图 4–10）：主要适用于股四头肌长期挛缩、膝关节强直、其他手术入路无法满足要求的膝关节。此入路要求股四头肌功能基本正常，肌肉收缩能力良好，否则改行胫骨结节截骨入路。自股四头肌肌腱切口顶端接近股四头肌腱腹联合处另作一个与肌腱切口方向成 45° 夹角的向外下方的延伸切口，切断股四头肌，此时股四头肌腱连同髌骨、髌韧带，向远端翻转，完全显露膝关节前方结构。

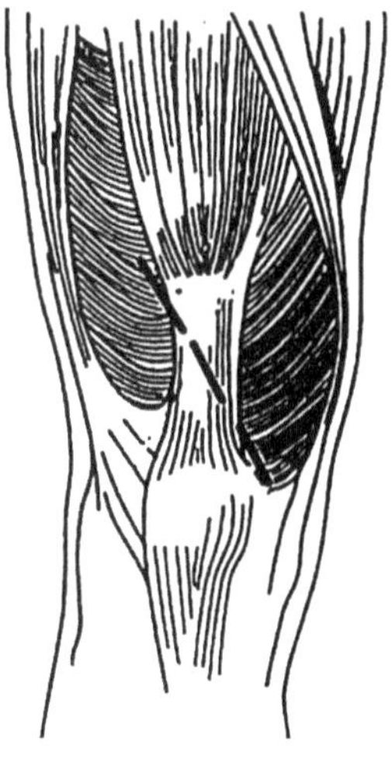

图 4–9 股直肌离断

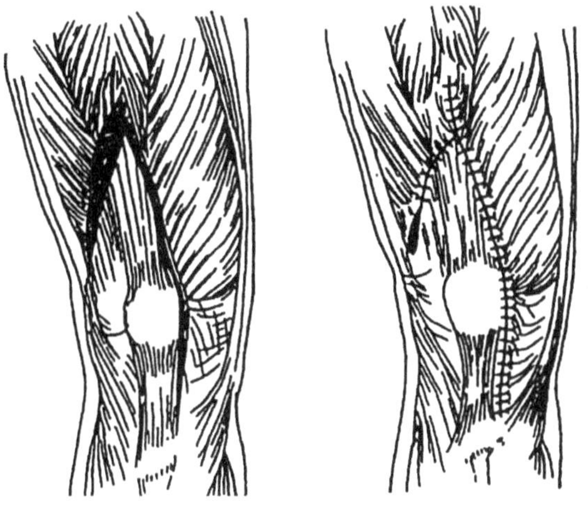

图 4–10 股四头肌 V–Y 成形术

关闭切口时，在允许膝关节有 90° 屈膝的前提下，尽可能将软组织在解剖位缝合，防止伸膝装置的过度延长，对髌骨外侧支持带的斜形切口，可根据髌股关节对合情况，只做部分缝合，这对髌骨外脱位或半脱位可起到外侧松解作用。

（3）胫骨结节截骨术（Whitesides）：胫骨结节截骨入路可用于伸膝装置重新对线、髌股活动轨迹异常，需要充分显露僵直膝关节、纠正胫骨结节位置异常、松解挛缩伸膝装置。膝前内侧髌旁内侧入路切口，向远端延伸，止于胫骨结节下 8 ~ 10cm。骨膜下显露胫骨内侧近端胫前嵴，用电锯自内向外截取一块包括胫骨结节和胫骨前嵴近端在内的长约 7cm、近端厚度约 2cm、远端宽度 1.2 ~ 1.5cm、厚度约 1cm 的骨块。骨块外侧缘仍与小腿软组织、筋膜、股四头肌扩张部相连，以保留血供。截骨完成后将整个骨块向外翻转，手术完成后骨块复位，可用 2 ~ 3 枚皮质骨螺钉固定或用钢丝结扎固定。但螺钉可能造成植骨块局部应力异常，容易出现骨折，所以通常采用钢丝捆绑固定截骨块。从胫骨内后穿入 3 根钢丝，其中 1 根经截骨块近端穿出，防止截骨块移位，另外 2 根从胫骨外侧穿出，出孔位置要高于内侧入孔。

2. 股内侧肌下方入路（Southern 入路） 首先，该入路最大的优点是保护了伸膝装置。其次，该入路有利于保护髌骨血供。走行在股内侧肌中的膝上内侧动脉，是构成膝关节血管网的重要组成，内侧髌旁入路常损伤该动脉。该入路适应证与内侧髌旁入路一样，但不适用于翻修术、胫骨近端截骨史和肥胖患者。另外，该入路对外侧间室的暴露不如内侧间室，所以严重畸形或关节僵硬的患者也不适用。屈膝 90°，自距髌骨上极约 8cm 处，沿膝前向下至胫骨结节内侧旁开 1cm 处，切口皮肤、皮下脂肪、浅筋膜层。钝性分离股内侧肌与其下方肌间隔，然后向前牵开股内侧肌肌腹。在髌骨中部水平，横断股内侧肌肌腱关节囊移行部 2 ~ 3cm。接着，向前外侧提拉髌骨，从髌上囊经髌下脂肪垫，向下至胫骨结节，切开关节囊。伸膝位向外翻转髌骨，然后逐渐屈曲膝关节。如果髌骨翻转困难，可进一步松解髌上囊或向近端分离股内侧肌肌腹与股内侧肌间隔的连接。

3. 前外侧入路（外侧髌旁入路） 前外侧入路主要适用于严重外翻畸形患者。因为严重外翻畸形时，常规内侧髌旁入路对膝外侧结构暴露不充分，对膝外侧挛缩组织松解不彻底使外翻畸形矫正不足。另外，内侧髌旁入路切断了髌骨的内侧血供，而且膝外侧支持带松解会进一步破坏髌骨血供，造成髌骨血供障碍或坏死。该入路不利之处在于手术技术要求高，膝关节内侧结构保留不充分，髌骨翻转较困难，膝关节外侧需用髂胫束或筋膜修复外侧组织缺口。

膝前稍外侧作皮肤弧形切口，胫骨结节处旁开 1.5cm，远端止于胫骨结节 5cm 处。切开皮肤、皮下组织和浅筋膜层，向内侧剥离髌骨支持带浅层纤维直至伸膝装置边缘，切开深筋膜进入关节腔。切开深筋膜时距离髌骨外缘 1 ~ 2cm，经 Cerdy 结节内缘，距胫骨结节外 2cm，向下进入小腿前肌筋膜。截除胫骨结节并连同髌骨一起向内翻转，保留髌下脂肪垫，屈膝 90°，显露关节。

4. 经股内侧肌入路 该入路的优点在于不损伤股四头肌腱和股内侧肌的附着，保护伸膝装置的完整。主要缺点在于术中显露较内侧髌旁入路差。肥胖、肥大性关节炎、胫骨高位截骨史和屈膝 <80° 的患者，不宜采用该入路。屈膝位，采用标准的膝前正中切口，依次切开皮肤、皮下组织和浅筋膜，向内侧分离，显露髌骨和股内侧肌与股四头肌肌腱交界的位置，钝性分离股内侧肌，然后距离髌骨内缘 0.5cm 向下，远端止于胫骨结节内侧 1cm，切开关节囊。

七、膝关节置换术的手术要点及软组织平衡

显露后，膝关节手术的要点在于截骨和假体的安装及软组织平衡。TKA 手术包括 5 个截骨步骤。不管采用骨水泥型还是非骨水泥型固定，这 5 个步骤是相同的。对于常规 TKA，在截骨并去除骨赘后，根据韧带的平衡情况决定是否还做其他处理。TKA 的 5 个基本截骨步骤包括（图 4-11，图 4-12）：胫骨近端截骨，股骨远端截骨，股骨前后髁截骨，股骨前后斜面截骨，髌骨截骨。对于后交叉韧带替代型假体，需进行髁间截骨并去除后交叉韧带。股骨与胫骨截骨的先后顺序无明确要求。如果膝关节相对较松弛、胫骨平台显露容易，则可先行胫骨截骨，此时可参考胫骨的截骨面确定股骨假体的外旋。如果膝关节紧张或后倾较大，胫骨平台难以充分暴露，则先行股骨截骨。

（一）胫骨截骨

一般认为，术中只要能做到准确运用，髓内、髓外定位的临床效果应该是完全一致的。髓内定位的关键是准确选择髓腔入点，通常在前交叉韧带止点的外侧缘与外侧半月板前角附着部之间或胫骨结节中内 1/3 对应的位置。确认方向正确后即可钻孔开髓。开髓口应比髓内定位杆的尺寸略大，以利于髓腔引流。髓腔定位杆插至合适位置后，固定截骨模块。此时，取出定位杆，保留截骨模块。髓外定位时，定位杆沿胫前肌向下，与胫骨前缘平行，指向距骨中心。需要注意的是，胫骨平台中心与距骨中心的连线为力

线方向，而距骨中心位于内外踝中点偏内侧 3 ~ 5mm。因此，在采用胫骨髓外定位时，不要将定位杆远端直接对准内外踝连线中点，而应稍偏内侧，并处于第二趾上。

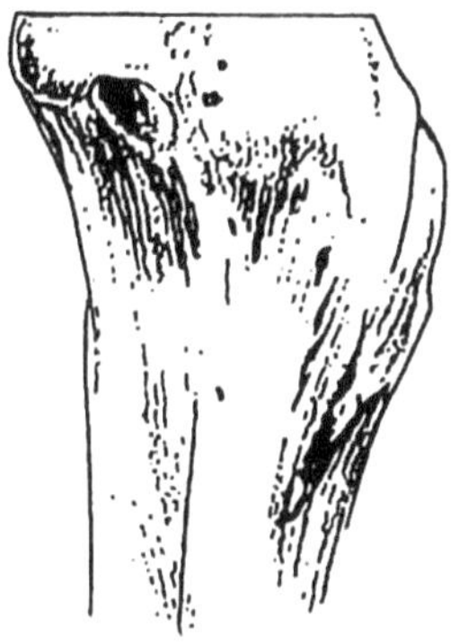

图 4-11 胫骨近端截骨

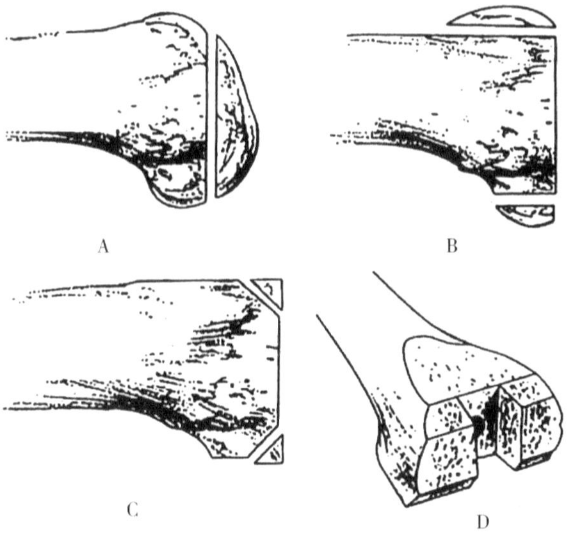

图 4-12 TKA 基本截骨步骤

A. 股骨远端截骨；B. 股骨前后髁截骨；C. 股骨前后斜面截骨；D. 股骨髁间截骨

胫骨截骨的厚度应与胫骨假体的厚度相等。大多数情况下，胫骨垫片的厚度可选择 10mm，因此，截骨的位置应在正常胫骨平台下 10mm。存在骨缺损时，一般不应为了消除骨缺损而任意加大截骨的厚度，残留的缺损根据情况做相应处理。如果残留的缺损仅有 1 ~ 2mm，可增加截骨厚度以消除缺损；但对较大的缺损，应先按 10mm 厚度截骨，然后根据残留缺损情况决定进一步处理方法。对内外侧胫骨平台都有骨缺损的患者，不能一味强调截骨量和替换假体厚度对等的原则，因为随着截骨厚度的增加，胫骨骨质的强度减弱，还会损伤侧副韧带的附着结构，影响关节线的位置。此时，应根据具体情况，采用自体、异体植骨或垫片加强等方法来进一步处理。

在冠状面上，胫骨截骨有两种方法。最常用的一种是胫骨截骨面与下肢力线垂直。由于正常胫骨平台存在 3° 左右的内翻角度，因此这种方法切除的平台外侧骨量要多于内侧。另一种方法是，使截骨面与胫骨关节面相平行、与下肢力线呈 3° 内翻，此时胫骨平台内外侧截骨量相等。但临床研究发现，内翻造成的不良后果要远远超过外翻者，而且，胫骨近端 3° 的内翻截骨并不能明显改善临床效果。因此，大多数学者倾向于垂直于下肢力线行胫骨近端截骨。需要注意的是，无论胫骨采取哪种截骨方式，股骨截骨必须与其相对应。如胫骨采取垂直下肢力线的方法截骨，那么股骨截骨时应有 3° 外旋或股骨假体具有相应外旋角度。如果垂直于胫骨平台截骨，则股骨截骨时无须外旋。临床上最常见的是胫骨截骨时过度内翻，胫骨定位系统安装不当是其主要原因。

正常胫骨关节面有一 3° ~ 7° 的后倾角，因此术后假体关节面同样应有一向后 3° ~ 7° 的倾斜角，以便膝关节屈曲活动的完成。如果假体不带后倾，胫骨近端截骨时需有一定的后倾角度；如果假体本身具有后倾角度，则垂直下肢力线截骨即可。

胫骨假体应尽可能多地覆盖胫骨截骨面，这样假体获得的支撑就越大。但临床上，假体很难完全与截骨面匹配。如果假体前后径较截骨面略小，应将假体偏后放置，因为胫骨后方骨质强度大。但如过度偏后，可能加重对后交叉韧带磨损及增加关节周围软组织张力。胫骨假体内外旋及内外侧位置的安装，可依据股骨假体的位置为参考，也称为自定位法。方法是，首先确定股骨假体试模的位置，然后安装胫骨假体试模，屈伸膝关节，胫骨假体会顺应胫股关节面的几何形状自动对合股骨髁。然后根据胫骨假体试模的位置在胫骨皮质上做好标记，供制作胫骨骨槽参考。

（二）股骨截骨

股骨截骨一般选用髓内定位系统，也可选用髓外定位，但不如髓内定位准确。髓腔入点位于股骨髁间切迹中点、后交叉韧带止点前缘约 10mm 处。将手指放在股骨干前方有助于估计钻孔的方向。为保证髓内定位杆的准确性，定位杆近端必须抵达股骨干峡部。髓内定位杆表面带有纵向减压槽，或者呈中空，使脂肪组织能顺利流出髓腔，防止髓内压过高造成脂肪栓塞。另外，髓内定位杆入点较定位杆直径大，也有利于脂肪组织流出、防止脂肪栓塞。

1. 股骨远端截骨　安装髓内定位杆并固定于外翻 4° ~ 6° 。一般情况下，对于内翻或中立位膝关节，可选择 5° 外翻截骨，而对膝外翻患者可选择 7° 外翻。取出髓内定位杆，以外侧髁为基准，要求截骨的厚度与假体的厚度相等，通常为 8 ~ 12mm。一般认为，截骨水平位于髁间切迹最低点，与髓内入孔处平齐时即可获得合适的截骨厚度，截骨合适时，截骨块一般呈横“8”字形。在骨质硬化时，摆锯的锯片有偏离骨面的趋势，并因此导致对线不良和安装假体试模困难，因此截骨时必须注意这一点。

2. 股骨前后髁截骨　股骨前后髁截骨决定了旋转程度，直接影响屈膝时的内外翻稳定性和髌骨轨迹。前髁截骨面过高会增加髌骨支持带张力，阻碍膝关节屈曲或导致髌骨半脱位；截骨面过低会引起股骨前侧切迹，造成局部应力增加导致骨折的发生。绝大多数股骨假体要求有 3° ~ 5° 外旋。一般估计，内侧后髁比外侧后髁多截 2 ~ 3mm 就能保证术后屈膝间隙内外对称、内外侧副韧带平衡。在胫骨平台假体垂直下肢力线的前提下，术前胫骨平台的内外翻程度决定了股骨假体的内外旋方向及程度。术前胫骨平台内翻的患者，要求股骨内侧后髁多截一些，使股骨假体处于外旋位。不过，原则上外旋应不超过 5° ，否则会引起关节内外旋失衡。相反，当胫骨平台外翻时，则要求股骨假体处于内旋位。但在实际中，由于膝外翻患者存在髌骨外侧支持带紧张，此时如将股骨假体内旋将会加重髌骨脱位倾向。因此，对于膝外翻患者，股骨假体也应置于轻度外旋位。目前有 4 种评价股骨假体外旋的方法。

（1）3° 外旋测定法（图 4-13）：参考股骨后髁连线，以此线为参考，再作一条 3° 外旋线，后者即为假体的外旋角度。如后髁有明显骨缺损，该参考线的正确性就值得商榷。

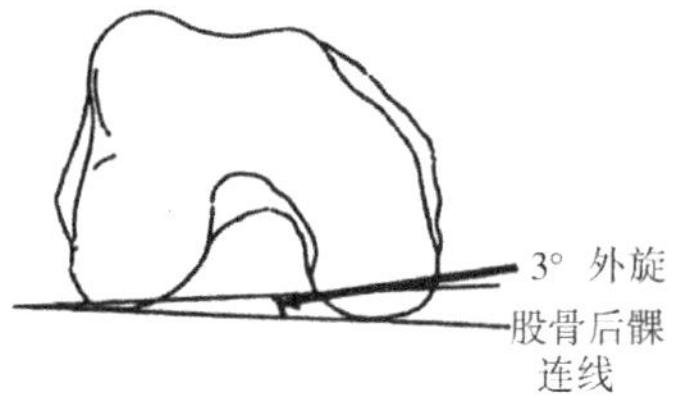

图 4-13　3° 外旋测定法

（2）张力下四方形屈曲间隙法：在股骨髁截骨前，先完成胫骨平台的截骨，然后在屈膝位，在关节间隙内置入撑开器，使关节内外侧软组织保持一定张力，然后根据屈膝间隙“四边形”成形原则，调整股骨内外后髁的截骨量，这样也因此确定了股骨假体的外旋程度。该方法要求充分平衡好膝关节内外侧支持带，松解挛缩的关节囊，但临床上有时不容易做到这一点。

（3）经股骨内外上髁连线（Insall 线）：在实际操作中，准确确定股骨内外上髁的最高点有一定困难，但在股骨前后髁均有破坏的情况下，该连线成为唯一的可参照依据。

（4）股骨髁前后轴线（Whiteside 线）：即髌骨滑槽最低点与股骨髁间窝中点连线，该线的垂线即为股骨假体的外旋角度。该参考线术中容易确定，其准确性有赖于髌骨滑槽结构的完整，严重髌股关节炎的患者局部结构常有破坏。各种方法各有利弊，为保证假体准确的旋转，通常综合运用多种方法。

确定股骨假体外翻和外旋角度后，就要测量其型号。常用的方法有前参考和后参考两种。前参考法就是以股骨前方皮质为参考，先切割前髁，然后以此截骨面为参考确定假体大小及内外后髁的截骨量，前髁截骨量为一确定的厚度。这种方法的优点是可避免前髁截骨过多出现股骨髁上骨折的可能。当股骨髁测量大小介于两种型号之间时，如果选择小一号的假体，则后髁多截骨，屈曲间隙相对增加；如果使用大一号的假体，则后髁截骨减少，屈曲间隙减小。不过，目前大部分膝关节假体相邻型号的差距只有2 ~ 3mm，因此对屈膝间隙的影响不是非常明显。后参考法时首先确定后髁截骨厚度，通过调整前髁截骨厚度调节与股骨假体的匹配关系。这种方法屈膝间隙稳定，但存在股骨前方皮质切割的问题。

3. 股骨前后斜面及髁间截骨　在截骨模块的引导下，这些截骨相对较容易。安装股骨假体时，在允许的情况下，应尽可能将股骨假体适当外移，从而减少髌骨外侧脱位的倾向。

（三）髌骨截骨

翻转髌骨，去除其边缘的滑膜和脂肪组织及增生的骨赘，显露髌骨边缘。要注意正确掌握髌骨截骨厚度。大多数髌骨的厚度为25mm，一般常用的假体厚度为10mm。因此，截骨后的髌骨应保留15mm。髌骨过厚会使支持带紧张，增加外侧半脱位的风险；髌骨过薄会增加骨折的风险。髌骨截骨分两步进行，第1步截除中央嵴，然后调整髌骨厚度，第2步截骨面应与髌骨前面及股四头肌肌腱止点处平行，同时应检查股四头肌肌腱与髌骨上极的关系，截骨面应在股四头肌肌腱止点上1mm并与之平行。修整髌骨边缘、钻孔。

髌骨假体应尽可能多地覆盖髌骨截骨面，但在某些情况下，当截骨面大于髌骨假体时，宜将圆弧形假体偏内放置。如果允许假体在髌骨截骨面上下移动一定范围，应向上安置髌骨假体，这样假体就可以获得更多的骨组织的支撑。

（四）内翻畸形的软组织平衡

膝关节内翻畸形主要表现为内侧或内后方稳定结构的挛缩，外侧稳定结构多无明显松弛。因此，软组织平衡以松解挛缩的结构为主。其中，内侧副韧带的松解通过骨膜下剥离胫骨内上止点。根据内翻畸形的严重程度，可以逐步松解内侧副韧带的浅层、深层、鹅足，必要时可以松解比目鱼肌深层、半膜肌胫骨干骺端附着点。松解过程中，反复做外翻应力实验检查松解是否满意。

（五）外翻畸形的软组织平衡

膝关节外翻畸形的软组织平衡是人工膝关节置换的难点，一方面外侧稳定结构的解剖构成复杂，另一方面膝关节外翻时常伴内侧稳定结构的松弛。不过，膝关节外翻的软组织平衡同样以松解挛缩的软组织结构为主。膝关节外翻时，可能需要松解的软组织结构包括：髂胫束、弓形韧带、外侧副韧带、腘肌、股二头肌、腓肠肌外侧头、外侧髌旁支持带、后交叉韧带等。与内翻畸形的软组织平衡一样，术中应该边松解边评估软组织平衡情况，以逐步进行松解。

（六）屈曲畸形的软组织平衡

膝关节屈曲挛缩时应该分步进行软组织松解，边松解边检查伸膝间隙的情况。第1步，首先平衡膝关节内侧或外侧软组织，使膝关节在冠状面上线达到平衡。在并发内翻畸形的患者，膝关节侧方平衡后屈曲畸形也可获得明显矫正。第2步，松解后方挛缩结构。切除半月板和交叉韧带后，极度屈曲膝关节，沿股骨后髁及髁间窝后上缘向上骨膜下剥离后方关节囊。第3步，松解腓肠肌在股骨上的起点。第4步，如果经以上处理后，伸膝间隙仍然很紧，应考虑增加截骨。但要注意，增加截骨会影响关节线的位置，从而改变关节的机械力学，因而应慎重。

八、术后并发症及防治

（一）术后疼痛

TKA的手术目的是获得一个无痛、稳定、功能良好的关节，因此，疼痛的缓解程度是评价手术成功与否的一个重要指标。术后早期疼痛多由手术创伤、软组织炎性反应等引起。针对术后早期疼痛，可有多种处理方法，如硬膜外置管给药、静脉止痛泵、术中关节腔药物注射、神经阻滞、哌替啶、非甾体类药物等。目前，有人提出超前镇痛的概念，即术前即开始给予止痛药物以降低痛阈。

（二）深静脉血栓栓塞（deep venous thrombosis，DVT）

DVT 是人工关节置换术后的主要并发症之一。邱贵兴等报道，关节置换术后 DVT 的发生率增高，未预防组为 30.8%，预防组为 11.8%。但绝大多数是无症状性 DVT，体检时发现小腿、踝部软组织肿胀，腓肠肌压痛。DVT 严重者可发生肺栓塞，甚至可造成死亡。临床中怀疑 DVT 时常进行下肢静脉彩超以明确诊断。目前常规给予低分子肝素预防性抗凝，常用药物有速碧林、克赛等。此外，可使用足底静脉泵或下肢脉冲加压装置以促进静脉回流，以减少 DVT 的发生。术后早期下地活动也有助于预防 DVT。但已经发生 DVT 的患者不能采用以上加压装置，并应限制活动、将患肢抬高、增加抗凝药物剂量。

（三）切口愈合不良

切口愈合问题与手术技术直接相关。因此，注意手术细节及仔细关闭伤口非常重要。一般而言，避免伤口缝合过紧，切口边缘要整齐以便于对并发恢复组织的解剖层次。

（四）对线不良

由于对下肢力线重要性的认识的提高及手术器械的改进，目前，对线不良的发生率较以前明显减少，但严重的对线不良会导致假体磨损和松动。

（五）假体松动

假体的松动与磨损是一个长期的并发症。临床主要表现为活动后疼痛；X 线检查出现透明带或透明带增宽，有时与低毒感染所致松动很难鉴别。常与手术技术相关，如对线不良、软组织平衡缺陷、骨水泥技术不到位，此外，亦与肥胖、活动量及负荷量过大等有关。

（六）假体周围骨折

TKA 术后可发生胫骨干、股骨干骨折，也可发生胫骨平台、股骨髁的骨折，其发生率为 0.3% ~ 2.5%。大部分骨折发生在术后 3 年左右。摔倒等外伤是骨折的常见原因。保守治疗适用于骨折无移位或轻度移位但通过手法复位能维持稳定的病例。骨折断端 <5mm、成角畸形 <10° 或骨折粉碎程度较轻者，也可考虑非手术治疗。对保守治疗无效或无保守治疗指征者，应行切开复位内固定。

（七）感染

文献报道 TKA 术后感染发生率为 2% ~ 4%，常引起关节的疼痛和病废，一旦发生，将给患者带来灾难性的后果。发生感染的高危因素中，宿主的免疫系统最为关键，服用免疫抑制药的患者容易发生感染。其危险因素还包括肥胖、糖尿病、类风湿关节炎，口服激素、免疫抑制药、抗凝药等也是术后感染的危险因素。另外，手术时间延长、术后血肿形成等都容易促使感染发生。感染分为浅部和深部感染。浅部感染指的是皮肤、皮下组织的感染，及时外科干预，包括伤口换药、引流、清创等可防止深部感染的发生。深部感染指的是感染进入关节腔。革兰阳性菌是最常见的致病菌，包括葡萄球菌、链球菌和肠球菌等。

急性感染的临床表现与一般化脓性感染一样，患膝局部红肿热痛明显，诊断不难。但临床上，很多患者其临床表现不是很明显，疼痛是最常见的关节感染症状。常用的诊断感染的检查项目有：血白细胞、血沉（ESR）、C 反应蛋白（CRP）、关节穿刺培养、放射学检查、核素扫描等。白细胞、ESR、CRP 敏感性强，但特异性差。关节穿刺培养是诊断感染的最直接依据，而且有助于选择敏感抗生素。X 线片上出现假体松动、局灶性骨溶解、骨透亮线范围进行性扩大等应怀疑感染的可能。核素扫描对诊断感染有较高的特异性和准确性。目前用于临床的放射物质主要有：亚甲基二磷酸 ^{99}m 锝、枸橼酸 ^{67} 镓、^{111} 铟白细胞。

TKA 术后感染的治疗方法包括：保留假体的长时间抗生素抑菌治疗、切开或关节镜下引流清创；更换假体的一期 / 二期再置换；挽救性的关节切除成形术、融合术甚至截肢术。在所有术式中，以二期假体再置换效果最肯定。抗生素长期抑菌治疗不确切，治愈率只有 10% ~ 60%，仅适用于病情严重、无法耐受手术治疗者。关节镜下冲洗清创术成功率只有 16% ~ 38%。切开冲洗清创治疗适用于感染持续时间在 2 ~ 4 周以内，没有皮肤窦道、致病菌对抗生素敏感、假体固定良好且放射学没有骨组织感染征象（骨髓炎或骨溶解）的患者。如果严格筛选患者，该方法的成功率可达 60% ~ 83%。与保留假体的方法相比，再置换术临床效果相对可靠，因此应用最为广泛。二期再置换术成功率可达 97%，感染复发率低。目前多数主张在首次清创后使用抗生素 6 周，两次手术的间隔常为 3 个月。关节切除成形术适用于下肢多关节受累、术后功能要求低或身体条件差无法耐受再次手术的患者。膝关节融合术是术后感染的传统治疗方法，适用于伸膝装置严重破坏、持续性感染、骨缺损严重、关节周围软组织条件差等患者。截肢术是治疗感染的最后措施。

九、术后功能康复

TKA 术后的康复技术存在一些争议，一般可采用自由的方式，即鼓励患者在可耐受的情况下，逐渐增加活动量，但要避免术后早期进行过度锻炼，否则会出现关节肿胀和僵硬等问题。

术后第 1 ~ 3d：患者关节出血、肿胀、炎性反应较重，此时主要指导患者在床上进行功能锻炼。术后第 1 天进行股四头肌等长收缩及膝关节和踝关节屈伸活动。术后第 2 ~ 3 天，指导患者增加练习直腿抬高。另外，在主动活动的基础上，给予 CPM 机辅助功能锻炼并有助于预防 DVT。

术后 3 ~ 7d：床旁站立行走。患者在助行器或助行车的辅助下，从床旁站立开始，逐渐过渡到床旁、病室、病房行走。

术后 7 ~ 14d：巩固膝关节屈伸功能并练习步态。此时可尝试脱离辅助工具进行独立行走，但注意活动量要小，并根据患者的耐受程度进行调整。

术后 14d 至 3 个月：此时可出院，出院时一般要求膝关节屈曲达到 100° 以上。这个阶段主要是进一步巩固已获得的功能，根据患者恢复情况安排好随访，了解患者功能恢复情况并作好下一阶段的康复计划。

术后 3 个月以后：患者病情基本平稳，关节功能稳定，可正常生活。

第五章

脊柱手术

第一节　颈椎疾病常用手术技术

手术治疗的基本目的是：①为脊髓、神经根减压，恢复受累节段稳定功能；②恢复或重建椎间高度和生理弧度；③获得与脊髓相适应的椎管形态和容积。

1958 年，Cloward 及 Smith–Robinson 分别报道了颈椎前路手术减压的方法和效果。以后 Bailey 又有改进，三者进路基本一致，但椎间盘切除和椎体间融合各有不同。Smith–Robinson 法是清除病变椎间盘和上下椎体的软骨板，植骨采用自体髂骨块，修成马蹄形，保留软骨板下骨密质，以利植骨块的稳定，能维持椎体间不会塌陷变窄。切除的骨质较少，对椎间隙两侧和钩椎关节的显露不够充分，有时会影响减压的彻底性。Cloward 手术方法是使用一种特殊的钻孔器，钻入椎间盘直达椎体后缘骨皮质，用刮匙清除孔底椎间盘残余和骨嵴，再用撑开器将骨孔扩大，植入从自体髂骨取下的骨块。Cloward 法对椎间隙外侧和钩椎关节提供了良好的显露，从而可以使神经根获得充分的减压。

一、颈椎前路减压与植骨融合术

颈椎病的主要病理基础是退变突出的椎间盘，包括相邻椎体后缘骨赘形成，导致脊髓、神经根及其血管受压。因此，对于颈椎病手术主要着眼于椎间隙。经典的手术操作是切除退变突出的椎间盘、致压的椎体后缘骨赘，并切除增厚或骨化的后纵韧带及其粘连物，有时可以同时作神经根减压，然后于椎间植骨融合。近 10 多年来，又逐渐开展了许多新的术式，主要是椎体的次全切除、多间隙扩大减压等，可以获得更加彻底、广泛的减压，并可扩展到更多的病变节段。

（一）颈椎前路椎间隙减压与融合术

对于脊髓型、神经根型颈椎病及椎间盘突出症的治疗多采用前路椎间盘及骨赘切除与植骨融合术。

1. 适应证

（1）单节段脊髓型颈椎病或神经根型颈椎病，非手术治疗不能缓解者。

（2）颈椎椎间盘突出症起病重或进行性加重，非手术治疗不能缓解者。

2. 禁忌证

（1）全身情况差，或并发有重要脏器疾患，不能承受手术创伤者。

（2）并发颈椎后纵韧带骨化等其他疾患。

3. 术前准备

（1）推移气管和食管训练：特别对于术中采用颈神经浅丛阻滞麻醉者，术前必须训练推移气管和食管。颈前路手术入路系经颈内脏鞘与血管神经鞘间隙而抵达椎体前方，故术中需将内脏鞘牵向对侧，方可显露椎体前方或侧前方。如果术前牵拉不合要求，术中可因无法牵开气管而被迫中止手术。如果勉强进行，则可能损伤气管或食管，甚至引起术后喉头痉挛、水肿（图 5–1）。训练方法是患者或他人用 2 ~ 4 指在皮外插入切口一侧的颈内脏鞘与血管鞘间隙处，持续性向对侧推移（图 5–1）。开始时每次持续 10 ~ 20min，此后渐增加到 30 ~ 40min，而且必须将气管牵拉过中线，训练 3 ~ 5d，即能适应。这种牵拉易刺激气管引起反射性干咳等症状，必须反复向患者交代其重要性。

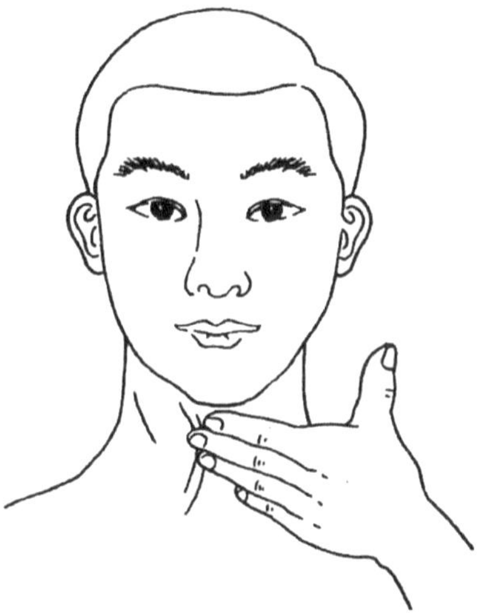

图 5–1 推移气管和食管训练

（2）卧床排尿、排便训练：术后将有数日卧床，为减少因术后排尿、排便困难，以及插导尿管后引起的尿路感染，在术前必须进行床上排尿、排便练习。

4. 麻醉 因需施行术中复位，牵拉较强烈，以气管插管全身麻醉为宜。如单纯行颈椎前路减压术，偶亦可采用颈丛麻醉。

5. 体位 患者仰卧于手术床上，双肩垫以软枕，头颈自然向后仰伸，颈后部放置沙袋或海绵木质枕头，后枕部垫以软头圈，头两侧各放置小沙袋防止术中旋转。避免在麻醉过程中头颈过度后仰，以免加重脊髓损伤。

6. 手术操作

（1）切口：多采用颈前路右侧横形切口。单纯行前路减压者，则可以采用颈前路右侧斜切口，切口长度一般为 3 ~ 5cm。

（2）椎体和椎间盘前方暴露：切开皮肤和皮下组织，切断颈阔肌，止血后在颈阔肌深面做钝性和锐性分离，上下各 3 ~ 5cm，扩大纵向显露范围。准确确定颈动脉鞘和颈内脏鞘，以有齿长镊提起胸锁乳突肌内侧与颈内脏鞘之间联合筋膜并剪开，沿其间隙分别向上下方向扩大剪开。该部为一疏松的结缔组织，很容易分离。于颈内脏鞘外侧可见肩胛舌骨肌，可从其内侧直接暴露，也可从其外侧进入。以示指沿已分开的间隙作钝性松解，再轻轻向深部分离抵达椎体和椎间盘前部。当甲状腺上动脉显露时，在其上方可见喉上神经。如未见到，也不必探查和游离，以免损伤。颈内脏鞘和颈动脉鞘分离后用拉钩将气管、食管向中线牵拉，颈动脉鞘稍向右侧牵拉，即可抵达椎体和椎间盘前间隙。用长镊子提起椎前筋膜后逐层剪开，然后纵行分离此层筋膜，向上下逐渐扩大暴露椎体和椎间隙，通常为 1 或 2 个椎间盘。两侧分离以不超过颈长肌内侧缘 2 ~ 3mm 为宜，若向侧方过大分离则有可能损伤横突孔中穿行的椎动脉及交感神经丛。

（3）定位：方法是以注射针头去除尖端保留 1.5cm 长度，插入椎间盘，摄全颈椎侧位 X 线片，根据 X 线片或 C 臂机透视定位。

（4）暴露：撑开椎体间隙，于病变节段上下位椎体中央分别拧入撑开器螺钉（图 5–2A），在撑开螺钉上套入撑开器，向上下两端撑开（图 5–2B）。撑开椎间隙有利于使病变椎间隙高度恢复，减轻对脊髓的压迫，并在行椎间盘切除时有利于操作。

（5）摘除椎间盘：

1）L形或Z形切开前纵韧带，向两侧剥离，显露椎间盘的纤维环外层。用长柄尖刀切开纤维环，深度以2 ～ 4mm为宜，并上下钝性剥离分开。髓核钳通过纤维环切口伸入椎间隙，由浅入深，从一侧到另一侧分次摘除髓核（图5–3）。用力要缓慢，钳口不宜张太大。若椎间隙狭窄，髓核钳不易伸入，可用椎体撑开器适当扩张椎间隙，或嘱台下人员牵引患者枕颌部。

2）要严格掌握髓核钳进入椎间隙的深度，髓核钳伸入椎间隙的深度控制在20 ～ 22mm。过浅则无法夹取突出的髓核，过深容易损伤脊髓。为防止髓核钳伸入过深，造成脊髓损伤，可在髓核钳头端套一皮套作为深度标志。接近椎体后缘时改用刮匙，将残余椎间盘组织和软骨板刮除。用神经剥离器探查，至椎体后缘与硬膜外间隙通畅，无残余致压物，此时减压已彻底。

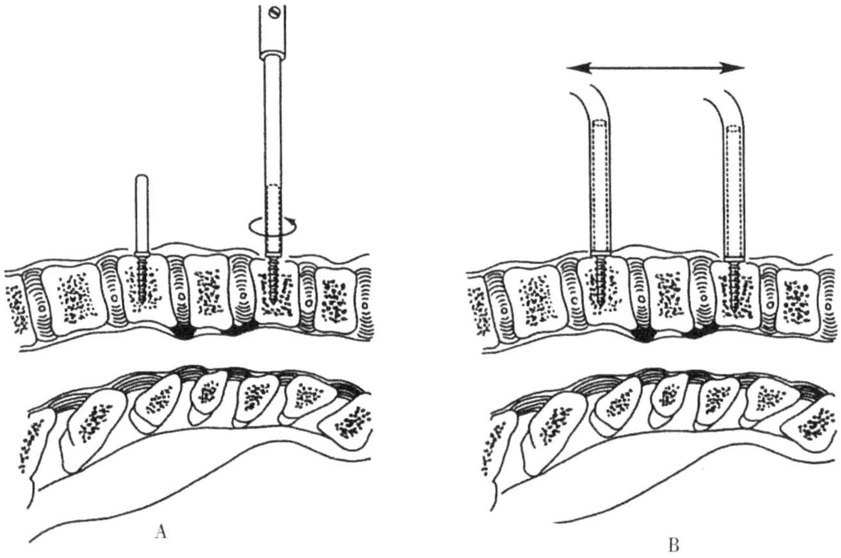

图5–2 术野暴露

A.相邻节段椎体安装撑开器螺钉；B. 撑开器撑开椎间隙

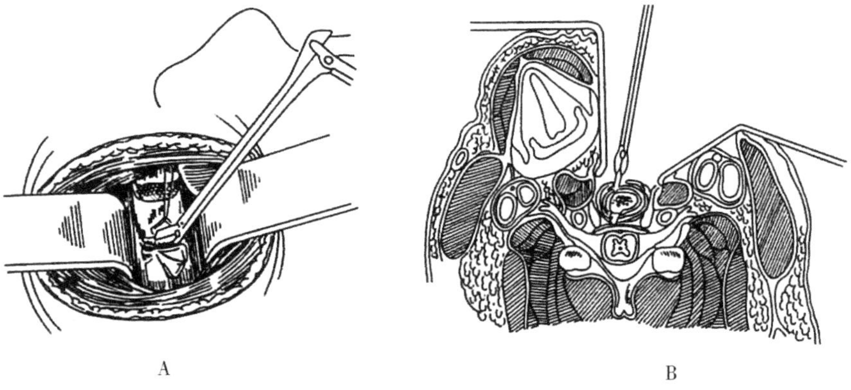

图5–3 摘除椎间盘

A. 用髓核钳取出髓核；B. 髓核摘除后的横断面

（6）植骨：于左侧髂嵴处用骨凿切取一小块植骨块（图5–4A），修整规则。将椎间隙上下方的终板软骨刮除，直至有渗血止。将植骨块的松质骨面分别朝向上下方，用槌骨器击入椎间隙，植骨块末端比椎体前缘低1 ～ 2mm，植骨块底部与椎管前壁保持4 ～ 5mm间隙（图5–4B）。松开椎体撑开器，使植骨块嵌插紧密。

（7）固定：用一短钢板固定减压植骨节段，使颈椎前柱获得即刻的稳定效果（图 5-4C）。

（8）缝合切口：用冰生理盐水反复冲洗创口，缝合颈前筋膜，放置半管引流条一根，逐层缝合关闭切口。

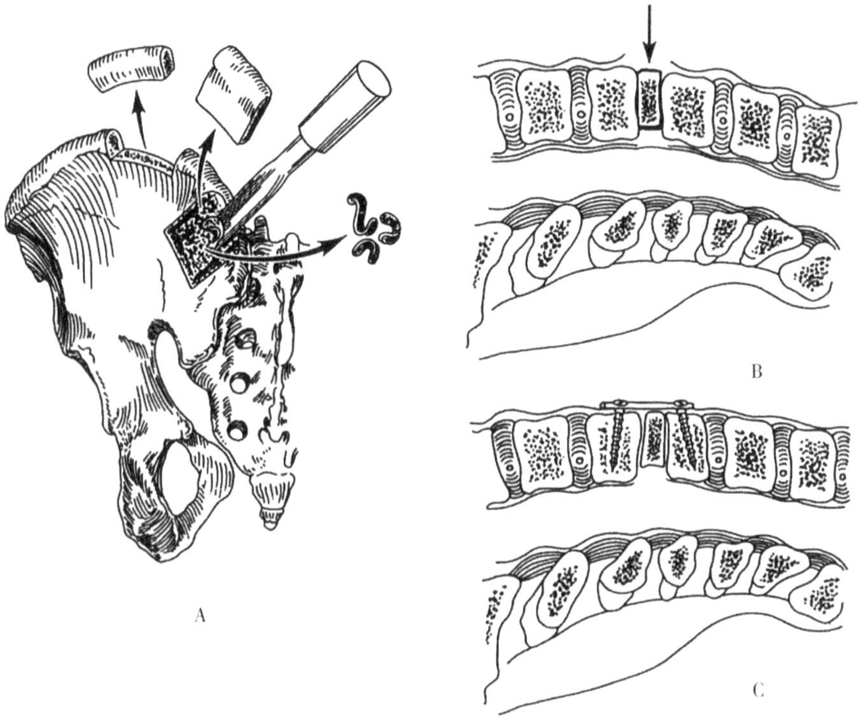

图 5-4 取骨与植骨

A. 于髂骨嵴处用骨凿切取植骨块；B. 在椎间隙植骨；C. 相邻节段椎间植骨钢板内固定

7. 术后处理

（1）术后 24 ~ 48h 后拔除引流条。

（2）术中如对硬膜扰动较多，术后应用地塞米松 20mg、呋塞米 20mg，5 ~ 7d 停药。适当应用抗生素预防感染。

（3）使用内固定者，颈托保护 4 ~ 6 周。无内固定者，则以颌颈石膏外固定 3 个月，至植骨愈合。

8. 主要并发症

（1）脊髓和神经根损伤：是严重的并发症，严重者可导致瘫痪，甚至死亡。

（2）椎动脉损伤：是严重的并发症，如处理无效可致死。

（3）食管、气管损伤：多由过度牵拉所致，深部操作时也可造成误伤。此种并发症少见，但却可引起纵隔感染，死亡率相当高，故必须引起足够警惕。

（4）术后局部血肿形成：是严重并发症。一般在术后 12 小时内发生，严重者可引起窒息，术后必须严密观察。

（5）喉上神经、喉返神经损伤：结扎、切断一侧的甲状腺上血管时可能导致同侧喉上神经损伤，将气管、食管牵开时可能会牵拉对侧的喉上神经，术后出现饮水呛咳，后者一般数日后都能恢复。处理甲状腺下血管时可能损伤喉返神经，一侧喉返神经损伤可导致声音嘶哑、憋气，多为暂时性，一般伤后 1 ~ 3 个月内恢复。

（6）脑脊液漏：硬膜破损导致的脑脊液漏，促进感染的发生并易于向中枢神经系统蔓延，妨碍切口愈合甚至引起切口裂开，也可引起颅内压降低及体液丧失。预防脑脊液漏的关键在于术中应用显微外科技术，避免不必要的硬膜损伤。

（7）植骨块脱落：是严重的并发症。修整后的植骨块应较骨窗长 2mm，嵌入时撑开颈椎，使椎间隙稍加扩大。嵌入骨块后，活动颈椎，观察植骨块是否松动，如有松动，则再行嵌入或修整后再行嵌紧。

（8）植骨不愈合：极少发生。只要术中正确处理终板、植骨块及有效内固定，术后进行有效制动，就可以将此并发症减至最低。

（9）感染：颈椎前路手术切口感染率不高，但切口感染可蔓延至椎管、脊髓等而导致严重后果，所以必须注意预防。严密修补硬膜和缝合切口防治脑脊液渗漏和切口裂开、消灭残腔等是防止术后感染的关键。

9. 注意事项

（1）显露过程必须注意解剖层次，准确辨认，是防止血管神经及颈内脏器官损伤的关键。颈动脉鞘位于切口显露部的外侧，牵开气管、食管后，应注意甲状腺血管，尽可能不结扎该血管。

（2）准确定位是在充分显露的基础上进行，以术中拍摄颈椎侧位片最可靠。

（3）切除椎间盘时应逐步进行，因椎间盘已有突出，压迫脊髓、动作粗暴易加重脊髓损伤。

（4）移植骨块不可过小，植入时必须锤击紧密，否则易造成植骨块的脱落，导致脊髓压迫。

（5）强调发挥椎体撑开器和颈椎前路钢板的作用：①对于椎体骨折脱位行椎体次全切除减压时，由于椎体已骨折，操作应轻柔，避免加重脊髓损伤，尤其当接近椎体后壁时，应将椎间盘切除干净；②后纵韧带骨化物，应将其周围剥离，使之呈游离状态。能够取出的骨化块可以取出，但绝不可用器械牵拉，避免造成不可挽回的脊髓损伤。

（二）颈椎前路椎体次全切除减压融合术

颈椎前路椎体次全切除减压术是目前应用较多的术式。与环锯扩大减压术相比，其减压范围大，牺牲的正常骨质少，故已逐步取代环锯扩大减压术。

1. 适应证

（1）脊髓型颈椎病，诊断明确，经正规非手术治疗，症状和体征无缓解者；临床症状和体征进行性加剧，或在短期内急剧加重，应尽早手术者。

（2）急性创伤性颈椎间盘突出症，因外伤诱发，造成四肢完全性或不完全性瘫痪者。

（3）脊髓和神经根受压的混合性颈椎病，症状严重，影响生活和工作者。

（4）多节段或严重型脊髓型颈椎病，脊髓受压节段多且范围广者，需扩大减压者。

（5）某些颈椎后纵韧带骨化症，如局限型，可将骨化物切除。

2. 禁忌证、术前准备、麻醉、体位同“颈椎前路椎间隙减压与融合术”

3. 手术操作

（1）切口、显露及定位：同“颈椎前路椎间隙减压与融合术”。

（2）撑开椎体：目前应用较多的是颈椎椎体撑开器。于病椎上下位椎体中央分别拧入撑开器螺钉，在撑开螺钉上套入撑开器，向上下两端撑开。

（3）减压：确定病变节段椎体的上下方椎间盘，用尖刀切开纤维环，髓核钳取出破碎的椎间盘组织。用三关节咬骨钳咬除骨折椎体的前骨皮质和大部分松质骨。接近椎体后缘时，先用刮匙将椎间盘和终板全部刮除，用神经剥离子分离出椎体后缘与后纵韧带间的间隙，伸入薄型冲击式咬骨钳逐步将椎体后皮质骨咬除，此时形成一个长方形的减压槽，可见后纵韧带膨起。小心地用冲击式咬骨钳或刮匙将减压槽底边扩大，将致压物彻底切除。如后纵韧带有瘢痕形成，在直视下用神经剥离子或后纵韧带钩钩住后纵韧带，用尖刀将后纵韧带逐步进行切除，完成减压。

（4）植骨：调整椎体撑开器撑开的高度，使颈椎前柱的高度恢复正常。于髂嵴处凿取一长方形植骨块，修整后植入减压槽，松开椎体撑开器，使植骨块嵌紧，完成植骨（图 5-5A）。也可选用直径 10mm 或 12mm 的钛质网笼修剪成长度与减压区高度相符，将椎体切除所获之松质骨填塞于钛质网笼内植于减压区内，避免切取髂骨给患者带来的痛苦以及可能发生的并发症。

（5）固定：钢板固定可使颈椎取得即刻稳定性，便于术后护理和尽早恢复工作。同时内固定的使用有利于植骨块的愈合，并在愈合的过程中维持椎体的高度，避免植骨块在愈合的爬行替代过程中塌陷，从而造成颈椎弧度消失（图 5-5B）。

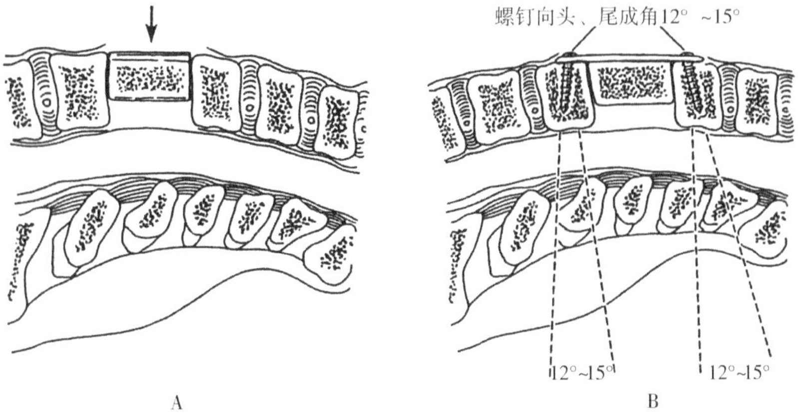

图 5-5 植骨融合与钢板内固定

A. 椎体次全切除椎体间植骨融合；B. 椎体次全切除椎体间植骨钢板内固定

（6）缝合切口：用生理盐水反复冲洗创口，缝合颈前筋膜，放置半管引流条一根，逐层缝合关闭切口。

4. 术后处理、主要并发症、注意事项同“颈椎前路椎间隙减压与融合术”

二、颈椎椎间常用融合器

颈椎前路减压或切除椎体病灶时，常同时进行椎体间植骨融合。颈前路椎间融合术是以患者椎体或椎间盘为中心，从病损区上位的正常椎体到下位的椎体做椎间植骨或植入椎体间植入物，使多个节段产生骨性连接，融合成一体，形成一个力学上的整体，从而达到治疗脊柱病损、消除疼痛、防止畸形、重建脊柱稳定性和保护脊髓神经等目的。由于颈前路椎间植骨融合术植骨块缺乏有效的固定，因此，植骨块易发生脱出，压迫气管、食管或脊髓。负重后植骨块的异常活动，出现一定的不愈合、假关节形成率。同时植骨块也缺乏坚固性，易发生植骨块骨质的脱钙、吸收，使前方椎体的高度降低，后方关节突关节承受异常的应力，引起骨关节炎以及骨质增生。为解决这些问题，学者们设计了多种椎间植入物，用于重建椎间隙高度和填充椎体缺损，并在临床应用过程中不断改进。

（一）SynCage-C

为 Mathys 公司产，由钛合金制成，是一种模拟终板的解剖型设计，可完全恢复颈椎椎间高度和生理弯曲，从而扩大脊神经孔。其配套的取骨工具对在髂骨上取骨的损伤极小，可减轻供骨区的术后疼痛，又减少手术时间；其操作器械可快速有效地将移植骨充填并压实在 SynCage-C 内，又可精确安全地将 SynCage-C 植入体内。

1. 总体外形设计　有两种类型，一种是上下面均为平面，另一种为上面呈弧形，下面为平面（图 5-6）。多数情况下，后者更符合椎间隙的解剖形态，植入后界面间接触更为紧密。

2. 模拟终板的解剖型设计　合理的生物力学分布完全恢复椎间隙的高度和颈椎生理前曲并保持很高的节段稳定性。上下表面的齿状突起可防止 SynCage-C 植入体内后的移动和错位。不去除邻近上下终板坚强的软骨下骨以及上下表面较大的表面积可有效避免后期融合器的沉降。中空、四壁孔洞设计，以最大限度提供融合的接触面和植骨量，促进骨愈合。前后及侧方大空心孔设计有利于随访中融合率的辨别，也有利于骨融合。可与颈椎前路锁定钢板联合使用，增加稳定性。

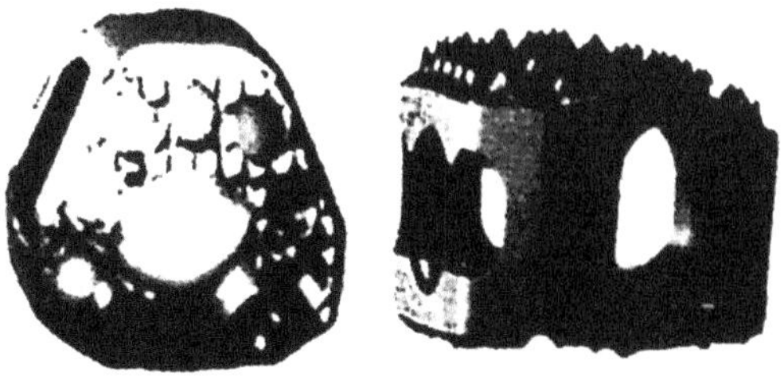

图 5-6 SynCage-C 外观

3. 选择合适的 SynCage-C

（1）术前最好在颈椎侧位片上用 SynCage-C 专用模板测量患处颈椎间盘的高度，以便术者做到心中有数。术中可用不同试模测试，并用透视机透视检查其位置情况，选择合适的 SynCage-C。注意：SynCage-C 有头、尾端的方向性，不能搞错。使用限深器可保证安全地植入 SynCage-C。

（2）一般为自体髂骨，取松质骨即可。使用 SynCage -C 骨装入器将自体松质骨填塞入 SynCage-C 内。使用 SynCage-C 骨装入器时应使 SynCage-C 上有大孔的一面向上，此时央持器和骨装入器底座上均可见“CAUDAL”字样。使用压实器以使填塞紧密，促进植骨愈合。

（二）颈椎前路 CFRP Cage

由碳纤维增强的多聚体（carbon fiber reinforced polymer，CFRP Cage）制成，弹性模量接近于骨皮质，支撑作用强，同时有利于载荷传导和骨愈合。为楔形方柱状结构，中央为空洞，整个 Cage 由周壁围成，两侧壁上留有孔洞，可容纳较多的松质骨（图 5-7）。椎体接触面为带齿的波纹样结构，可有效防止 Cage 移位，即刻稳定性好。其前、后及侧壁内均埋有点状钛金属作为三维定位标记。CT 和 MRI 下均不出现伪影。

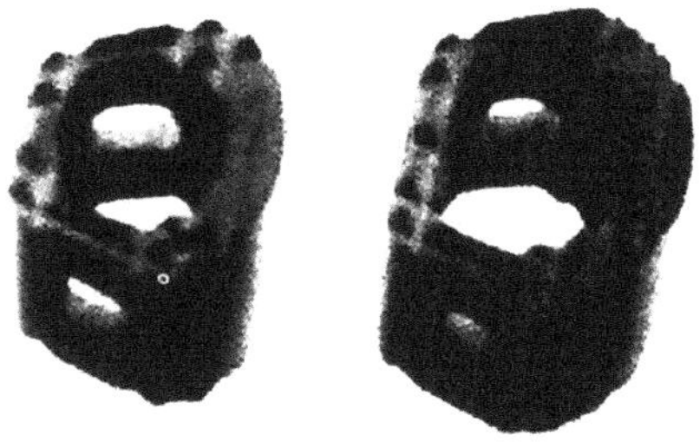

图 5-7　颈椎前路 CFRP Cage 外观

（三）Solis Cage

1. 外形与结构　由聚醚酮材料制成，不影响 CT 和 MRI 检查，结构与颈椎前路 CFRP Cage 相似，不同的是头端为弧面设计，防滑表面为条纹状，两侧壁分别埋有细条状钛柱，尖端均高出 Cage 上下表面少许（图 5-8），既可为 X 线下定位用，又起辅助防滑作用，安装时使用椎体撑开器撑开，应留有空间，防止钛柱尖端折断。

2. 撑开椎间隙并减压　在椎体中点置入撑开器用固定螺钉，使用螺钉导向器可使螺钉平行。放置撑开器，撑开椎间隙。去除椎间盘、椎体后方骨赘，彻底减压。

3. 选择合适的 Solis Cage　用试模测试，选择合适的 Solis Cage。注意头、尾端的方向性。

4. 取骨　通过配套的取骨器械取自体骨，一般为自体髂骨，并将自体骨填塞入 Solis Cage 内。注意填塞紧密，促进植骨愈合。

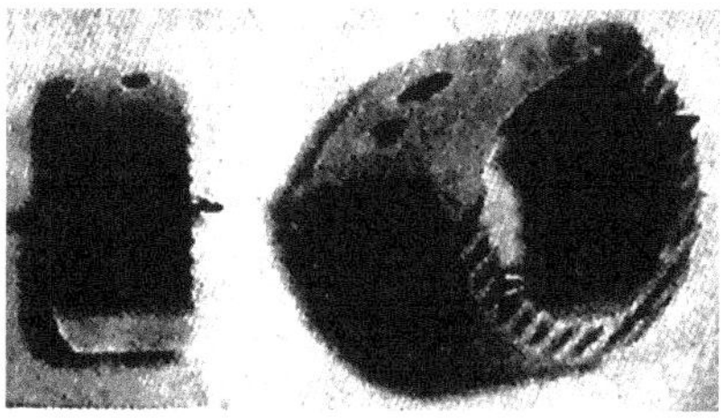

图 5-8　Solis Cage 外观

（四）钛网

为圆柱形或类圆柱形的中空钛质网状结构，作为骨移植物或骨水泥的装载器，用于填充椎体或椎间隙病灶清除减压术后的骨缺损区，重建脊柱的完整性和稳定性。在颈前路使用时经常与颈椎前路带锁钛板联合应用，避免钛网移位可能导致的脊髓损伤或颈部脏器损伤等严重并发症。目前国内临床上常用的钛网有两种。

1. Surgical Titanium Mesh　根据应力承载原则设计，材质为医用纯钛，不影响 CT 和 MRI 检查，生物相容性好，力学强度较高。有圆形、卵圆形、扁形等各种形状，各种大小的型号。其网状结构呈菱形，壁厚为 1mm，用于颈椎的圆形直径为 10mm、12mm、14mm、16mm，可修剪成所需的高度和形状，可容纳植骨材料空间大，有利于植骨愈合，钛网两端可加终板垫片，防止钛网下沉，还配有钛网末端加强环。

2. Pyramesh 与上述的 Surgical Titanium Mesh 主要区别是其网状结构呈三角形，壁厚为 1.7mm（图 5-9），用于颈椎的直径为 10mm 和 12mm，后者为椭圆柱形，由于此类钛网壁太厚，强度太高，应力遮挡效应明显，可容纳植骨材料空间小，金属所占比例太大，植骨愈合效果也受到相应影响。

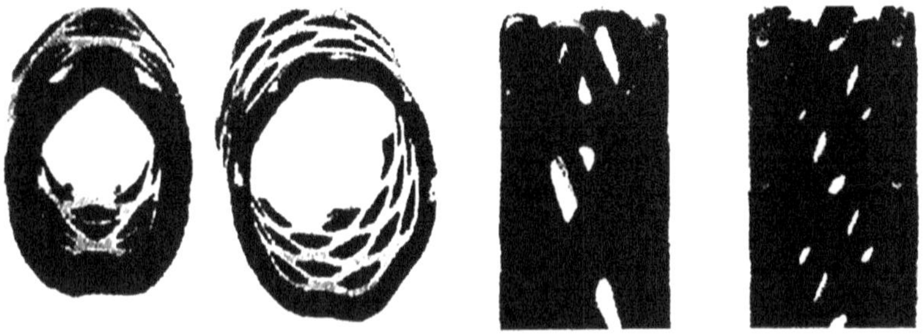

图 5-9 STM 和 Pyramesh 比较

三、颈椎后路减压与植骨融合术

（一）颈椎全椎板切除减压术

椎板切除脊髓减压术可分为局限性椎板切除减压和广泛性椎板切除减压术。颈椎全椎板切除术是指将构成椎节的整个椎板完全予以切除。研究表明，完全切除椎板可使颈椎解剖功能的完整性遭受破坏，加剧颈椎运动节段的不稳；椎板切除后血肿瘢痕组织的形成，还可能造成新的致压因素。所以，全椎板切除的手术适应证已受到一定的限制，但并未因此被摒弃，宜有选择地应用，是临床治疗的主导思想。

1. 适应证

（1）严重的颈椎椎管狭窄，颈椎广泛退变增生并有多节段脊髓压迫。

（2）颈椎后纵韧带骨化，当骨化物直径超过椎管直径 50%，应首先考虑行后路减压手术。尤其骨化物波及整个椎体后缘，并向椎管两侧相贴近，椎板成形术难以完成者。

（3）多节段脊髓型颈椎病（一般在 3 个节段以上），估计前路减压很难完成。

（4）椎管内肿瘤或其他需要椎管内探查性手术者，需要椎板切除后进行操作。

2. 禁忌证

（1）全身情况差，并发重要脏器功能障碍者。

（2）颈椎前结构损伤，伴明显的不稳定者，宜在前路融合术后施行减压。

3. 术前准备 所有颈椎手术都属于高危手术，风险较大，术前必须进行细致的准备，手术成功与否，与术前准备有着密切关系。外科医师应视手术前准备为手术治疗的开始。颈椎手术前准备应当包括以下几个方面的内容。

（1）明确诊断：颈椎疾病复杂，诊断不应仅仅满足于定性，尽可能地搞清疾病范围、节段及病理状态，有无并发病变；详细的病史资料、严格的系统检查、准确的局部检查，尤其是神经系统检查，有助于颈椎疾患的准确诊断。术前必须详细询问病史和体格检查，结合影像学检查包括 X 线片、屈伸动力位片、CT 及 MRI 可以在很大程度上提高诊断的正确性和准确率。

（2）选择手术适应证：颈椎手术的适应证是严格的，非手术疗法能解决的问题，绝不用手术治疗。除明确诊断外，还必须认真考虑许多社会因素和心理因素。一般来说，病变造成脊髓和神经根压迫导致肢体或括约肌功能障碍者，根性疼痛剧烈而非手术治疗无效者，需行病灶清除的结核患者或肿瘤患者等在无禁忌的情况下，可考虑手术治疗。

（3）术前训练：颈椎后路手术时患者采取俯卧位，胸腹部有受压情况。因此，术前应多做腹部压迫训练。如将被子及枕头放置于床中间，患者俯卧其上，做深呼吸训练。个别患者在术前需预制石膏床。患者可先俯卧于石膏床上进行锻炼。多数患者，尤其男性患者床上排尿有困难，特别是在术后，由于疼痛的刺激更加剧了床上排尿的困难。术前仰卧位，膀胱充盈后试行排尿，多次训练，可以减少恐惧感。

（4）定位：准确定位是手术成功的关键之一。由于每个椎节的结构有相似之处，术中显露椎板后定位错误并不少见，可根据 C_2、C_7 棘突的特殊解剖结构依次定位。最好术中通过 C 形臂 X 线透视机定位。

（5）皮肤准备：应按外科原则，术前备皮。术前宜剃光头。

（6）心理准备：手术前应详细告知患者手术体位，以及术中、术后可能出现的不适，消除其恐惧感，便于在术中、术后得到患者的密切配合。

（7）器械准备：除常用的椎板咬骨钳、神经剥离子、自动拉钩、骨膜剥离器以外，有时尚需准备特殊厚度、特殊角度的冲击式咬骨钳、尖嘴咬骨钳等。个别患者可能需要微型电（气）钻。

4. 麻醉、体位、显露　同“颈椎前路椎间隙减压与融合术”。

5. 手术步骤

（1）切口：同“颈椎前路椎间隙减压与融合术”。

（2）肌层的处理：切开皮肤和皮下组织，显露深筋膜、项韧带的处理有两种方式：①将项韧带自正中切开，从正中线切开斜方肌、头夹肌、头颈棘肌和项头棘肌等联合部；②显露筋膜后将项韧带侧方切开但不切断，推向一侧连同肌肉自棘突、椎板作骨膜下剥离。

（3）椎板显露：根据棘突分叉的特点，切削附着点时按其形态进行，既可减少出血，又很少遗留肌肉组织。在行椎板剥离后即可用干纱布填塞止血。两侧椎板显露后，用自动拉钩撑开固定，将残留肌纤维组织作彻底切除。在整个显露过程中，切口居中，即使不切开项韧带也可在其边缘切割，这样出血较少。

（4）椎板切除：根据减压范围，用棘突咬骨钳切除拟减压椎节之棘突，再以鹰嘴咬骨钳将其残存棘突切除。自远侧椎节的椎板下方分离黄韧带与其附着处，应用薄型椎板咬骨钳自椎板两侧分别咬除，当达到椎板上缘时，该节椎板完全游离，并可切除之。同法继续下个椎板切除（图 5-10）。冲击式咬骨钳因其头部在进入椎管内占有一定空间而易导致对脊髓的压迫。所以，当椎管严重狭窄时，宜采用四关节尖嘴咬骨钳，或选用微型电钻或气钻。全椎板切除术在椎板切除过程中一般不超过小关节。椎板切除后，硬膜囊立即向后侧膨胀。将两侧关节突内侧残留的骨质予以切净，使减压的边缘光滑平整。

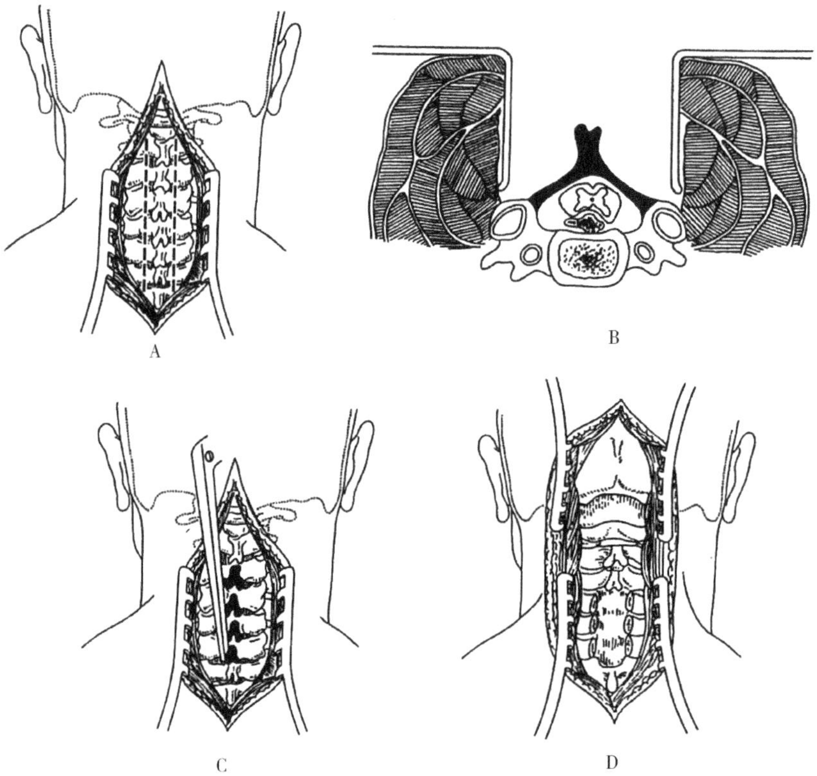

图 5-10　椎板切除术

A. 全椎板之切除范围；B. 全椎板切除范围横断层；C. 采用薄型冲击式咬骨钳自远侧向近端；D. 全椎板切除减压

6. 固定　年龄较大的颈椎退变患者或后纵韧带骨化症患者，在减压术完成后，缝合项韧带，可不做术中的稳定措施。对前方椎体间关节不稳定者，可行植骨融合术。一般可在髂部取骨制成片状，置于两侧椎板处。近年来，随着内固定技术的不断发展，颈椎后路内固定系统不断改进，在正确选用内固定的基础上行植骨融合术对术后恢复有诸多益处。具体参见“颈椎前路椎间隙减压与融合术”。

7. 术后处理、主要并发症　同“颈椎前路椎间隙减压与融合术”。

8. 注意事项

（1）术中体位必须保持适度屈曲，以利于显露，但不能过度屈曲，以免加重损伤。

（2）椎板显露时，当切开筋膜、手指触及椎板后方可插入骨膜剥离器，骨膜下剥离不伤及肌层以减少出血。

（3）如遇硬膜与椎板或黄韧带粘连，则必须仔细分离后，再作椎板咬除，避免损伤或撕裂硬膜或伤及脊髓。

（4）保持术野清晰，是手术顺利进行的重要条件，如遇骨面出血则用骨蜡止血，如有静脉丛出血则可充填吸收性明胶海绵止血。

（二）颈椎半椎板切除减压术

1. 手术设计原则　与全椎板切除减压术相比，颈椎半椎板切除术具有较明显的优点，其手术设计原则如下。

（1）有效地保留颈椎大部分后部解剖结构：两侧关节突关节、棘突和棘间韧带均得以完整地保存下来。此外，单侧软组织的剥离保留了对侧肌肉动力系统的完整性，一侧椎板切除后，上述结构具有完善的稳定功能，相对保证了术后颈椎的动力学和静力学稳定。

（2）有效并持久地保持了扩大的椎管容积：由于将关节突内侧缘和棘突基底部残留椎板和附着的黄韧带切除，椎板切除、减压范围相对较大，术后椎管矢状径增加，硬膜囊从椎体后缘向后方浮动，并脱离前方致压物或减轻受压程度。

（3）半侧椎板切除仅为椎管的 1/4 周长，术后形成瘢痕也仅是新椎管周径的 1/4，不会形成椎板全切除术所造成的半环状瘢痕。

（4）根据病情需要，颈椎半椎板切除减压术，减压范围可达 1 ～ 6 个节段。

2. 适应证

（1）椎板及黄韧带本身肥厚，压迫脊髓，椎板局部肿瘤及炎症等需局部切除者。

（2）局限性椎管狭窄：如椎板骨折、塌陷，引起椎管内压迫。

（3）各种原因所致的单侧神经症状，或椎管内占位性病变经影像学检查证实致压物局限于椎管后方一侧者，可在相应椎节行半椎板切除、椎管探查。

（4）3 个或 3 个以上节段的病变，可以先经前路减压，然后行后路减压主要压迫的节段，以提高减压的效果。

3. 禁忌证

（1）全身情况差，并发重要脏器功能障碍者。

（2）颈椎前结构损伤，伴明显不稳定者，宜在前路融合术后再施行减压。

（3）严重颈椎管狭窄症者，慎用。

4. 麻醉、体位　同“颈椎前路椎间隙减压与融合术”。

5. 手术步骤

（1）切口：同“颈椎前路椎间隙减压与融合术”。

（2）椎板显露：切开皮肤、皮下组织，直达项韧带表面，自其一侧将项韧带从棘突表面切开，沿确定显露椎板侧的棘突和椎板切割，用骨膜剥离器自内向外作骨膜下剥离，用干纱条填充止血，逐次将 C_7 至 C_7 半侧椎板和关节突暴露（图 5-11A），用自动拉钩牵开颈后肌群并固定。

（3）半椎板切除：根据需要确定的切除范围（图 5-11B），一般多在 $C_{3\sim6}$ 或 $C_{3\sim7}$，内侧自棘突基底部，外侧达关节突关节内侧。通常自远侧开始，逐次向近侧进行。以锐性神经剥离子分离上位椎板下缘与黄韧带的附着点。采用薄型冲击式椎板咬骨钳将椎板切除。此即一般所谓的半椎板切除术。受压的脊髓一经获得减压，迅速向减压区膨胀，棘突基底部和关节突关节内侧缘残存骨性物可能妨碍硬脊膜膨胀，采用薄口冲击式咬骨钳逐次将棘突基底部骨质切除，使之呈斜坡状（图 5-11C）。由于关节突关节靠近椎弓及椎间孔，怒张血管较多，易撕裂出血，在切除时需仔细分离。将关节突内侧部分切除，脊髓即向减压侧浮动（图 5-11D）。

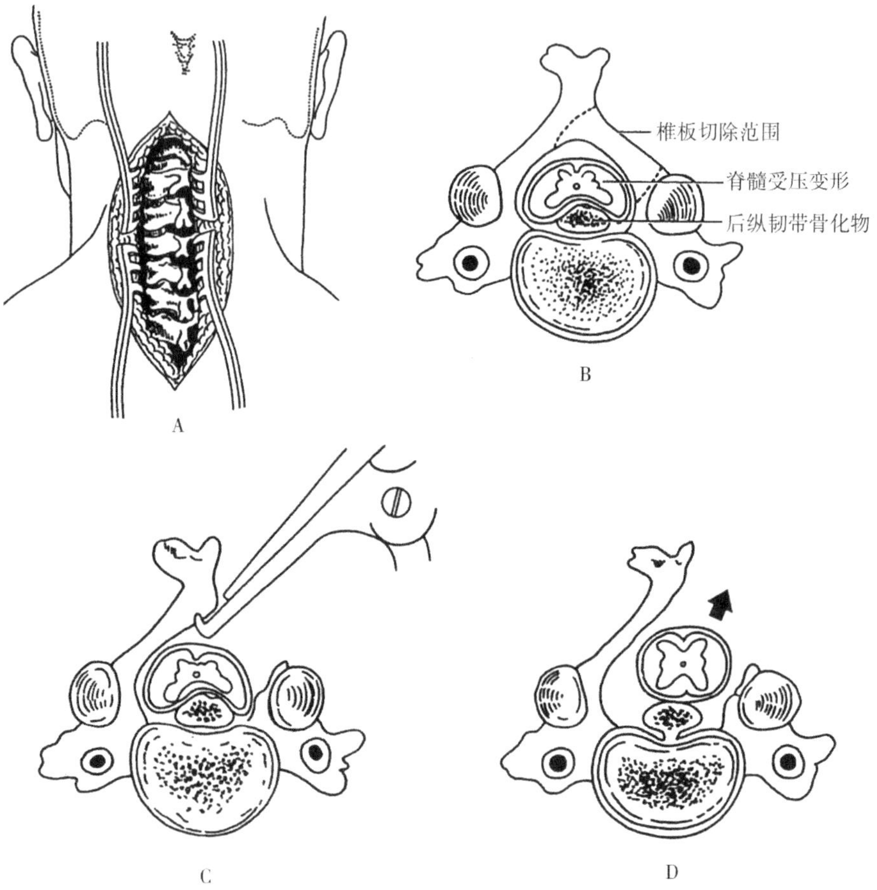

图 5-11　半椎板切除术

A. 显露一侧椎板和关节突关节；B. 半侧椎板切除范围；C. 棘突基底部残留骨质和黄韧带切除；D. 减压后硬膜和脊髓向后浮动

6. 术后处理

（1）术后置半管引流条或负压引流管，于 24 ~ 48h 后取出，并以颈托固定。

（2）术后 48h 可坐起并鼓励患者离床活动，10d 拆线，再以石膏颈领固定，为期 2 ~ 3 个月。

（3）术后宜应用地塞米松，每天 20mg，2d 后减量，维持 5 ~ 7d，也可同时应用呋塞米等脱水药。

7. 主要并发症

（1）脊髓损伤：是主要并发症，其原因：①动作粗糙，手术器械尤其是咬骨钳太厚，每伸入椎板下方时都可能是一次压迫；②椎板和黄韧带粘连，未作分离或分离不充分，在咬除椎板时将硬脊膜撕裂。

（2）脑脊液漏：是颈后路椎板切除减压术后较为常见的并发症，尤其是椎管狭窄严重的患者，可因手术时未发现的硬脊膜撕裂，或已发现但认为太小而未作修补，亦可因脊髓减压术后硬膜囊膨胀与减压区周围骨质摩擦破损，加上肌层缝合不严密而造成脑脊液漏，经局部压迫 3 ~ 5d 常可中止，少数需行清创缝合。

8. 注意事项

（1）俯卧位头面部置于马蹄形架上时，应注意保护面部，防止眼球受压；椎板显露必须清楚，范围足够大。止血彻底，保持手术野清晰。

（2）咬除椎板时，防止撕拉，以避免椎板和黄韧带与硬膜粘连而遭撕裂；后纵韧带骨化症，有时局限骨化物可抵椎板外侧，应先将上下方椎板咬除，待其范围明确后，以神经剥离子谨慎剥离粘连，再以小型咬骨钳一点点咬除，不可操之过急。

（3）如遇出血，可将小块吸收性明胶海绵折成条状或止血纱布填入出血处，出血即可停止；如骨创面出血，亦可用骨蜡止血。

（4）在咬椎板时，靠近小关节处较易出血。故宜先咬除中央部分，最后咬除椎板边缘。

（三）颈椎椎板扩大减压术（图 5-12）

扩大椎板切除减压术是在一般全椎板切除减压的基础上，向两侧进一步扩大减压范围，一般需要咬除两侧关节突的一部分，甚至大部分。此手术对颈椎的稳定性造成严重的破坏，对远期疗效必将产生影响。但有些学者认为，单纯的椎板切除减压术，难以解除来自颈椎前方的压迫，往往无法取得满意疗效。这主要是由双侧小关节后壁以及脊神经根本身的牵拉与固定所致。广泛减压可将双侧椎间孔后壁切开，使脊髓连同硬膜产生一定程度的后移而达到理想的减压目的。实施该手术时，也必须同时考虑颈椎的固定融合手术，包括前路及后路内固定。

1. 适应证

（1）颈椎椎管狭窄症：出现脊髓及神经根受压症状，正规非手术疗法无效者。对并发多节段颈椎病者，根据症状出现的先后顺序及程度等不同决定是先行前路或先行后路手术。

（2）颈椎骨折脱位，伴有脊髓和神经根受压者。

（3）椎管内异物、黄韧带钙化及椎管前方有致压物，因各种原因不能前路手术者。

2. 禁忌证、术前准备、麻醉、体位　同“颈椎前路椎间隙减压与融合术”。

3. 手术步骤

（1）切口、显露及减压：同“颈椎全椎板切除减压术”。

（2）保护硬膜囊及根袖：用冰盐水冲洗切口。将脑棉片覆盖于硬膜囊外，用神经剥离子在椎板及小关节下方作精细松解，其目的是防止局部粘连所致的误伤。

（3）扩大减压范围：用薄型冲击式咬骨钳或微型电钻或气钻将小关节逐块切除，以达到减压目的。椎管前方有致压物或椎管狭窄时，除硬膜囊外，神经根和根袖也可以向后方膨出。如用微型电钻或气钻，可将减压处边缘磨平以免粗糙面刺激神经组织。彻底冲洗切口，除去脑棉片，用冰盐水再次冲洗。

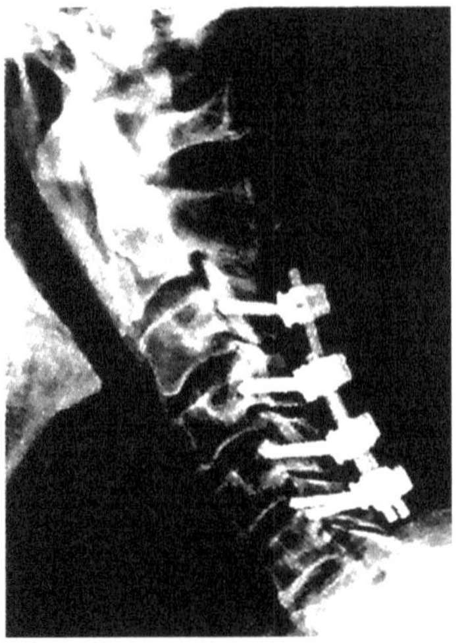

图 5-12　椎管扩大术及植骨内固定

（4）椎管前方骨块及椎间盘切除：由于扩大减压显露充分，因此除减压外，有可能从侧后方对椎管前方的骨块及椎间盘进行切除。尽管如此，操作仍需十分小心，务必减少对硬脊膜和脊髓的侵扰，以免造成严重后果。

（5）植骨融合：由于手术对颈椎的稳定结构破坏较大，因此有可能影响长期疗效，诱发颈椎不稳及鹅颈畸形。因此，减压术后应常规行植骨融合术。减压节段少者可酌情用自体髂骨块植入，节段较长者则需用胫骨片或腓骨片移植，以增强局部的稳定性。近年来，随着内固定技术的不断发展，颈椎后路内固定系统不断改进，在正确选用内固定的基础上行植骨融合术对术后恢复有诸多益处。

4. 术后处理

（1）切口放置半管引流或负压引流管，24 ~ 48h 后拔除。

（2）颈后两侧放置软枕保护。

（3）因手术不可避免地对脊髓有扰动，术后常规应用地塞米松 20mg，术后第 3 天减为 10mg，第 5 天减为 5mg，第 7 天停药，或第 5 天直接停药；同时应用呋塞米等脱水药，一般呋塞米 20mg，静推，1 次 /d。

（4）拆线后用头颈胸石膏固定 3 个月。

5. 主要并发症　同“颈椎半椎板切除减压术”。

6. 注意事项

（1）有明显椎节不稳者一般不考虑行此手术。若必须行扩大减压，则应采用内固定与植骨融合等稳定措施。

（2）行椎管前方探查时，应注意避免牵拉或压迫脊髓。

（四）颈椎椎管单开门式减压成形术

与颈椎椎板切除减压术相比，椎管减压成形术是一种既可达到减压目的，又能防止瘢痕压迫的手术方法。其术式是通过将椎板一侧全切断，另侧椎板仅外板切断，造成骨折及移位而扩大椎管矢状径，从而获得减压目的。临床上较常应用的术式有：单开门式椎管成形术、双开门式椎管成形术、Z 形成形术、单椎板切除椎管成形术及棘突悬吊术等。

1. 适应证

（1）严重的颈椎椎管狭窄：狭窄范围在3个节段以上，甚至全颈椎广泛退变增生并有脊髓压迫的患者。原发性椎管狭窄症者，椎管 / 椎体矢状径比值小于 0.75，或椎管绝对值低于 12mm 者。其中尤以一侧症状为重，另一侧较轻者更适合于本法。

（2）颈椎后纵韧带骨化症：呈连续型、混合型或间断型，累及范围广泛。此外，当局灶型骨化物直径超过椎管直径 50%，前路手术风险太大时，应首先考虑行后路手术。

（3）多节段脊髓型颈椎病：至少有 3 个或 3 个以上椎节受累。

（4）术后并发症：某些颈椎病或颈椎创伤患者经颈前路减压并植骨融合术后，并发椎管狭窄症，或椎管后方黄韧带肥厚或皱褶对脊髓造成压迫者，尤其是 MRI 矢状位成像显示脊髓呈串珠样改变者。

（5）黄韧带钙化症：虽不多见，但可引起椎管狭窄症的一系列症状和体征，需行后路减压。为更多地保留颈椎后结构的完整性，此种术式更为理想。

2. 禁忌证

（1）全身情况差，不能耐受手术，病程长，四肢肌肉萎缩，关节功能严重障碍者。

（2）颈椎有明显的节段性不稳，尤其是前结构有损伤或病损的病例，不宜施本术者。

3. 术前准备

（1）告知患者手术体位，以及术中可能出现的不适，便于在术中得到患者的密切配合。

（2）患者俯卧训练数日，以适应手术时俯卧体位。

（3）准备颈椎后路和开门手术必要的器械，例如微型电钻或气钻。如缺乏这些设备，可选择小型冲击式咬骨钳和三关节尖嘴咬骨钳。

4. 麻醉、体位　同“颈椎前路椎间隙减压与融合术”。

5. 手术步骤

（1）切口和椎板显露：同“颈椎全椎板切除减压术”。确定椎板切开侧及铰链侧，并将所有成形椎节的棘突自基底部剪除，也可不做切除。

（2）铰链侧椎板的准备：应用电钻将椎板外侧缘骨皮质磨除，仅留松质骨和内层皮质。如无上述设备，则用2.5mm宽的三关节咬骨钳，在关节突内侧缘的椎板上下缘，均匀用力，将外层骨皮质咬除，形成骨槽状。

（3）开门侧椎板的操作：用电钻或气钻，或薄型椎板咬骨钳，沿椎板的关节突内侧缘，自上而下或自下而上将椎板全层完全切断，显示硬膜囊（图5-13A）。开门的椎节数根据病变范围而定，通常4个或5个节段，即$C_{3\sim6}$或$C_{3\sim7}$。

（4）椎管扩大：椎板一侧已完全游离，另一侧有部分骨皮质相连。将每节椎节间黄韧带切除并分离。将椎板扳向铰链侧，使铰链侧内层椎板骨皮质造成折断状，但仍有部分皮质连续，使椎板形成开门状态。椎板切开间隙扩张越大，椎管矢状径增加越大，如每增加1mm，则直径增大0.5mm。一般扩大6 ~ 8mm已足够。

（5）椎板开门固定：为保持椎板处于永久的开门状态，可在开门术前先在棘突基底部打孔以便能贯穿钢丝或粗丝线，将棘突缝合到对侧肌层上，开门侧的椎板内侧与关节突内侧断面之间旋转肌肉组织或植骨固定（图5-13B）。也有人主张将棘突切除，以减少受力面积，降低关门率。

（6）切口的缝合：缝合肌层、皮下和皮肤，切口放置负压引流或半管引流一根。

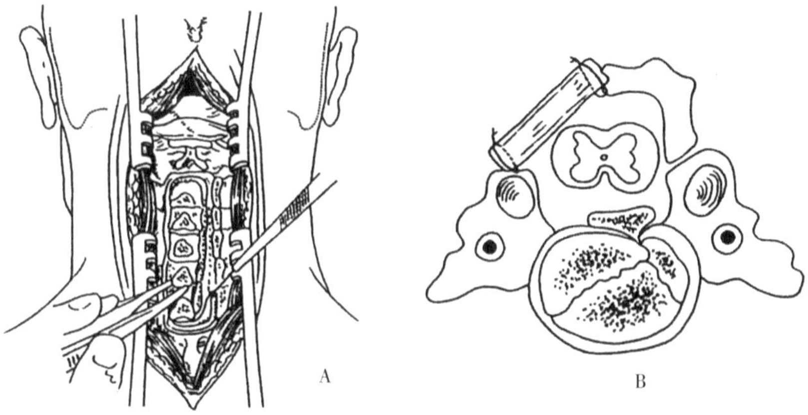

图5-13 颈椎椎管单开门式减压成形术

A. 将另一侧椎板完全离断；B. 单开门成形术完成

6. 术后处理

（1）术后以颈托固定，24 ~ 48h后拔除引流条，术后10d拆线，并以石膏颈托固定，持续2 ~ 3个月。术后定期摄片或CT扫描判断骨折愈合情况。

（2）术中如对脊髓有刺激或扰动，宜常规应用脱水药和激素，用法同前。常规使用预防剂量的抗生素以预防感染。

7. 主要并发症

（1）脊髓损伤：主要由术中操作不当所致，尤其是椎管狭窄严重者。选择合适的器械和熟练掌握手术技巧很重要。

（2）出血和血肿形成：主要与切口缝合前创面止血有关。局部出血可形成血肿。血肿如发生在开门侧的硬膜外可引起压迫，使临床症状进行性加重。

（3）关门：与术中固定有关。由于固定不牢固，使得已经开门的椎板恢复原位。如开门侧关门后椎板边缘陷入关节突内侧，进入椎管，则更加重椎管狭窄，甚至造成新的致压物，进一步改进固定方法是值得注意的问题。

（4）椎板游离：由于铰链侧椎板切开过深，或在开门过程中完全骨折，使整个椎板呈游离状态，两侧截骨处均不能紧密接触，不能骨性愈合，反而成为脊髓的骨性致压物。

8. 注意事项

（1）椎板铰链侧宜先行操作，一旦内外皮质全断裂，可另选对侧作铰链侧。气钻或电钻磨外板时，必须准确确定在关节内侧的椎板上进行。过于靠外将损伤关节突并导致神经根损伤，过于靠内侧，则椎板外侧残留过多，影响减压效果。椎板外层骨皮质一旦磨透，即显出松质骨，出血量明显增多，此时应停止进一步操作。

（2）开门侧椎板切割时，不宜过深，防止深及椎管内，损伤脊髓和神经根。

（3）椎板开门不可过大或过小：太小起不到减压作用，太大则容易造成铰链侧椎板完全性骨折，使开门和开门后固定困难，甚至造成医源性脊髓压迫。

（4）目前尚无较好的方法来处理开门后的固定。牢固固定棘突于铰链侧十分重要。在开门侧将同侧肌肉作适当分离填入其间，有利于阻止术后关门。

（五）颈椎椎管双开门式减压成形术

双侧椎板开门成形术是将两侧椎板均作为铰链，自棘突中央及椎板处切开并翻向两侧分离为开门减压。该法可以利用棘突作为开门后的骨性支撑物，其减压效果相对较单开门彻底。

1. 适应证、禁忌证、术前准备、麻醉、体位　均同“颈椎椎管单开门式减压成形术”。

2. 手术步骤

（1）切口及显露：同“颈椎椎管单开门式减压成形术”。

（2）正中切开各椎节棘突：椎板和关节突显露后，用自动拉钩将椎旁肌牵开固定。将拟行开门的椎节棘突切除或仅切除末端分叉部。切除棘间韧带，达棘突基底部。自远侧椎节棘突基底部分离黄韧带使之与椎板下缘分离。用电钻或气钻伸入棘突正中将其劈开。若无电钻，用特制冲击式咬骨钳，伸入棘突下方正中，逐次咬开之，并用同法依次将各椎节棘突正中切开。

（3）椎板铰链的制备：选择两侧椎板外侧缘与关节突关节内侧之交界处切开椎板的外层骨皮质，保留内层皮质（图 5-14）。

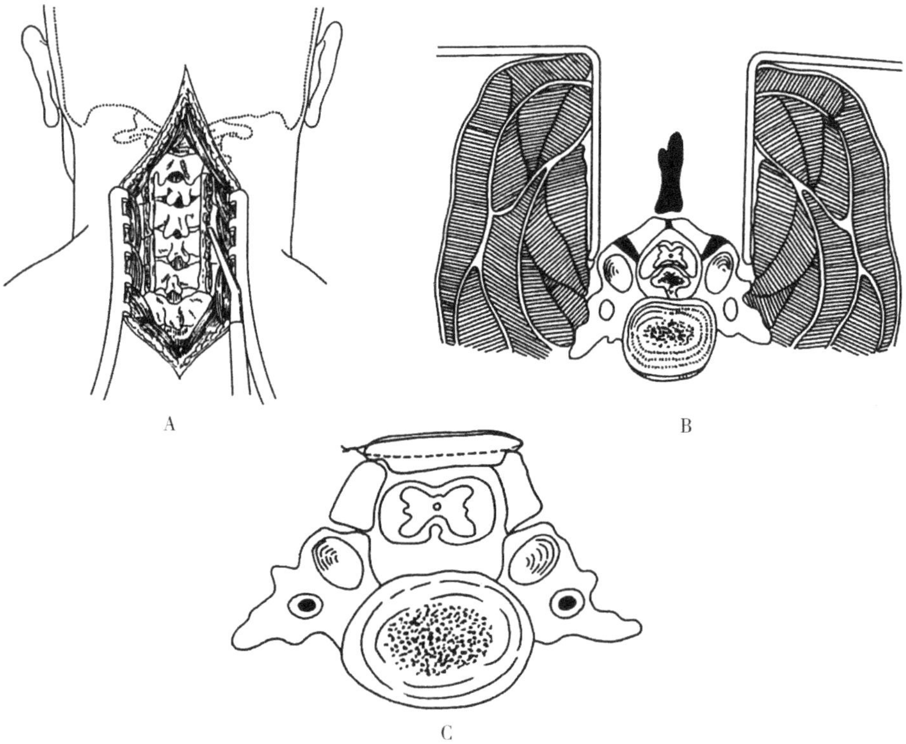

图 5-14　颈椎椎管双开门式减压成形术

A. 双侧椎板骨皮质开槽；B. 切开椎板后部骨皮质制备铰链；C. 双侧开门成形术完成

（4）扩大椎管：使用扩张器将劈开的棘突基底和椎板分别向两侧分开，造成椎板两侧铰链侧内层骨皮质的不全骨折，椎板即向两侧分开，呈双侧开门状。

（5）植骨固定：取自体髂骨（或利用剪下的棘突）经修整成约 1.0cm 长的骨块，并在其中央打孔，穿入钢丝或 10 号粗丝线，将骨块放入已分离的棘突间，将钢丝或丝线自分离的棘突孔道穿过，结扎固定。

（6）缝合切口：检查植骨牢固后，用冰盐水冲洗术野，消除残留的骨碎片和血块。在助手的保护下，撤掉自动拉钩，使颈后肌群复位。缝合肌膜、项韧带、皮下和皮肤。

3. 术后处理

（1）术后即用颈托保护，保持颈部固定。

（2）切口常规放置半管引流或负压引流管，24 ~ 48h 后拔管，10d 后拆线。

（3）术中对硬膜和脊髓有不同程度的扰动，常规应用激素和脱水药，方法同前。

（4）拆线后，应用颈部石膏固定 2 ~ 3 个月。

4. 主要并发症

（1）椎板骨折：多因在切割两侧椎板时过深或在分离两侧椎板时用力不均匀，导致一侧椎板骨折，因此在作铰链时应避免损伤内层骨皮质。

（2）脊髓损伤：由于该手术属于精细操作，器械的选择、使用不当均很危险。术中应彻底止血，保持术野清晰，在粘连松解的前提下，直视下操作。在分离两侧椎板时，如遇到困难，应检查椎板对侧的铰链部椎板外层骨皮质切除是否彻底，必要时再加深切除厚度；如中央部黄韧带有粘连，应予以分离。

5. 注意事项

（1）棘突中线切开时，要求准确居中，不管采用何种器械，不应造成该部椎板骨折。为防止损伤硬脊膜，黄韧带应先作剥离。

（2）椎板分离时，用力均匀缓慢，既要分开椎板，又不能造成完全骨折，切不可一侧用力过大，使得一侧椎板骨折游离。一旦造成椎板完全骨折，应将另一侧作妥善的固定，或一并切除。

（3）移植骨块与棘突切开面必须是松质骨接触，固定牢固以防滑动。

（4）必须选择合适的器械，以利术中操作。

（六）颈椎椎管 Z 形成形术

Z 形成形术是先将棘突切除，再将椎管后壁用微型锯等器械切成 Z 形的术式。早期由日本学者山口提出，系将每节椎板呈 Z 形切开，之后向两侧掀开而达到扩大椎管矢状径的目的。以后宫坂等又提出采用扩大 Z 形椎板切开成形术，即将 3 ~ 4 节椎板作为一个整体来处理。

（七）神经根减压术

神经根减压术，旨在通过较小骨性结构切除，达到神经根致压物切除之目的，是一种减压范围有限、颈椎稳定性破坏较小的手术，因其减压外观形如钥匙孔，亦称钥匙孔（Keyhole）神经根减压术。

1. 适应证　经神经系统和影像学检查证实的单纯神经根型颈椎病，临床表现为剧烈的神经根性痛，不伴有脊髓压迫征象。

2. 禁忌证

（1）凡神经根 – 脊髓型颈椎病，不宜采用本法。忽视脊髓直接减压，其结果并不满意。

（2）诊断不明确者，不能施行局限性减压术。

3. 术前准备、麻醉、体位　同“颈椎椎管单开门式减压成形术”。

4. 手术步骤

（1）显露和定位：以病变节段为中心显露颈椎椎板和关节突，根据术前临床检查和影像学征象作出准确定位。如果定位发生困难，应在术中拍摄全颈椎侧位片。

（2）开孔：确定的减压范围包括关节突关节内侧部分及相邻椎板的外侧。用高速磨钻将其外侧骨皮质逐渐磨薄。无电钻设备时，则可用冲击式咬骨钳咬除关节突关节内侧。用刮匙或薄型冲击式咬骨钳咬除其残余骨质切除，显露黄韧带并抵达椎管。

（3）切除骨赘：仔细将裸露的黄韧带自下向内向后切除黄韧带，如果关节突关节内侧存有骨性增生，可用长柄角度刮匙将其刮除。操作时，应将刮匙头端置于骨赘下方，以刮匙远端倚骑在开孔椎板边缘上作为支点，缓慢用力，逐次刮除。如遇坚硬骨赘可使用长柄细薄骨凿细心凿除。椎体后缘骨赘对神经根压迫多限于腹侧，与神经根紧贴，切除时，要注意神经根与骨赘之关系，用刮匙依次刮除。

5. 术后处理　切口放置引流管，24 ~ 48h 拔除，术后 10d 拆线。术后应使用地塞米松和呋塞米等以利脱水，具体用法同前。术后石膏颈托固定6～8周。

6. 主要并发症　同“颈椎椎管单开门式减压成形术”。主要为脊髓或神经根损伤。

7. 术中注意要点

（1）本手术之关键在于准确显露神经根及其致压物，由于显露和操作范围比较小，在神经根和骨赘周围有静脉丛存在，容易出血引起术中视野不清。在施行骨赘切除时，应将骨赘与周围粘连组织剥离松解，周围静脉丛垫以带线脑棉片，使操作有清晰的术野。

（2）神经根是否减压取决于造成神经根压迫的致压物是否获得准确彻底切除。术中在椎体后缘骨赘切除之后，应再探查神经根行走途径中是否还存在致压物，并加以处理。

（3）剥离子分离黄韧带和椎板，用冲击式咬骨钳自下向上咬除拟切除之椎板，自椎板两侧分别咬除。助手同时用神经剥离子分离，以防硬膜与椎板粘连。狭窄严重者，可以看到硬膜外脂肪消失，硬膜表面有压痕。当达到椎板上缘时，该节椎板完全游离，并可切除之。同法继续下椎板切除。

（4）OPLL混合型或节段型并发有明显的椎间盘突出以及OPLL并发有黄韧带骨化者，可行前后路联合手术。手术可分Ⅰ或Ⅱ期进行，但建议Ⅱ期手术，如Ⅱ期则酌情先行前路或后路手术，二周后再行二次手术。

8. 主要并发症

（1）前路手术并发症：

1）与手术入路有关的并发症：包括气管食管被长时间牵拉所致的暂时性咽喉痛，声门水肿造成呼吸困难，脊髓刺激征及暂时性根性功能障碍等。上述症状经观察后一般在数月内消失。

2）与手术操作有关的并发症：包括植骨块移位、滑脱及插入过深以及脑脊液漏等。植骨块滑移多因骨块过大所致，因而术中应修剪骨块成合适的大小，并插至恰当的位置。如骨块滑脱，有必要二次手术，放妥骨块。如脑脊液漏时，可用纤维蛋白胶予以修补，此时引流不应置放过久，并对局部皮肤适当加压包扎，一般均能自愈。

（2）后路手术并发症：后路手术操作的并发症主要发生在椎板减压时，如损伤侧方的硬膜，可引起脑脊液漏。采用纤维蛋白胶进行修补以及加压包扎等一般均能愈合。

第二节　腰椎融合术

近百年来，脊柱融合术在脊柱结核、肿瘤、创伤、畸形矫正、退行性疾病等方面得以广泛应用，在重建脊柱稳定性、恢复脊柱正常序列，以及疼痛缓解等多方面发挥了重要的作用，取得了满意的临床疗效，已经成为脊柱外科手术治疗中的一项重要手段。在此，仅就脊柱融合术在腰椎退行性疾病治疗中的相关问题进行讨论。

一、适应证

腰椎融合术在退行性疾病治疗中的适应证一直存在争议，这些意见分歧源自于对退变间盘的结局、节段性不稳定、下腰痛的发生机制，以及融合手术的并发症等问题的不同看法。Clorward认为，椎间盘结构一旦遭到破坏，是不可能自行修复的，因此他建议融合退变的椎间盘。多篇大量病例的长期随访结果显示，无论椎间盘突出症还是椎管狭窄症，单纯减压术后不同程度的持续性腰痛的发病率高达70%左右；而也有报道称腰椎间盘突出症髓核摘除术后长期随访可见明确的椎间隙变窄，甚至影像学上出现椎体间的移位，但是患者的腰痛症状并不明显。文献中对融合手术治疗腰腿痛的适应证有大量的论述，国内这方面的系统性报道较少。

Wisneki与Garfin总结了融合术治疗退行性椎间盘病变的适应证：①腰椎间盘突出急性期后并发持续性腰痛；②慢性椎间盘退变并发腰痛，退变局限在1～2个节段；③由于减压造成节段性不稳定倾向；④椎间盘病变并发有椎弓病变；⑤临床与影像学同时证实的节段性不稳定。

二、手术方法

1. 后外侧融合术 后外侧融合是在后方椎板融合术的基础上发展起来的。早在1911年，Hibbs就报道了后侧融合术，其利用棘突骨块进行椎板间植骨融合。在腰椎由于假关节形成率高，近年来已经很少使用；而在颈椎、胸椎使用条型骨在椎板间进行植骨融合，仍不失为一种常用的术式。1948年Cleveland采用后外侧融合术治疗单纯后侧融合后的假关节形成，植骨融合范围从椎板间扩大到关节突及横突之间。由于关节突、横突处的血液供应良好，加之融合范围扩大，使该术式的成功率明显高于单纯的后侧融合。在后外侧融合术中，采用了多种植骨方式和技术，近年来又辅以内固定，使融合率有了进一步的提高。其中，椎弓根固定装置是目前使用最多的后路内固定。

后外侧融合术的优点：①可以与后路减压术同时进行；②关节突、横突部位的血供比较丰富，融合率较高；③操作简单。其缺点为：①融合部位仅限于后柱，融合点距离脊柱的负重力线较远，因此，融合后对脊柱整体的稳定性控制较差；②不处理椎间盘，对于椎间盘退变引起的疼痛效果不佳；③术中向两侧剥离范围大，软组织创伤比较严重；④融合面积大，需要植骨量也较大。

2. 椎体间融合术 椎体间融合术指切除椎间盘，通过植骨或内植物将椎体间关节融合。该术式早期用于治疗椎体结核，1953年Cloward首先将其用于下腰痛的治疗，取得了满意的临床疗效。在下腰痛的治疗中采用椎体间融合术的支持者认为，腰痛的主要病源是椎间盘，常用诊断术语包括椎间盘源性疼痛、纤维环撕裂、DDD及IDD等，所以该方法即可以切除导致疼痛的椎间盘，同时能够稳定椎间关节。

由于植骨位置接近椎体间活动中心，融合后的坚固程度较高；另外，在椎体间植骨可恢复椎间隙高度，扩大椎间孔，解除或缓解神经根压迫；该术式中需要的植骨量较少；由于与上下椎体充分接触，植入骨的血液供应比较丰富。椎体间融合术中使用的植入材料包括：自体骨、异体骨、骨生物材料及各种椎间融合器。自体髂骨仍被认为是植骨融合的金标准；异体骨中主要包括异体股骨、异体腓骨等；骨生物替代材料的种类很多，且多数为可吸收或可降解材料，如聚醚醚酮（PEEK）等。

按手术入路可将椎体间融合分为前路椎体间融合术（anIerior lumbar interbody fusion，ALIF）及后路椎体间融合术（posterior lumbar interbody fusion，PLIF）。

（1）ALIF手术：其优点在于直接切除被认为是疼痛源的椎间盘，可以保护脊柱的后方稳定结构，避免了对神经根、硬膜囊的牵拉。1933年，由Bums首先报道用ALIF治疗腰椎滑脱，获满意临床效果；1986年，Crock使用ALIF治疗通过椎间盘造影确诊的椎间盘内撕裂症（IDD）。随着各种椎间融合器（IFC）的问世，AUF被广泛地应用。Penta对108例ALIF病例，随访时间长达10年以上，临床满意率为68%。单间隙融合率为91%，多间隙为51%，总融合率为72%。Blumenthal、Chow、Newman、Knox等都分别报道了ALIF的临床应用结果，有关指标与Penta报道的相似。近年来，外科领域提倡微小创伤手术，许多学者在内镜暴露下进行ALIF手术，减少了手术的创伤，缩短了住院时间，患者恢复正常生活更快。但由于内镜暴露毕竟较切开手术差，手术时间延长，出现并发症的比例也相对增加。临床报道同时显示在ALIF手术中需切除较多的间盘组织及前纵韧带；另外有损伤脊柱前方大血管的危险；尤其当ALIF用于L_5–S_1节段时可以出现逆向性射精等并发症，有关报道在西方较多，具体发病率尚无定论。

（2）PLIF手术：于1953年由Cloward首创，是应用更为普遍的椎间融合方法，国内外均有大量相关报道。文献中PLIF的临床满意率为79%～93%，融合率为88%～96%。后方入路不但可以切除椎间盘组织、进行椎体间融合，同时还可以对增生、退变的椎板、黄韧带、关节突进行及时处理，对硬膜囊及神经根的暴露清楚，可以做到充分减压；PLIF可以避免大血管损伤、逆向性射精等ALIF手术的并发症。多数报道中除使用植骨或椎间融合器进行椎体间融合外，还辅以椎弓根固定系统，增加了融合节段局部的刚度，提高了融合率。但后路融合术需要切除的后方结构较多；行椎体间融合时常对硬膜和神经根进行牵拉，造成部分患者术后症状加重等并发症。

PLIF手术是腰椎融合术中较为实用的一种，在我国患者就诊较晚，一般节段性不稳定的患者都并发有不同程度的椎管狭窄和（或）椎间盘病变，在这种情况下，彻底的减压和可靠的融合是取得良好临床疗效的保证，因此，PLIF手术更具优势。我们采用PLIF手术治疗不同种类的节段性不稳定58例，临床综合评价优良率为90.28%。

椎间植骨是容易被忽视的一个环节，不能因为减压和内固定而忽略椎间植骨，这一环节对融合的成功、椎间隙高度的维持，以及缓解内固定的应力集中、减少其断裂等方面具有至关重要的作用。在椎间植骨的过程中要注意以下几点：①上下终板处理干净：一般要求将融合范围内的纤维环、软骨板彻底清除，保留终板的骨皮质，以椎间隙有一定量的渗血为度。如果软组织清除不彻底，将直接影响骨性融合。②植骨的支撑能力：要求植骨块至少带有两层骨皮质，保证植骨块具有良好的支撑能力，有效地维持椎间隙的高度和生理曲度。③足够的融合面积和植骨量：主要是促进骨融合、减少假关节的形成。Ceasy Lee 的研究结果显示腰椎的椎间植骨面积至少应达到 6.25 cm^2，在手术中粗略估计为左右 3cm、前后 2cm 的范围。

在植骨块的来源方面，文献中主要包括自体骨和异体骨。自体髂骨仍然是椎间植骨的金标准，可以切取带有 2 层和 3 层骨皮质的髂骨块，具有良好的骨生长和支撑能力。但是，近年来越来越多的文献报道髂骨取骨后的并发症，主要包括长期的局部疼痛、髂骨骨折、局部感染等。异体植骨报道较多的是异体股骨和腓骨，由于植骨主要是骨皮质，生长能力较差，融合率也低于自体植骨，优点是支撑能力强，并可以避免取骨后的并发症。

我们针对自体植骨的优缺点，设计了椎板截骨法切取双皮质的棘突 - 椎板结合部作为椎间植骨材料（图 5-15），将其修制成为支撑骨块植在椎间隙的两侧，使椎间植骨具有良好的支撑能力；中间置入大量碎骨，碎骨主要是减压时切除的椎板、关节突，保证了有效的植骨面积和充足的植骨量（图 5-16）。采用该方法既可以达到椎间植骨的各项要求，又避免了再次取骨以及取骨后的并发症。

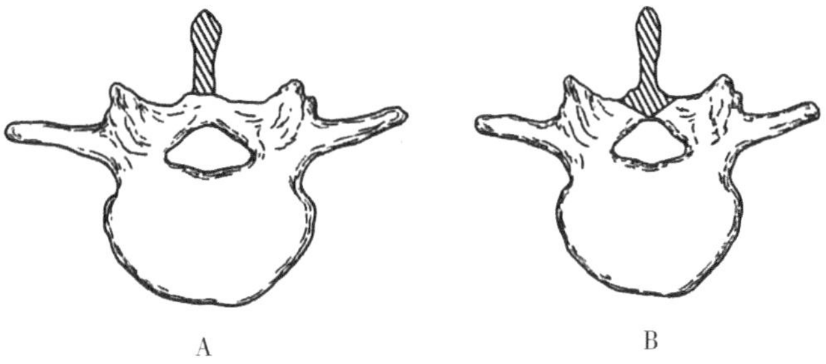

图 5-15　棘突截骨法

A. 传统方法截取棘突的范围；B. 棘突 - 椎板截骨法截取的范围

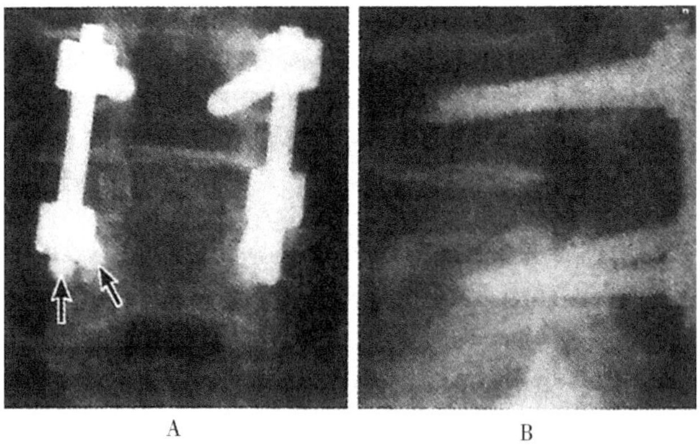

图 5-16　自体棘突 - 椎板植骨进行 PLIF 手术，椎间可见大量植骨，箭头所示为双层皮质的支撑骨块

A. 正位；B. 侧位

（3）360° 融合术：该手术起初用于脊柱骨折脱位及侧凸等畸形的治疗，后来用于融合术的翻修，以及退变和不稳定较为严重的初次手术患者。主要目的是保证局部充分的减压和可靠的融合。通常的 360° 融合包括前方的椎体间融合、两侧的横突间融合及后方结构的融合。采用该术式可以切除间盘组织，对硬膜、神经根周围的结构进行充分减压，并给予手术节段最大的稳定效应，提高融合率。目前较为常用的 360° 融合术是前方使用椎间融合器（interbody fusion cage，IFC），结合后方的椎弓根固定系统。部分学者主张采用单一后方入路进行 360° 融合术；另有人采用前、后联合入路进行融合，即前方入路进行椎间盘切除以及椎体间融合，后方进行减压和椎弓根螺钉内固定。

3. 腰椎融合术相关的内固定　近年来，由于短节段脊柱内固定以及椎间融合器的迅速发展，利用内固定辅助腰椎融合术的方法越来越普遍，主要包括：椎弓根螺钉系统、椎间融合器（IFC）、前路钛板、前路的钉－棒系统等。内固定的使用主要有以下优点：①保证减压的彻底性；②提高融合率；③维持椎间隙高度和生理曲度；④患者术后早期下床活动等。但是，内固定使用延长了手术时间，同时也增加了医疗费用。在诸多种类的内固定当中，椎弓根固定系统和椎间融合器为应用最为广泛。

（1）椎弓根固定系统：椎弓根固定系统自 20 世纪 70 年代后期应用于临床后，使得脊柱内固定发生了质的飞跃。椎弓根固定装置通过脊椎前、中、后三柱的受力纽带——椎弓根，将单纯的后路固定发展成为三维的立体固定，同时也将长节段发展为短节段，在多种脊柱伤病的治疗中发挥了重要的作用。有关椎弓根固定装置的报道很多，有代表性的一篇是 1994 年 Yuan 等报道的 2 684 例腰椎融合术的多中心临床总结，其中 2 177 例使用椎弓根固定装置，同时包括 2 个对照组，即 456 例无内固定组及 51 例非椎弓根固定组。长达 2 年的随访结果显示椎弓根固定组的融合率明显高于对照组（83% 比 75%，$P<0.01$），且在融合时间、疼痛缓解、神经功能恢复等方面优势明显；椎弓根固定组在神经血管损伤、硬膜撕裂、内植物断裂等多项并发症的发生率与对照组无显著性差异，只是再次手术率略高（18% 比 15%）。椎弓根固定系统用于腰椎融合术中，主要作用包括：①保证融合节段的稳定，提高骨性融合率；②可与后路减压同时进行，使减压、融合、固定一期完成；③矫正腰椎的滑脱、侧凸和后凸畸形；④通过螺钉间的加压和撑开，可以恢复椎间隙的高度、调整生理曲度。

（2）椎间融合器（interbody fusion cage，IFC）：椎间融合技术的改进主要表现为椎间螺旋融合器和椎间支撑器（Spacer）的问世。自 Bagby 成功地运用 IFC 治疗马的颈椎不稳定以后，该项技术经过长期的改进，在椎体间融合术中发挥了积极的促进作用，简化了传统手术对椎间隙的处理，有效地稳定椎体间关节，撑开并维持椎间隙高度。目前，以 BAK 及 TFC 为代表的 IFC 的临床应用，扩大了椎体间融合术的优势，使术后椎间隙塌陷的可能性大大减少，促进了患者术后的功能恢复。在此方面，Kuslich、Yuan、Ray 及 BranLigan 等先后报道了不同 IFC 满意的临床效果。近年来，椎间融合器的材料绝大多数发展成为钛合金、碳素纤维和一些可降解或可吸收材料（图 5-17）。

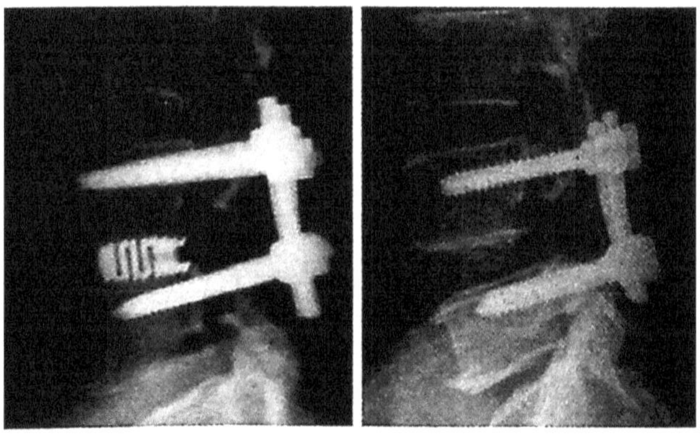

A　　　　　　B

图 5-17　椎间融合器的材料

A. 钛金属椎间融合器；B. 聚醚醚酮（PEEK）可吸收椎间融合器

临床应用在显示了 IFC 上述优势的同时，也暴露出一些问题。在 PLIF 手术中，自后路植入 IFC 时需要较大的操作空间，导致对关节突的切除部分增加、神经根的牵拉也比较严重；IFC 的植入技术要求很高，在准确选择内植物型号后，要求等距离嵌入上下椎体，否则将可能陷入一侧椎体中，严重者可导致手术失败；在其螺旋进入的过程中，对上下终板有部分破坏，导致 IFC 在长期随访的病例中有部分塌陷现象。椎间支撑器的临床应用在很大程度上对 IFC 的上述缺点进行了改进。首先，椎间支撑器的体积较小，节省了操作空间，且植入方便；其次是保留了上下终板的完整，维持椎间隙高度的效果稳定、持久，所以对椎间植骨不要求其支撑作用，在 PLIF 手术中只用减压切除的碎骨块即可，避免了髂骨植骨及其并发症。

第三节　脊椎非融合手术

一、人工髓核置换术

纵观人类历史发展的轨迹，历史的车轮虽有暂时停滞、倒退，但总是不断前进的，新事物代替旧事物，先进的代替陈旧的，我们才发展到了今天。但很多新事物在历史的舞台上昙花一现，因为新事物并非都是正确的真理，这就是辩证的发展观。脊柱外科的发展也是一样，为解决脊柱不稳定，进行脊柱融合手术曾经是金标准，经过中、长期随访，坚强的融合手术并未带来临床疗效的提高，相应地可导致相邻间隙退变（ASD）的加速等并发症。历史发展是不会再退回到过去的，于是提出了动态固定理论，各种脊柱非融合技术逐渐开始应用，目的均是克服坚强内固定的缺点，尽量恢复脊柱原有的生理功能及稳定性。

目前，脊柱非融合技术主要有人工颈椎间盘、人工腰椎间盘、人工髓核和腰椎后方动态植入装置。因为这些是新技术，仅从国内外文献及我们有限的经验进行介绍，难免偏颇。但我们必须牢记历史，用科学、谨慎的态度来应用、验证新理论、新技术。为了治疗椎间盘退行性疾患，脊柱外科医师及相关科研人员进行了多种方法的艰难探索，人工髓核置换术就是其中重要的一种治疗方法。

（一）适应证

人工髓核置换术的主要适应证是腰椎间盘源性疼痛、非手术治疗 6 个月以上无效的患者。对于有或无下腰痛的腰椎间盘突出患者，行单纯髓核摘除术后是否需要行早期的髓核置换术，目前还有争议，因为髓核摘除术后并不一定导致腰痛。人工髓核置换术的影像学要求是：椎间隙高度 >50%，滑脱 < Ⅰ°，MRI 显示间盘退变早期，间盘高度丧失小于 5mm，无 Schmorl 结节，椎间盘造影阳性。

（二）假体类型

人工髓核假体大部分材料是人工合成的黏稠水凝胶，它可以模仿正常髓核随压力变化吸收和释放水分来传导应力。

1. PDN-SOLO 假体　应用最广泛，国内已经应用的是 prosthetic disc nucleus（PDN）。它以水凝胶颗粒为核心，包裹在无弹性的聚乙烯纤维外套中。水凝胶吸收的水分相当于本身重量的 80%，通过膨胀来恢复椎间盘高度，无弹性聚乙烯外套会限制假体的扩张角度和高度，以防止假体过度膨胀及避免椎体终板骨折。早期为使纤维环切口更小，通常进行成对 PDN 假体植入，植入后再将两个假体缝合在一起。由于双假体易发生移位且手术过程复杂，现改进为单个大的假体（PDN-SOLO），比双假体具有更大的扩张容量（图 5-18）。

2. Aquarelle 假体　是由半水合聚乙烯醇水凝胶构成的小球构成，它大概含有 80% 的水分，但最终的体积取决于饱和时的水容量。假体通过放入椎间盘内的 4 ~ 5mm 的加压套管针，以微创的方式植入（图 5-19）。它可以通过后路或侧路植入，但尸体研究表明，假体的突出率高达 20% ~ 30%，远期测试发现假体完全膨胀后很少发生突出。

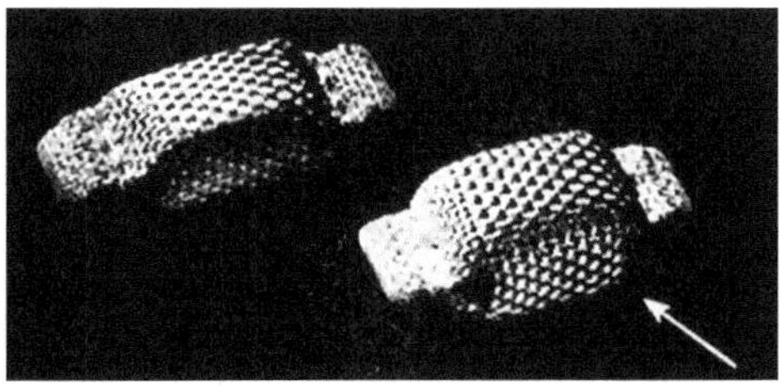

图 5-18　PDN-SOLO 假体脱水和吸水后

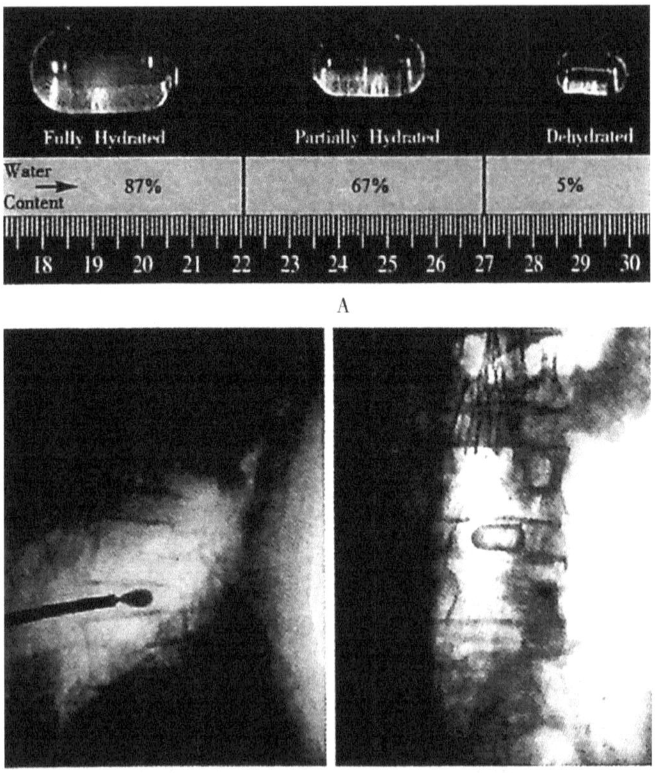

A

B C

图 5-19 Aquarelle 假体经微创前路植入

3. NeuDisc 假体 是 Aquarelle 假体中间用涤纶网加强，脱水的假体通过微创方式植入，膨胀后吸收的水分达到自身重量的 90%（图 5-20）。假体在垂直方向优先扩张以恢复椎间隙高度和吸收轴向压力。体外测试表明，椎间隙高度平均增加 1. 8mm。

4. Newcleus 假体 由聚碳酸酯氨基橡胶卷曲形成预订的外形，取名为记忆螺旋卷曲（图 5-21），植入后假体吸收水分达到自身重量的 35%。髓核摘除后，应用特定器械把解开的假体通过微创方法植入，完全植入后，假体自动卷曲成预订形态并填充髓核摘除后留下的空间。一旦空隙填满后，利用特殊剪刀在正确位置上原位切断。这种方式的优点是假体可以在椎间盘内覆盖较大区域、纤维环切口很小。这种假体的独特性是没有固定轴心，可以模仿自身髓核的正常运动。即使没有被精确地植入，仍然可以发挥抵抗压缩力和维持运动的作用。

5. EBI Regain 假体 是由用于心脏瓣膜修复的高温碳物质组成，它具有生物相容性，同时具有高水平的耐磨强度和抵抗力。和其他生物材料相比，它对软骨造成的退变程度最小。假体内带有电磁运动感受器，能够追踪假体位置的变化。

6. 其他假体 目前还有如 Dascor 假体、Nucore 可注射髓核、Biodisk 假体及 IPD 假体等，均处在研发阶段，不再详述。

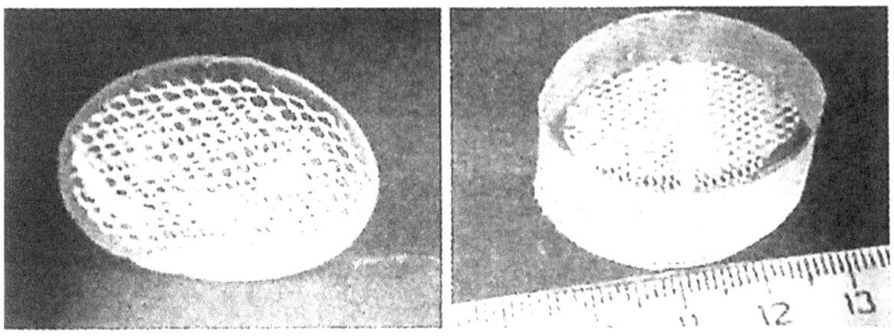

A B

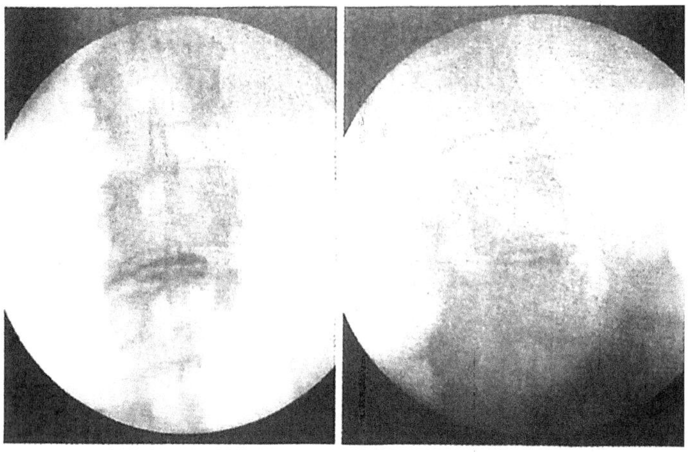

C

图 5-20 NeuDisc 假体脱水和吸水后

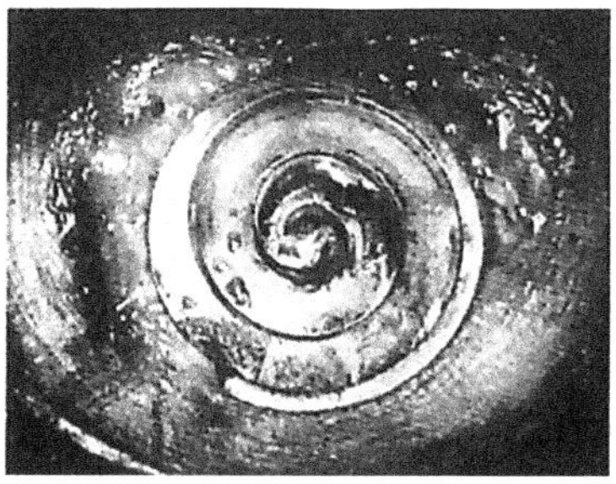

图 5-21 Newcleus 假体（记忆螺旋卷曲）

（三）临床效果

目前，应用于临床最早、最多的是 PDN 假体。国外最早报道 PDN 假体的文章发表在 1996 年，短期随访获得 86% 的成功率。以后对 PDN 假体进行了形状、大小、吸水率的改进，但仅达到 61% 的成功率，假体移位增加。1999 年，Schonmayr 等改进手术方法，取得了 91% 成功率，随访 4 年，ODI 评分从术前 52% 降到术后 2 年 10%，4 年时为 8.3%。2002 年 RayCD 报道单个 PDN-SOLO 假体植入病例，45 例随访 6 个月，行走功能、疼痛及神经功能均得到提高，未发现假体移位、突出、失败病例。PDN 假体在国内应用文章以小样本近期随访文章为多，且多是 X 线及功能评价结果为主，近期随访结果显示疗效优良，有少部分病例有假体下沉移位、脱出。手术适应证与国外明显不同的是，国内绝大部分病例是腰椎间盘突出髓核摘除后行 PDN 髓核植入。值得关注的是赵亮、瞿东滨等报道 65 例 4 年的随访结果，主要并发症为术后 3d 出现一过性腰痛 24 例，1 ~ 3 个月内假体脱出 3 例，39 例出现软骨终板损伤，32 例出现假体下沉。Shin 等报道 46 例 PDN 假体置换 MRI 随访结果，83% 有术后终板改变；Myers 等报道 66 例随访结果，发现 67% 患者术后半年出现终板损伤。某医院在国内也较早开展了 PDN 人工髓核假体植入手术，仅开展了 4 例，均是年轻腰椎间盘突出症患者，其中 1 例术后一周出现假体脱出，取出了假体。考虑到严重并发症较高，我们以后未再开展此手术。其他人工髓核假体大多在基础研究及早期临床试用阶段，报道较少。

总之，人工髓核假体置换的理念是应用人工生物材料恢复髓核功能，从而恢复退变椎间盘的功能，具有微创、动态稳定的优点，随着植入材料和方法的不断改进，以及严格、慎重临床前期应用及随访，人工髓核置换技术可以逐渐克服其缺陷，是治疗腰椎间盘退变的一个发展方向。目前应在严格其手术适应证基础上，慎重开展此手术。

二、人工腰椎间盘置换术

人工腰椎间盘置换大约始于 20 世纪 80 年代，起初发展比较缓慢，最近关于人工腰椎间盘置换文献明显增多，尤其在美国，为得到 FDA 上市批准，进行了许多假体前瞻性随机对照研究。

（一）适应证

人工腰椎间盘置换的疗效与病例的选择非常有关，目前的指征是：18 ~ 60 岁、L_3 ~ S_1 节段、单间隙退变、保守治疗 6 个月以上无效的患者。排除标准是：骨质疏松、腰椎管狭窄、神经根痛、腰椎融合术后、腰椎峡部裂、大于Ⅰ度腰椎滑脱、腰椎小关节炎等。Zigler 认为，最佳适应证是单间隙有症状腰椎间盘退变，退变间盘是疼痛来源，相邻间隙正常，非手术治疗 6 个月以上无效患者。

（二）临床效果

1. 前瞻性研究结果　Blumenthal 等报道了 Charite 假体研究性器械豁免（IDE）临床试验结果，为保守治疗无效的单阶段（L_4 ~ S_1）患者 304 例，对比了人工腰椎间盘置换与前路应用 Cage 行椎间融合的安全性和有效性，按 2 ∶ 1 比例随机分组，205 例为假体置换组，99 例为融合组，分别在术前、术后 6 周和 3、6、12、24 个月随访，包括 VAS、ODI 及 SF-36。总的来说，两组手术效果都比较明显，但人工椎间盘组术后恢复比对照组快，在各个随访点上实验组的功能改善都较对照组明显。Charite 假体置换组成功率为 63%，融合组为 49%。McAfee 等利用同一组患者资料，随访 276 例，分析假体精确位置与临床效果的关系，假体位置理想（83%）、欠佳（11%）、差（6%），认为患者的功能及术后椎间运动范围都会随着假体置入精确度的提高而改善。Zigler 等报道 Prodisc Ⅱ人工间盘置换 FDA 批准的 IDE 临床研究报道，180 名患者按 2 ∶ 1 比例随机分到置换组（127 例）和融合组（53 例），术后 6 个月，两组满意率分别是 87% 和 62%，末次随访时，实验组疼痛缓解和功能改善明显。

2. 循证医学结论　Michael 等在 2008 年 Spine 杂志上发表了关于人工腰椎间盘置换循证医学综述性文章。①患者选择方面：单阶段与多阶段假体置入的结果是相互矛盾的。关于 L_4、L_5 与 L_5–S_1 比较，2 篇文章结论是没有差别，1 篇文章报道 L_4、L_5 效果更好。②关于患者年龄选择：没有明确结论，但老年人并发症及死亡率高。③术前存在关节突关节退变，是否适合人工间盘置换结论也不明确，严重关节突关节退变不适合行人工椎间盘置换，但 1 篇文章认为轻、中度退变不影响置换效果。④手术方面：1 篇高水平Ⅰ级研究表明假体的精确置入对术后活动度及临床疗效均有影响。但低水平Ⅳ级研究结论比较混乱，有认为不准确置入可发生关节突关节炎及活动度减少，也有认为置入准确度不影响疗效。⑤置入阶段活动度保留：1 篇Ⅲ级和Ⅳ级文章结论是假体活动度大，则临床效果好；1 篇Ⅲ级文章则持相反观点。数篇Ⅴ级文章报道植入假体后加速小关节退变，而且长期随访再次行融合术的主要原因是术后有症状的小关节炎不断发展。⑥相邻阶段退变：人工间盘设计的一个重要理论优点是防止相邻阶段退变，但 2 篇Ⅳ级文章 3 年随访发现相邻阶段退变率为 17% 和 28.6%，需再行相邻阶段手术的是 2% 和 3%。但 2 篇Ⅳ级文章经过长时间随访认为保留活动度可以预防相邻阶段退变。Huang 等认为假体活动度≥ 5° 是防止相邻阶段退变的一个重要指标，FDA 报道的 Charile 假体研究发现 24 个月时 33% 患者假体活动度小于 5° 。⑦异位骨化：Tortolani 随访 2 年发现 4.3% 异位骨化，但不影响活动及临床效果。Cinotti 报道 15.2% 纤维环周围骨化，57% 发展为自发融合。Putzier 报道 17 年随访结果，73% 异位骨化，60% 自发融合。国内仅几家大医院开展了人工腰椎间盘置换的探索性工作。苏庆军等报道了 30 例治疗结果，随访 17.7 个月，术前屈伸活动平均 2.8°，术后平均 4.8°，发生并发症 7 例。有学者建议应严格手术适应证，掌握手术操作原则。毛宾尧 2006 年报道了 23 例治疗结果，其中 19 例为腰椎间盘突出，这是国内与国外患者选择的明显区别。随访 4.2 年，优良率 96.2%，无失败病例。

总之，通过数项前瞻性随机对照研究，目前没有证据证明人工腰椎间盘置换优于融合手术，还需要高水平、长期的临床研究来观察。

三、腰椎后路动态稳定装置

腰椎不融合动态稳定装置最早在欧洲应用。20 世纪 90 年代 Graf 韧带的应用为动态固定的开端，此后陆续出现了一些软稳定装置，目的均是使椎间盘应力减小，同时又能限制脊柱部分活动。这些不融合动态稳定装置均是后方植入，大体可分为椎弓根螺钉间半坚强内固定装置（Twinflex 等）、棘突间撑开装置（Wallis，X STOP，Coflex 等）和椎弓根螺钉间韧带连接装置（Graf 韧带，FASSS 系统，Dynesys 等）。

（一）半坚强内固定装置

应用坚强内固定融合带来许多“医源性”不良反应，一些学者开始应用半坚强内固定来解决应力遮挡问题。半坚强内固定既能限制活动又能分散椎间盘压力，在一定范围内允许椎间盘在一种特定的受力状态下活动，防止椎间盘出现“热点”受压（图 5-22）。半坚强内固定是弹性固定，ASD 的发生率明显降低，中期 5 年随访为 9%，长期 9 年随访为 17%（Twinflex）。但也有相反观点，在比较坚强、半坚强和动态固定的研究中，内固定的强度在中期随访中（3 ~ 4 年）并不能明显影响相邻阶段退变的发生，腰椎生理前凸的保持是防止相邻阶段超负荷或失负荷所致终板软骨退变的最主要因素。

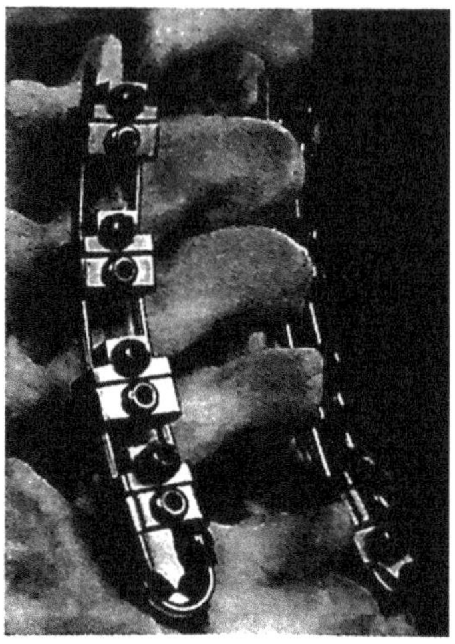

图 5-22　Twinflex 半坚强固定装置

半坚强内固定可以单独应用于非融合患者，但疲劳断裂率较高，所以半坚强内固定最多用于融合术。半坚强内固定由椎弓根螺钉和金属组件连接组成，动态组件既可以固定在棒上，也可以由特殊形态的棒组成。半坚强和坚强内固定的区别在于：坚强内固定提供了屈伸位 87.3%、侧弯 86.3%、旋转 76.8% 的稳定性，而半坚强内固定提供屈伸位 79.2%、侧弯 82.7%、旋转 51.7% 的稳定性，可见半坚强内固定比坚强内固定提供了更多的轴向旋转活动度。半坚强内固定也能够提供很好的融合率，与坚强内固定相似，Pfeiffer 在 94 例的比较中，发现半坚强内固定断裂率与坚强内固定相似。Twinflex 与坚强内固定比较，Twinflex 断裂率较多，但与假关节形成无相关性。但如果半坚强内固定用于融合，并不能减少邻近阶段退变（ASD）的发生率。可见，半坚强内固定的设计仅是减少应力遮挡、降低相邻阶段退变发生率，单独应用不牢靠，并没有完全脱离辅助融合的概念，所以只能算是对坚强内固定的一种改进。

（二）棘突间撑开装置

1. Wallis　棘突间植入装置由弹性更强的高分子材料 PEEK（聚醚醚酮）制成，整个装置固定在失稳间隙棘突间，起到撑开作用（图 5-23）。

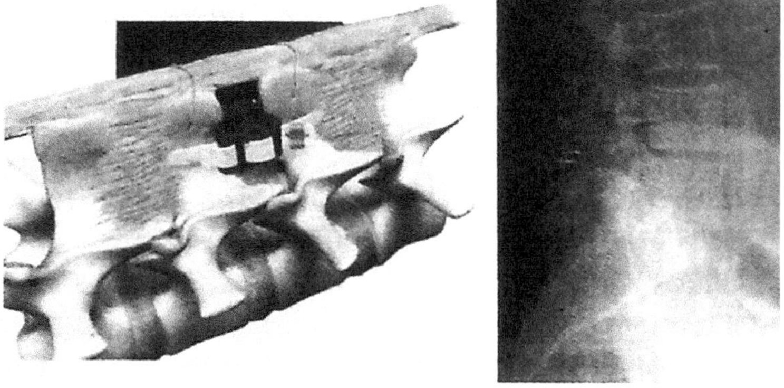

A　　B

图 5-23　Wallis 棘突间植入装置

Senegas 建议：①巨大椎间盘切除术后椎间盘组织丧失较多；②椎间盘再突出再次手术者；③ L_5 骶化产生的交界处（L_4 ~ L_5）椎间盘突出；④融合相邻阶段的退变；⑤中度椎间盘退变（Mociic I 期）导致的慢性腰痛。

2. X STOP　由钛制成，机制是将有症状的阶段置于轻度前屈位，防止后伸。X STOP 由一个圆形钛制的 Spacer 植入有症状间隙的两个棘突间，两个侧翼是防止植入物向前和向侧方移动（图 5-24）。主要治疗有症状腰椎管狭窄症，特别是有间歇性跛行在坐位或前屈位能够缓解症状的患者。Swanson 等发现在脊柱处于中立或过伸位，X STOP 能明显减少椎间盘内和后纤维环的压力，从而减少对外层纤维环痛觉感觉器的刺激，缓解腰椎间盘源性疼痛。并且 X STOP 不影响相邻阶段的压力，所以他们认为 X STOP 不会导致相邻阶段的退变。Zucherman 等进行了为期 1 年和 2 年的前瞻性、随机、多中心研究，发现应用 X STOP 较对照组，在所有比较时间点上均明显提高了临床治疗效果，X STOP 能增加植入阶段的硬膜外腔容积，同时也能增加椎间孔直径，并且手术时间（平均 20min）较传统减压手术明显缩短。

3. Coflex　是一种 U 形棘突间金属撑开装置，上下有固定翼分别在植入棘突间隙后夹紧固定于上下棘突（图 5-25）。其适应证为不伴关节突过度增生的腰椎管狭窄、稳定的 1° 滑脱、腰椎间盘突出、有症状的融合相邻阶段退变。Coflex 植入后小关节被轻度撑开，椎间孔高度得以改善及维持，下腰痛得以缓解。Coflex 植入最好位置是 $L_{4、5}$，$L_{3、4}$，因 S_1 棘突过小，L_5 ~ S_1 棘突间不能植入（图 5-26）。目前文献报道联合应用不能超过 2 枚。需要较大范围减压、关节突不能保留者，重度骨质疏松患者，不适宜应用。

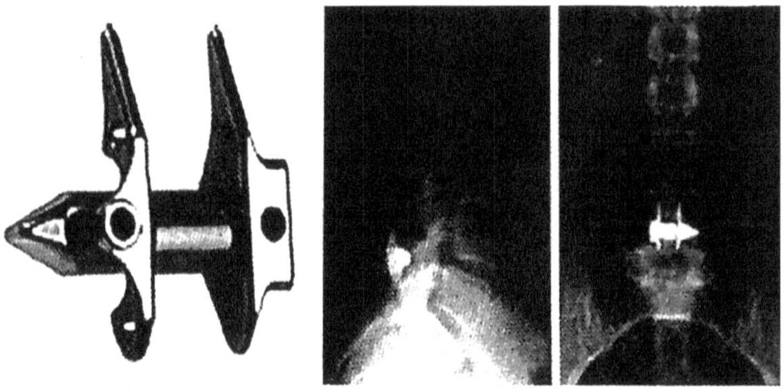

A　　B　　C

图 5-24　X STOP

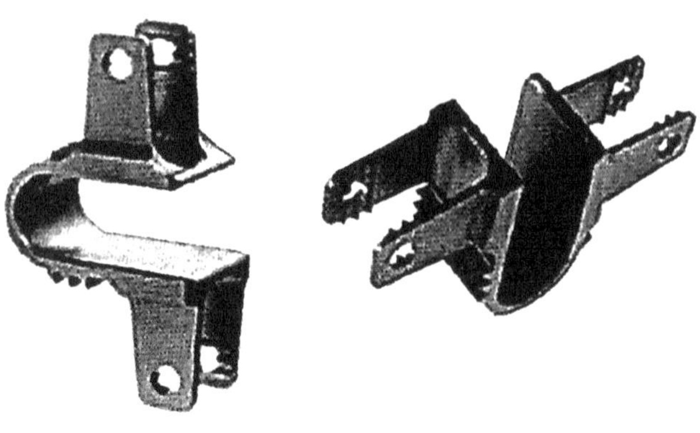

图 5-25　Coflex 动态棘突间植入物

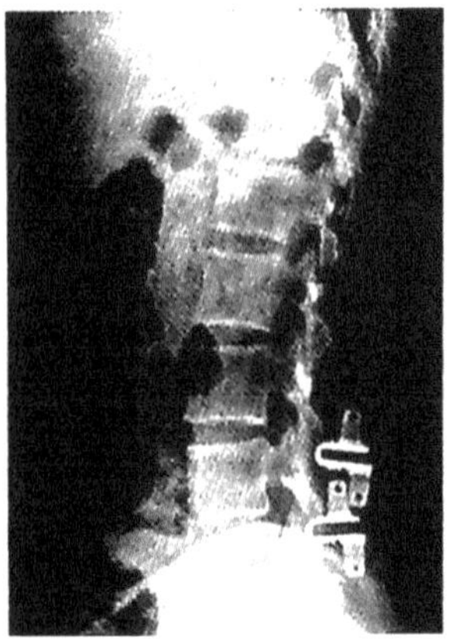

图 5-26　$L_{3、4}$ 和 $L_{4、5}$，双间隙植入 Coflex 植入物

4. 椎弓根螺钉间韧带连接装置　Craf 韧带系统是第 1 个椎弓根螺钉间韧带系统，是一个无弹性的环状韧带结构（图 5-27）。其机制是固定在椎弓根螺钉之间产生张力，锁定小关节并防止小关节旋转，它能恢复腰椎生理前凸，临床研究表明与融合效果相似。但也发现它可以导致侧隐窝狭窄，从而使神经根受压。Craf 韧带系统将椎间盘前方压力转移至后方纤维环，术后神经根管狭窄率为 25%。Mark Walder

经过 2 年随访发现 Craf 韧带系统临床优良率为 75%，建议应用到有足够腰背肌力量的腰椎小关节轻度退变的年轻患者。Konno 等应用 Graf 韧带系统治疗 88 例轻度腰椎滑脱患者，经 4 年随访，较单纯减压组对腰背痛缓解效果更佳。

因为 Graf 韧带系统以小关节突为支点，牵开椎间盘前方间隙，导致后方关节突退变加快，目前国外已很少应用。故此系统又改进成为 FASSS 系统（fulcrum assisted soft stabilization system，FASSS），即杠杆支点辅助稳定系统，原理是以杠杆为后方支点，通过恢复生理前凸减小椎间盘后方压力并且保护关节突关节。通过尸体试验，FASSS 系统可以最多减小 50% 椎间盘压力，即使生理前凸消失，长阶段支点固定系统也能使椎间盘压力降低。

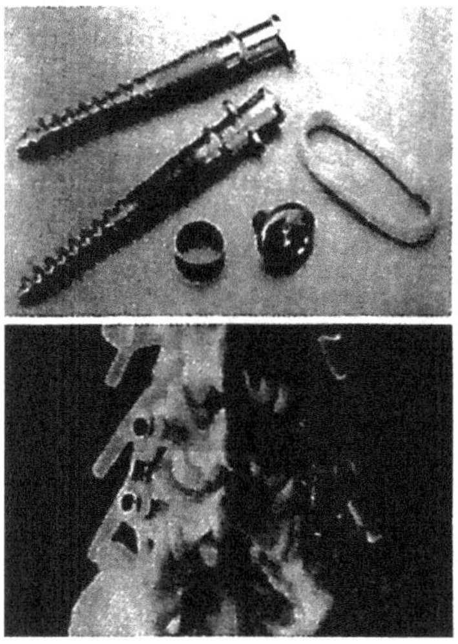

图 5-27　Graf 韧带系统图

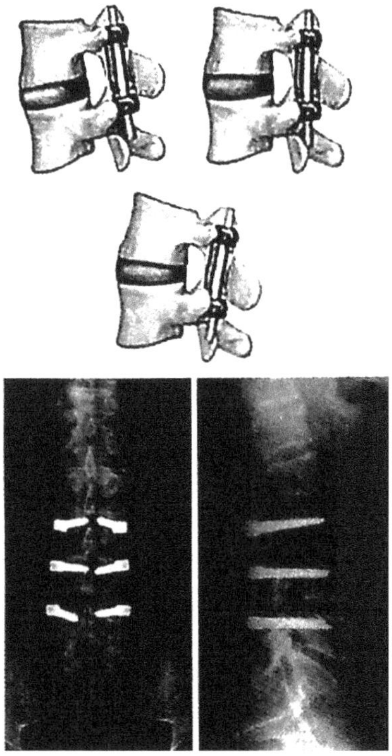

图 5-28　Dynesys 动态平衡系统

5. Dynesys（dynamic neutralization system，DNS）　即动态平衡系统（图 5-28），由包括椎弓根螺钉及连接其间的能控制前屈、后伸的弹性绳组成。前屈时，绳起到张力带作用；后伸时，棒起到支撑作用，限制后伸。但是应用 Dynesys 系统必须严格遵循操作规程，如果棒过长可引起局部后凸畸形，导致预后效果差。较 Craf 韧带系统，Dynesys 系统可以缓解后方纤维环压力，从而缓解下腰痛。生物力学试验证明，在 $L_{3、4}$ 阶段，Dynesys 系统较坚强固定可以增加 1° ~ 3° 屈伸活动度；与正常椎间盘相比，应用 Dynesys 后伸活动度相同，但减少 30% 屈曲活动度。Stoll 报道多中心 83 例随访结果，Oswestry 评分从 54 降到 23。Grob 报道 31 例 2 年回顾结果，发现有 19% 再手术率，13% 术中及术后出现并发症，腰腿症状改善率为 67%，但生活质量提高仅 50%，但研究中未发现相邻阶段退变，这些结果均支持动态固定减缓相邻阶段退变的理论。

四、颈椎人工间盘置换

传统的颈椎前路椎间盘摘除、植骨、融合手术（ACDF），取得了满意的临床疗效，但术后导致颈椎活动度减少、相邻间隙退变加速等并发症。颈椎人工间盘置换的目的是在摘除病变间盘的同时，恢复手术阶段活动度，从而维持颈椎活动度、减少相邻间隙退变。

（一）颈椎人工间盘类型

人工颈椎间盘设计按材料分为金属对金属、金属对聚合物、陶瓷对聚合物、聚合物假体和陶瓷假体。按模块组合分为：无关节、单关节和双关节假体。按活动范围分为限制型、半限制型、非限制型假体。目前，有 3 种假体在美国进行 IDE（Investigational Divice Exemptions）研究，分别是 Prestige ST，Bryan 和 ProDisc-C。Prestige ST 和 Bryan 假体已完成了与同种异体骨加钛板的 ACDF 比较，而 PCM 和 CerviCore 正在进行 IDE 前期研究（图 5-29）。国内目前报道应用人工颈椎间盘假体为 Bryan、ProDisc-C 和 PCM，其中 Bryan 应用报道最多。

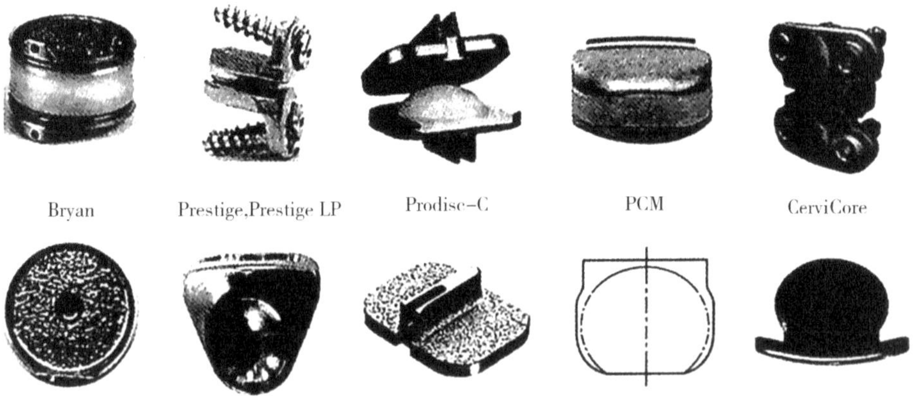

图 5-29 人工颈椎间盘

（二）适应证

$C_{3\sim7}$，单阶段或多阶段，椎间盘病变，无明显颈椎退行性改变，无相邻阶段退变，如颈椎间盘突出导致的神经根或脊髓受压。随着人工颈椎间盘应用增加，颈椎间盘源性疼痛、有症状的融合相邻间隙退变也是行人工颈椎间盘置换的指征。

（三）禁忌证

颈椎小关节退变导致的轴向痛；脊髓后方压迫为主的病变，如颈椎畸形、颈椎不稳定、骨质疏松、感染、后纵韧带骨化、强直性脊柱炎、类风湿关节炎脊柱损害、颈椎间隙塌陷 > 50%、颈椎间隙骨桥形成等。

（四）缺点

人工颈椎间盘不能消除颈椎不稳定；牵张性骨赘形成，可以导致异位骨化及自发性融合；假体移位，尤其是后方移位可致脊髓损伤等。

（五）临床疗效

人工颈椎间盘置换国内外文献报道，近期疗效是令人鼓舞的。Anderson 等应用 Bryan 人工间盘治疗 103 例单间隙病变患者，73 例经过至少 2 年随访，优良率为 71%，93% 活动度 >2°。Goffin 等应用 Bryan 人工间盘治疗 43 例双间隙病变患者，20 例经过至少 1 年随访，优良率为 80%，未发现假体下沉，86% 活动度 >2°，平均 7.4°。

国内人工颈椎间盘置换以 Bryan 间盘最多。孙宇等报道 121 例治疗结果，单阶段 99 例，双阶段 20 例，3 阶段 2 例，平均随访 18 个月，总体效果优良。未见假体松动、移位及症状加重。颈椎中立位时有 23 个假体（15.86%）上下终板前缘或后缘过于接近，影响置换阶段的前屈或后伸，3 例 4 个假体（2.67%）出现异位骨化。王征等治疗 67 例脊髓型颈椎病患者，随访 3 ~ 18 个月，置换阶段活动范围平均 5.78°，左右侧屈分别是 3.52° 和 3.48°。颈椎活动度与术前无差异，认为 Bryan 假体近期在保持前路减压效果的同时可获得术后即刻稳定性，维持颈椎接近正常的活动度。但是，Christoph 等在 2006 年 SPINE 杂志发表关于人工颈椎间盘异位骨化观察结果。应用 ProDisc-C 治疗 54 例（77 个假体），随访 1 年，仅 26 例（33.8%）无异位骨化，30 例（39%）2 度异位骨化，8 例（10.4%）3 度异位骨化，影响置换阶段活动，7 例（9.1%）出现自发融合。所以，人工颈椎间盘和其他人工关节一样，它的应用价值需要长时间临床随访观察。

第六章

脊柱微创治疗

第一节　经皮射频椎间盘髓核成形术

一、经皮射频消融颈椎髓核成形术

自20世纪90年代以来，随着高能射频技术的发展，射频消融髓核成形术（radiofrequency ablation-nucleoplasty）先后被用于治疗腰椎间盘突出症和颈椎间盘突出症。低温等离子体消融即“冷消融”（coblation）技术是利用射频电场产生等离子薄层，使离子获得足够动能，打断分子键形成切割和消融效果，使大分子分解成单元素分子和低分子气体（O_2、H_2、CO_2）。冷消融过程是一种低温（40～70℃）状态下细胞分子链断裂，功能有切割、紧缩、止血、焊接作用。当所设置的能量低于产生等离子体的阈值时，组织的电阻会导致热效应，从而使组织收缩或起止血作用。射频消融髓核成形术用于治疗颈、腰椎间盘源性疼痛和椎间盘突出症，是运用40℃低温射频能量在椎间盘髓核内部切开多个孔道，移除部分髓核组织，完成椎间盘内髓核组织重塑，并配合70℃热凝封闭，使髓核内的胶原纤维汽化、收缩和固化，缩小椎间盘总体积，从而降低椎间盘内的压力，达到治疗目的。

1996年，Houpt等报道了人新鲜尸体椎间盘内射频产生热量所致温度变化情况，当探头尖部温度为70℃时11mm以外的组织温度不会超过42℃；而且不是对椎间盘的直接热变，仅是改变了椎间盘的生化状态。Troussier等在人新鲜尸体研究中发现，射频消融髓核成形术对髓核组织的消融和热固缩作用没有导致髓核组织坏死，并且局限于髓核内部，终板和椎体不受影响，热量引起的温度变化不超过3～4℃。Nau等报道髓核成形术的核心瞬时温度可达80～90℃，但高温和致命性热损伤只是在距核心很小的范围内，在其3～4mm处温度降低了60～65℃。Chen等研究发现，射频消融髓核成形术引起髓核的变化仅局限于髓核内，对周围组织（终板、椎体、后纵韧带、神经根）不会造成结构损害或热损伤；该术对椎间盘内压力的降低程度和脊柱的退变水平有密切关系，能明显降低没有退变的椎间盘内压力，而对高度退变的椎间盘没有减压作用。

经皮射频消融颈椎髓核成形术（percutaneous cervical disc nucleoplasty，PCDN）是美国Arthro Care公司首先开发的一项技术，起初用于关节镜手术、骨科腱性炎症打孔术、颅脑外科及耳鼻喉科等。由于是采用低温冷融切技术，因此组织损伤小、安全性较好。国外Lewis（2002）首先报道，国内李展振（2002）、王晓宇（2004）也分别报道了PCDN的初步结果。PCDN的作用原理与PLDD有所不同，主要是将低温等离子体消融与微创热疗技术相结合，用冷融切的低温（约40℃）汽化技术去除部分髓核组织，再利用加温技术使胶原纤维收缩变性及聚合固化，使椎间盘体积减小，从而达到快速有效的椎间盘减压的目的。PCND 技术由于临床应用时间较短，病例有限，暂未见明显并发症的报道。

（一）器械与方法

1. 手术器械 C 形臂 X 线机、Arthro Care 2000 型等离子体手术系统。

2. 手术方法 患者仰卧位，颈背部垫软枕，使头稍后仰。常规皮肤消毒、铺无菌巾。在 X 线荧光屏监视下确定穿刺椎间隙，进针点约在中线旁 2 ~ 3cm（即甲状腺外缘与颈动脉之间）。从健侧进针：拇指紧贴椎体外缘将颈动脉向外推开，以 2% 利多卡因 0.5 ~ 1mL 局部麻醉后，将等离子体手术系统汽化棒套管针在 x 线机下刺入病变椎间隙，拔出针芯，将汽化棒（PercDC，颈椎刀头）通过套管进入椎间隙，连接主机并将功率设置为 3 挡，热凝约 1 秒，如出现刺激症状应立即停止并重置汽化棒；如无刺激症状则在 X 线机下缓慢来回移动并同时旋转汽化棒，采用多通道技术，一般 3 ~ 4 个通道，每个通道先消融约 10 秒后热凝约 10 秒。术中监测病情变化，术毕拔出汽化棒及套管，稍加按压后外敷止血贴即可。手术前后预防性应用抗生素，术后 3 天恢复正常活动，术后颈托保护 2 周。

术中注意事项：①颈背部软枕不宜垫得过高，以免患者产生疼痛不适。②局部麻醉药物不宜注射得过多。③穿刺部位不宜太靠近中线，以免损伤甲状腺组织，造成术中及术后出血。④无论采取仰卧位或侧卧位穿刺切割时，应密切注意穿刺器械的深度及患者的感觉，有时汽化棒接近椎体后缘或软性突出物时，患者可有一侧肢体或全身触电样感觉，可能是窦椎神经受到刺激所致，应予以注意，以免损伤脊髓前静脉丛或脊髓。⑤严格无菌操作，预防椎间隙感染。

（二）适应证和禁忌证

1. 适应证 ①颈肩部疼痛、上肢放射痛、麻木或有眩晕，排除其他相关疾病，且 MRI 证实有颈椎间盘突出患者。②单纯的颈椎间盘膨出或突出患者。③以膨出或轻度突出患者效果好。④中度突出也能收到满意的疗效。

2. 禁忌证 以下患者不宜进行髓核成形术：①后纵韧带肥厚。②椎体后缘骨质增生。③重度黄韧带肥厚及椎管狭窄。④颈椎短及肥胖者 $C_{6\sim7}$，由于肩部阻挡，不易看清椎间隙，手术应小心不要损伤周围组织。⑤巨大椎间盘突出或脱出，出现颈脊髓压迫征象者。在临床实践中把握好手术适应证，除认真研究症状及体征外，仔细研究 MRI 中每个椎间隙在矢状面和冠状面的突出部位、方向及压迫程度十分重要。单纯的颈椎间盘突出症患者，过伸、中立、过屈的动态位 MRI 或 CT 检查显示，过伸位脊髓压迹加重，而过屈位压迹减轻的患者，射频消融髓核成形术能取得确切而良好的效果；过屈位脊髓压迹无明显减轻的患者，说明其纤维环已破裂，后纵韧带的弹性也差，而且已引起一定程度脊髓变性的患者，射频消融髓核成形术效果不佳；对部分颈髓变性患者，射频消融髓核成形术后也可有较好的恢复。

（三）并发症及处理

射频消融髓核成形术治疗椎间盘突出症临床并发症报道较少，主要为穿刺部位疼痛，或新出现疼痛区域，一般均可自行缓解，也有可能发生椎间盘炎，损伤脊髓、硬脊膜和神经根，损伤血管形成血肿等。Bhagia 等对 53 例射频消融髓核成形术的患者进行随访，76% 的患者术后出现穿刺部位疼痛，26% 出现麻木或麻痛感，15% 出现疼痛症状加重，15% 出现新的疼痛区，2 周后均自行缓解。此外，等离子刀头断裂的发生率较少。

二、经皮射频消融腰椎髓核成形术

自 20 世纪 40 年代 Mixter 和 Barr 成功地采用手术方法治疗腰椎间盘突出症，开创了腰椎间盘突出症手术治疗的新纪元以来，椎间盘开放式摘除术已成为治疗腰椎间盘突出症的标准术式，但随后数十年的临床研究和实践发现，开放式的手术对脊柱稳定性破坏相对较大，存在一定的手术并发症，如神经根损伤、神经根粘连、硬膜外血肿、硬膜破裂、椎间隙感染等。理想的手术应是以尽可能小的创伤有效地摘除椎间盘破碎组织，解除神经根的受压。随着现代微创脊柱外科的兴起与发展，国内外众多学者开展了广泛的研究，使腰椎间盘突出症的治疗从椎板切除、椎板间开窗，发展到化学髓核溶解、经皮穿刺椎间盘切吸、经皮激光椎间盘减压、经皮低温等离子射频消融髓核成形术、经皮内镜激光椎间盘切除术、显微内镜椎间盘摘除、椎间盘内电热疗法髓核消融（intradiscal electrothermal therapy，IDET）、纤维环成形术、显微腰椎间盘摘除术等微创手术，这些微创外科治疗方法相继成为研究热点。本节介绍经皮射频消融腰椎髓核成形术。

低温等离子射频椎间盘消融技术问世于美国。1996年，Yeung首先在经皮内镜（yeung endoscopicspinesystem，YESS）引导下，应用ELLMAN射频机的射频消融技术治疗500例腰椎间盘突出症，于2000年在《纽约西奈山医学杂志》报道其临床取得很好的疗效。该技术1999年获得FDA许可，目前主要应用的是Arthro Care 2000型等离子组织汽化仪。国内学者李健、李展振等于2002年报道低温等离子射频椎间盘消融术治疗颈、腰椎间盘突出症。

经皮低温等离子射频消融髓核成形术用于治疗腰椎间盘源性疼痛和椎间盘突出症，原理是运用40℃低温射频能量在椎间盘髓核内部切开多个槽道，移除部分髓核组织，完成椎间盘内髓核组织重塑，并配合70℃热凝封闭，使髓核内的胶原纤维汽化、收缩和固化，缩小椎间盘总体积，从而降低椎间盘内的压力，减轻椎间盘组织对神经根的刺激，以缓解症状，达到治疗目的。它是随着微创外科的发展而逐渐兴起的，是目前国内外已被广泛接受的应用介入微创技术治疗腰椎间盘突出症的一种方法。

（一）器械与方法

Arthro Care 2000型等离子组织汽化仪，腰椎系统等离子刀头，C形臂X线机。

1. 术前准备事项　包括以下几点。

（1）将Arthro Care 2000等离子体手术系统、C形臂X线机连接电源，并认真检查，保证其使用性能的完好。

（2）安置手术体位：腰椎间盘突出症患者采用俯卧位时，安置体位前将小方桌置于手术床的尾部，并垫上毛毯，以利于操作C形臂X线机时不被手术床中央的柱子所影响。患者俯卧后在胸部、腹部、髂嵴部两侧垫上软枕，使胸、腹部悬空，不影响患者的呼吸及循环功能。

（3）由助手或巡回护士协助常规皮肤消毒，配制局部麻醉药液，用2%利多卡因与0.9%氯化钠注射液配制成1%利多卡因20 ~ 40mL。按无菌操作打开Arthro Care 2000型等离子手术刀头及连接线，给术者连接好机器，打开电源，使机器处于备用状态。

（4）由助手或放射科人员穿上含铅X线防护服，根据手术进展情况及定位要求协助操作C形臂X线机，并密切观察病情。

2. 操作方法　如下。

（1）手术取俯卧或侧卧位，常规消毒铺巾。

（2）在C形臂X线机下确定正确的椎间隙并定位，手术进针点取脊柱棘突中线旁开7 ~ 9cm范围，局部浸润麻醉，在C形臂X线机正侧位监视下将穿刺针与皮肤成15° ~ 45°角置入椎间盘内。

（3）将与Arthro Care 2000组织汽化仪相连接的特制工作棒（直径0.8mm）在C形臂X线机监视下沿针芯进入椎间盘内，设置工作棒功率为4挡。

（4）脚踏开关，在椎间盘内以较慢的速度来回移动工作棒，对髓核组织进行汽化和固化。缓慢来回移动同时旋转汽化棒1周，汽化和固化过程各1 ~ 1.5分钟。汽化过程中如出现同侧腰或下肢抽搐、发麻，暂停汽化，调整汽化棒方向、深度或擦干汽化棒上的血迹后即可继续进行手术。

（5）退出工作棒及穿刺针，用创可贴或纱布覆盖创口。术毕即可行弯腰及直腿抬高，观察2 ~ 3天，常规应用抗生素3天，可同时给予脱水和神经营养药物治疗，第2天开始腰背肌锻炼，3天后戴腰围下床活动，活动量循序渐进。不同医师推荐的术后活动量不同，由于过度的活动或负重可能诱发椎间盘再次突出，因此，医师往往要求患者术后限制负重或弯腰活动3 ~ 4周。虽然这可能是目前采取的最为广泛的措施，但几乎没有文献报道支持这种长时间的活动限制。有报道表明术后无限制活动患者的手术成功率和再次突出率与限制活动的患者相当。

（二）适应证和禁忌证

经皮射频消融腰椎髓核成形术是近几年国内外兴起的一种用于治疗腰椎间盘源性疼痛和椎间盘突出症的微创技术，像很多手术方法一样需要选择好正确的手术适应证才可以取得很好的手术疗效。从国内外学者近几年的临床报道我们概述出以下几种手术适应证及禁忌证。

1. 适应证 ①轻中度椎间盘突出患者，椎间盘造影阳性。②腿痛（伴或不伴腰痛）6个月以上，保守治疗无效而又不具备开放手术指征者。③根性症状腿痛大于腰痛，直腿抬高试验阴性。④MRI证实包含型椎间盘突出（后纵韧带下或外层纤维环下），其突出物小（<6mm），只有1～2个节段突出，CT显示纤维环和后纵韧带没有破裂。⑤椎间盘源性下腰痛，椎间盘高度和邻近正常椎间盘相比>50%，椎间盘造影阳性。

2. 禁忌证 ①脊柱和椎间盘严重退变，椎间盘的高度丢失多于33%，椎间盘内含水量严重减少。②椎间盘脱出，其脱出物大于椎管矢状径的1/3。③髓核游离。④侧隐窝狭窄。⑤椎间隙狭窄。另外，国外学者Salvatore等报道的还有椎体前移、先天性椎体发育异常、椎间盘及椎体感染、马尾综合征、椎间盘造影阴性及椎体不稳等也列为其禁忌证之中。

（三）并发症

射频消融髓核成形术治疗椎间盘突出症临床并发症报道较少。从近几年多位学者的临床经验及国内外的文献报道看，其并发症主要有以下几种。

1. 疼痛 穿刺部位疼痛或新出现疼痛区域，一般均可自行缓解；国外学者Bhagia等曾对53例射频消融髓核成形术的患者进行随访，术后24小时76%的患者出现穿刺部位疼痛，26%出现麻木或麻痛感，15%出现疼痛症状加重，15%出现新的疼痛区，2周后均自行缓解。

2. 损伤 脊髓、硬脊膜和神经根。

3. 椎间盘炎 相对少见，呈急性或迟发性起病，多发生在术后2～27天，有或无发热，多数为不规则发热，也有体温达40℃者。患者腰背部肌肉痉挛，活动后加剧，椎旁压痛和叩击痛，当神经受压时，可出现神经损害表现。其治疗要注意绝对卧床休息、促进炎症局限和消退、大量使用抗生素、腰部制动等，待临床症状消失后予以石膏或支具保护下床活动。国内学者张年春等报道采用射频消融髓核成形术治疗28例腰椎间盘突出症患者，术后随访12～33个月，并发椎间盘炎1例，进行腰椎融合术后治愈。

4. 损伤血管形成血肿（腹膜后出血等） 大血管损伤致大出血非常少见，其发生主要与术者操作不熟练、解剖变异以及没有正确的正侧位X线透视有关。术中、术后一旦发现有血管损伤，视情况轻重，轻者血肿形成后可自行吸收，重者可通过动脉栓塞或外科干预等方法及时处理。

5. 等离子刀头断裂 较为少见，主要与术者操作熟练程度及手法有关。

（四）注意事项

（1）必须严格选择手术适应证，因本法适应证要求较为严格，在腰痛伴有下肢放射痛，只有在纤维环和后纵韧带无破裂，即“包容型”椎间盘突出症时方可取得满意的疗效，而椎间盘脱出、髓核游离、侧隐窝狭窄、椎间隙狭窄、椎体明显唇样增生或钙化型椎间盘突出症等则应为禁忌证。

（2）操作者须具有从事临床脊柱外科多年的工作经验，必须对髓核成型的原理、适应证的选择、手术操作规程及并发症处理等方面有较全面的了解，且独立进行髓核成形术手术操作之前必须在有经验医师的指导下进行一段时间的专门训练。

（3）手术过程要严格在无菌手术室进行，一般不主张在X线机房操作，以免发生感染，另外手术室巡回护士要熟练掌握手术方法、手术步骤和Arthro Care 2000型等离子体手术系统及C形臂X线机的性能、操作程序、保养及术后处理，这样才能保证机器设备的性能保持完好的状态，更好地为患者服务，保证手术的顺利完成。

（4）等离子射频消融术治疗椎间盘突出症是近几年开展的手术，且等离子体手术系统具有以下几点优越性：①融切温度低（不超过54℃），热穿透仅1mm，无周围组织损伤。②汽化棒可任意到达治疗部位。③同时具备融切、成形、清理、紧缩及止血等多种功能。④手术全程为汽化消融，无固体颗粒残留。⑤损伤极小（外套针粗细相当于18号注射针头），操作简单，耗时少，疗效佳，恢复快，并发症少，费用低。手术在局部浸润麻醉下进行，患者术前、术后不用禁食，手术无切口，术后无瘢痕，并且操作简便，术中、术后无出血，术后并发症少，患者痛苦少，住院时间3～5天，在适应证范围内患者和家属乐于接受。整个手术过程中，患者处于意识清醒状态，故做好术前访视，与患者进行有效的沟通，争取做到患者主动配合手术，是手术顺利完成的关键之一。给患者提供人性化服务，在手术允许的情况下，尽可能给患者提供舒适的手术环境。

从当前的研究结果来看，射频消融髓核成形术具有其他手术不可替代的优点，目前在国内外得到不断推广和应用，但其具体疗效也必须在与其他治疗椎间盘的方法相比较，在大量的病例随访被证实后，才可以被广大医务人员及患者所接受。射频消融髓核成形术是一种治疗腰椎间盘突出症的微创手术，其有效性和安全性对于椎间盘源性下腰痛和（或）腿痛的包容型椎间盘突出，且经过保守治疗无效而又不具备开放性手术指征的患者是必须要考虑的。因该微创技术在临床应用的时间尚短，虽然近期疗效好，但远期疗效还需各位学者及临床使用者进一步观察和研究。

第二节　经皮内镜下颈椎间盘摘除及固定

一、概述

经皮内镜下颈椎间盘切除术（PECD）是颈椎间盘突出手术治疗的一种新方法。在该手术方式中，通过经皮的前路手术方式，对突出的椎间盘组织进行摘除，避免了大量软组织的切除。目前颈椎病前路手术方式治疗的金标准是颈椎前路颈椎间盘切除椎间融合术（ACDF）。但是，前路手术会造成各种并发症诸如喉返神经损伤后的声带麻痹，由于机械性损伤或食管自主神经损伤造成的吞咽和气道并发症，极少数患者出现气管变形、硬膜外血肿、神经损伤，并且术后的植入物及内固定相关性并发症并非少见，包括植骨块供区的并发症、假关节疼痛、植入骨块脱出、植入物失败、脊柱后凸畸形，以及植入物沉降等问题。而且有研究表明，前路钢板固定放置在距离邻近节段椎间盘 5mm 以内会造成前纵韧带骨化引起邻椎病。如果采用前路经皮内镜下椎间盘切除术可以避免这些并发症的出现，因为其采用直视下微创操作，不需要骨性减压及大量软组织去除。尽管 PECD 手术相对开放手术是有效的选择方式，但是其应用也有一定的局限性。如果存在节段性不稳或者颈椎的盘源性疼痛，该技术是无效的。2002 年，Ahn 和 Lee 报道了首例经皮内镜下颈椎内固定手术。采用特殊设计的扩张管道可以在椎间隙完成固定和融合等操作，较之开放手术其并发症的发生率下降。

二、适应证和禁忌证

1. PECD 的适应证　如下。

（1）CT 和 MRI 等检查证实有颈椎间盘软组织压迫神经根或脊髓。

（2）放射性疼痛症状与影像学检查吻合。

（3）颈椎的盘源性疼痛由颈椎间盘突出软性压迫所致。

（4）保守治疗 6 周无效的患者。

2. PECD 的禁忌证　如下。

（1）脊髓型颈椎病。

（2）椎间盘突出硬化或游离。

（3）伴有椎间隙狭窄的进性行颈椎病（<3mm）。

（4）明确的节段性不稳。

三、器械和设备

内镜下减压的器械包括 18 号脊柱穿刺针、细导丝、逐级扩张管、工作套管、环钻、髓核钳、侧发射激光器即钇铝石榴石激光器（钬激光）。可视下经皮操作装置包括透视设备及 WSH 颈椎内镜设备（Karl Storz 内镜公司）（图 6-1）。WSH 颈椎扩张融合设备 B-Twin（图 6-2）（以色列赫兹利亚市 Disc-0-Tech 医疗技术公司）可应用于颈椎椎间融合手术中。

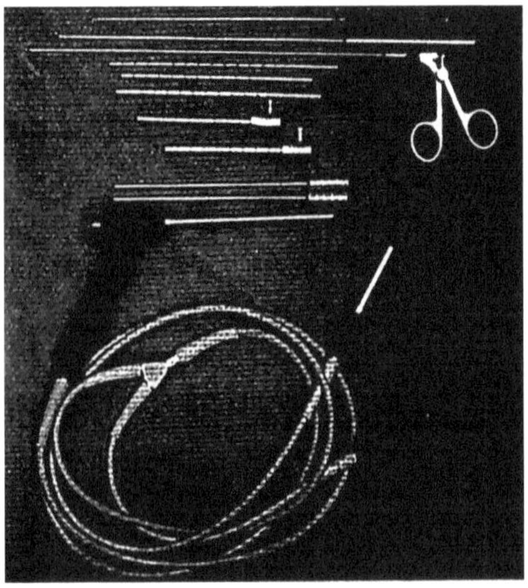

图 6-1 内镜及手术器械能进行内镜下的减压，包括 WSH 颈椎内镜设备（Karl Storz 内镜公司）、侧孔钬激光发射器以及各种规格的髓核钳

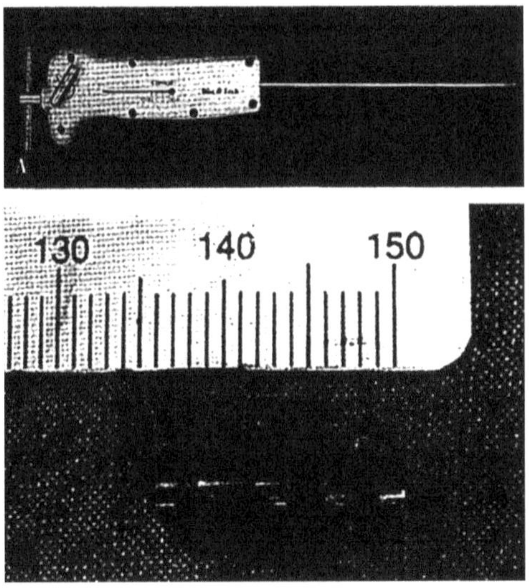

图 6-2 B-Twin 用于颈椎椎间融合的颈椎扩张器

A. 原始形状（直径 3.3mm）；B. 扩张形状（每个齿直径 5/7/7/6mm）

四、手术过程

手术在严格的无菌条件下操作。术前预防性使用抗生素（头孢唑林 1g）和镇静剂（咪达唑仑 3mg 和芬太尼 50 ~ 100mg）。患者仰卧于手术台上，颈椎适当后伸，采用局部麻醉使患者保持适当清醒，并监测患者的症状或体征（图 6-3）。皮肤及皮下组织采用 1% 的盐酸利多卡因局部浸润麻醉。颈部的解剖结构非常适合于经皮的前路操作。颈椎椎体前的空间具有良好的延展性，颈前间隙包含的组织（甲状腺、气管、咽、喉及食管）被深筋膜所包裹，可将其轻易地移动到对侧 1 ~ 2 指宽度。颈椎前路可以解决同侧或对侧症状。

对于侧方的椎间盘突出患者，有学者推荐采用对侧入路，因为该入路能提供较好的视野，可轻易摘除椎间盘。术者用示指将患者的喉和气管推向对侧，然后将示指滑到椎体前方直到触及要治疗的椎间盘前侧边缘。随后，术者用中指或其他手指触诊搏动的颈动脉，并将气管 - 食管推向内侧，颈动脉推向外侧。再次透视前后位像最终确认，将脊柱穿刺针轻柔地置入颈椎间盘前壁，然后在侧方透视监视下，将穿刺针逐渐推进到椎间盘组织内大约 5mm（图 6-4）。术中进行椎间盘造影的目的在于染色突出的髓核并观察髓核突出的类型，通过注入 0.5mL 靛胭脂和造影剂的混合物，使突出的髓核及纤维环在内镜视野下易从正常的椎间盘组织中辨认出来。将导丝通过穿刺针置入到髓核中，将皮肤作大约 3mm 的切口，然后分别用直径为 1mm、2mm、3mm 的扩张套管顺序扩张，最后置入直径稍大的工作套管。

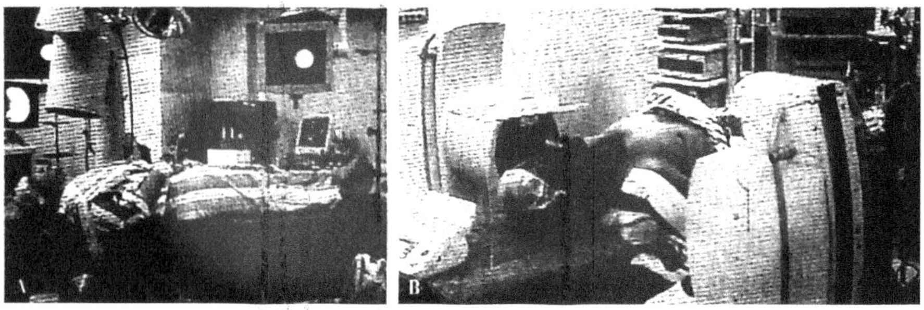

图 6-3　术前准备：手术在局部麻醉和影像透视监测下进行。患者的体位为颈椎适当仰伸位，术前建议使用抗生素（头孢唑林 1g）和镇静剂（咪达唑仑 3mg 和芬太尼 50 ~ 100mg）

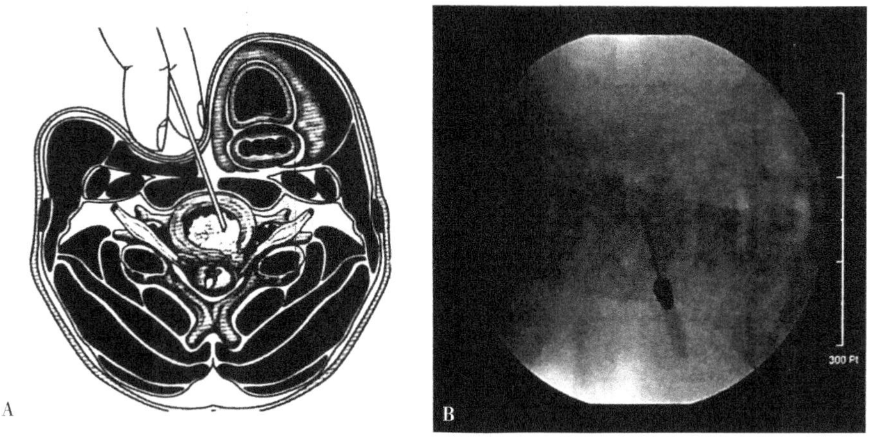

图 6-4　置入穿刺针：向内侧推开气管和食管，向外侧牵开颈动脉，影像透视最终确认，将穿刺针置入椎间盘的适当位置

这种顺序性的轻柔操作有两个好处：避免了软组织的损伤和减轻了相关疼痛刺激。通过工作套管置入环锯，环形切开纤维环，在内镜直视下用内镜髓核钳选择性切除椎间盘，用钬激光环形固缩和消融突出的椎间盘组织。纤维环被充分固缩后，用内镜髓核钳可以很轻易地将突出的椎间盘组织摘除（图 6-5）。随后进一步去除残留的纤维化的、坚硬的椎间盘髓核组织。钬激光处理的设置为每搏能量 0.5 ~ 1.0J，脉冲 10 ~ 15Hz。采用前后位透视确定激光探头正对突出椎间盘部位。在椎间盘内，椎间盘后部缺口和纤维环的消融都是在内镜直视下进行的。当通过纤维环上的裂缝看到减压的硬膜囊和出口神经根灵活移动时，手术可以停止。

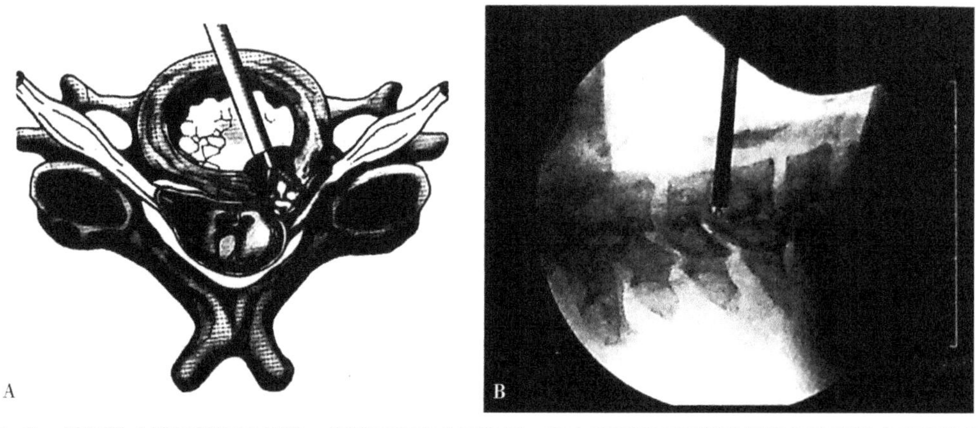

图 6-5　选择性内镜下椎间盘切除：纤维环被充分固缩后，在内镜直视下用髓核钳选择性摘除突出的椎间盘

在透视监测下完成 PECD 手术后，采用一次性使用置入系统将设计简化的植入物置入椎间隙。通过旋转扩张手柄使植入物在椎间隙内形成最终扩张形态。为避免植入物在椎间隙中位置不佳，在扩张过程中，需在影像监视下旋转扩张手柄。一旦达到目标位置，将植入物从置入系统上脱离。见图 6–6、图 6–7。

五、术后管理

为预防并发症，术后患者需监测 3h，如果 24h 后没有并发症出现可以出院。推荐术后口服抗生素和镇痛药物。根据患者的具体情况采用颈托保护 3 ~ 14 天。如果患者术后出现持续疼痛不适，给予适当的药物和采用类同醇激素、利多卡因的硬膜外注射均可有效帮助患者的恢复。这种治疗具有椎间盘减压和类固醇激素减轻局部炎性反应的双重机制。在术后 6 周开始进行 1 周 2 次的颈部肌肉的康复训练及逐渐增加活动度，练习 3 个月。

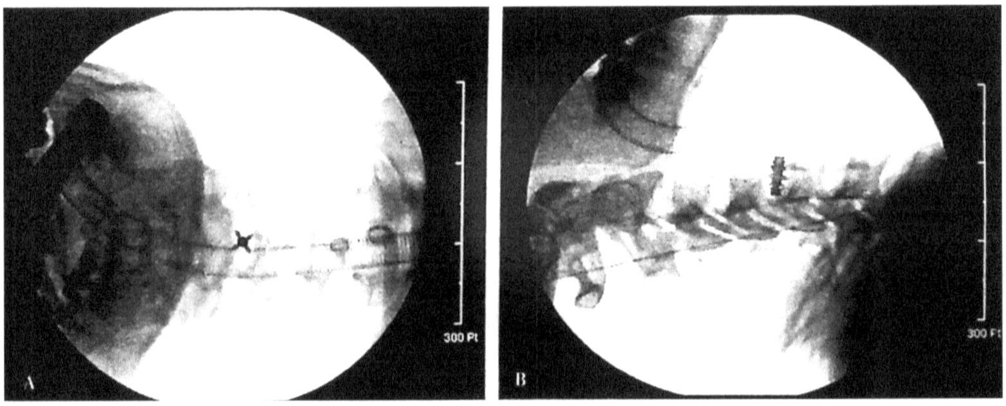

图 6–6　术中影像监视下颈椎扩张器的置入：在透视监测下完成 PECD 手术后，采用一次性使用置入系统将设计简化的植入物置入椎间隙。通过旋转扩张手柄使植入物在椎间隙内形成最终扩张形态。一旦达到目标位置，将植入物从置入系统上脱离

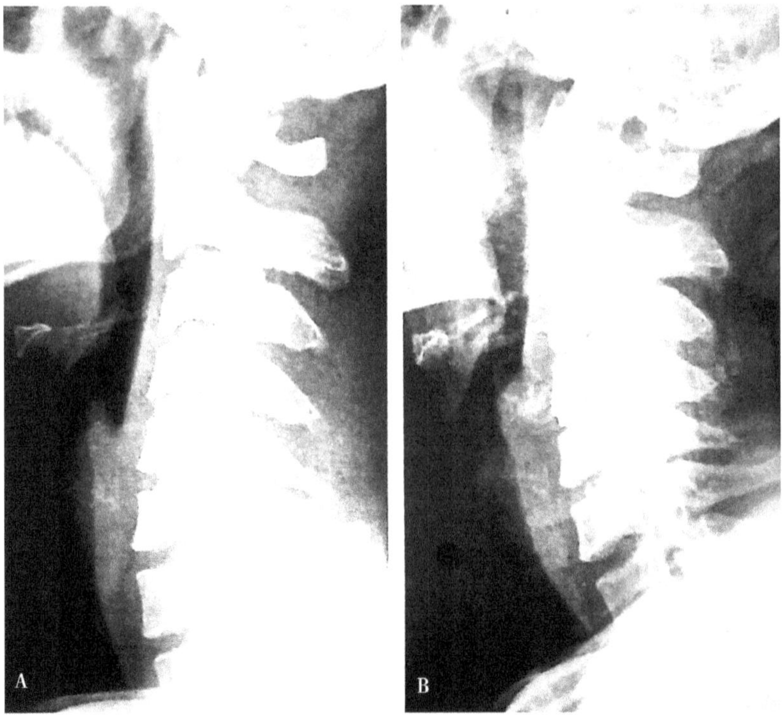

图 6–7　术后颈椎序列变化

A. 术前颈椎侧位片显示颈椎后凸；B. 术后颈椎侧位片颈椎后凸改善

六、临床结果

有学者从2001年1月至2006年10月连续对33例患者采用了PECD手术治疗后置入了B-Twin固定器。患者年龄28 ~ 78岁，平均年龄46.9岁，其中18例男性，15例女性。患者采用VAS评分系统评估颈部疼痛及放射痛的程度。疗效采用颈部功能障碍指数（NDI）进行评估。患者的满意度采用改良的MacNab标准进行评估。平均随访周期为29.6个月，平均住院日为3.2天。VAS颈部疼痛评分从6.1分显著下降到1.6分（P<0.000 1）。放射痛的VAS评分从6.8分下降到1.6分（P <0.000 1）。NDI指数从47.6改善到14.3（P<0.000 1）。总体而言，33例患者中有28例取得了较好的治疗效果（优良率为84.8%）。在随访中，有2例患者由于减压不彻底转为开放手术（ACDF），没有出现永久性神经损伤及感染的患者。

七、并发症及预防

首先，对于颈动脉、食管、气管、甲状腺等邻近组织器官的损伤必须避免。因此，术者须识别颈动脉并触及其搏动以确保在操作时使其远离脊柱穿刺针和工作通道。而且，操作者需在前后位透视下确认穿刺针及工作通道的位置，其示指必须触及颈椎椎体前壁以免损伤重要结构。为避免脊髓损伤，术者必须在侧位片透视下确认导丝尖端、环钻、髓核钳及激光发射器的位置，以确保这些器械的末端不能超过椎体后缘连线2mm。椎间盘内操作时应采用冰生理盐水与抗生素的混合液持续冲洗，以免出现感染及血肿。讨论特殊设计的B-Twin椎间融合装置适用于微创技术，只需进行较少的组织分离。这种内植物在放置到椎间时处于紧缩状态，只需大约直径为5mm的空间。通过置入系统装置，该内置物可以扩张到最终状态，可达到足够维持椎间隙的高度。在本章中，我们阐述了一种与开放手术（ACDF）不同的用于治疗由颈椎间盘突出导致的放射痛或盘源性疼痛的新技术，证明了可以在局部麻醉下施行经皮颈椎间盘切除术及内固定术。这种微创技术可以保护颈椎前方结构和稳定性，防止术后脊椎后凸畸形并将与入路相关的并发症降至最低。这一技术同样具有不影响美观的良好效果，减少了手术时间和住院时间，可使患者早日回到日常活动中。如果手术失败，还可以选择开放手术治疗。尽管本研究中未发现重的并发症，但目前的研究处于早期探索中，病例的积累比较少。为了评估目前这项新技术的优势，还需要进行随机对照试验或高质量的队列研究。

第三节　经皮内镜下腰椎椎间孔成形术

行内镜下腰椎手术有两种手术入路，即经椎板间隙入路和经椎间孔入路。如果突出的椎间盘组织位于相应椎间盘水平，可以通过经椎间盘纤维环的缺损处来切除突出椎间盘组织。然而，对于脱出髓核远离椎间盘水平的游离型椎间盘突出症，在外科治疗时，需要术者拥有非常成熟的手术技巧。为了充分清除游离较远的椎间盘组织，需要进行相应部位的解剖和暴露切开。而在内镜下进行手术的过程中，我们可以通过椎间孔成形术来清除在椎管和椎间孔内的游离椎间盘组织。脱出的椎间盘组织可能会越过椎间隙水平向头部或尾部移位，对此类情况，可以通过切除椎间孔周围骨性结构或者韧带以便清除游离椎间盘组织。对于向头侧移位型和椎间孔内型椎间盘突出，椎间孔韧带和黄韧带成为手术的主要障碍；对于向尾侧移位型椎间盘突出而言，上关节突、下位椎体椎弓根和黄韧带包围游离椎间盘组织，进而阻碍手术的进行。椎间孔成形术就是为清除这些相关障碍结构而诞生的一项新技术，从而更好地清除游离移位的椎间盘组织。

一、适应证和禁忌证

椎间孔成形术大大拓宽了经皮椎间孔内镜技术（percutaneous transforaminal endoscopic surgery，PTES）的适应证。尽管对于经皮椎间孔内镜技术来说，从椎间盘水平向头侧或尾侧切除游离移位的椎间盘组织为禁忌证，但椎间孔成形术可以去除像黄韧带、椎间孔韧带、上关节突和下位椎体椎弓根这些“障碍结构”，从而清除游离移位的椎间盘组织。在L_5 ~ S_1水平，髂嵴会阻碍手术的进展。PTES的绝对禁忌证为侧隐窝狭窄、脊柱不稳（如脊椎前移）和马尾综合征。

二、手术方法

患者俯卧于 X 线可透视床上，局部麻醉和经静脉使用镇静药，这足以使患者在保持清醒的情况下最大限度地减轻疼痛并且保持安静状态。镇静药主要为芬太尼和咪达唑仑，我们能够得到患者的持续反馈，从而避免神经损伤。咪达唑仑在术前一次性经肌内注射 0.05mg/kg；芬太尼为经静脉用药，起始量为 0.8mg/kg，在术中根据具体情况做适量添加使用。皮肤切入点距中线为 8 ~ 12cm，这一距离需要根据患者腰部宽度而做具体的调整。运用 MRI 和 CT 来测量皮肤切入点与正中线的距离，并制定到达椎间盘组织碎片所在部位的最佳路径，以此避开腹膜后以及脊柱内的神经结构。在手术过程中，根据前后位和侧位 X 线投影，确定病变椎间盘水平，并作相应水平面皮肤标记。患者摆好体位并准备妥当，铺盖无菌手术铺巾，将腰椎穿刺针穿入病变椎间盘间隙，准确的穿刺位点和穿刺轨道是手术成功的关键。利用腰椎穿刺针将导丝插入，将管状扩张器和拥有斜面开口的工作套管逐次通过小切口置入工作通道。工作通道的理想位置一般为正位 X 线透视椎弓根内侧连线和侧位 X 线片椎间孔的下界（图 6–8）。

斜面开口的工作套管可以作为切骨装置使用，需要切除上关节突骨量的多少取决于工作通道与锥形椎间孔之间的间隙大小。用扩张器头端的钻头在环状的孔壁上开通工作通道，通过切除部分上关节突的骨质来扩大工作通道，以此来清除向上或向下游离移位的椎间盘组织（图 6–9）。椎间孔成形术需要的其他器械还有电磨钻和骨扩孔钻。由内镜所提供的清晰视野使得电磨钻的使用更加安全（图 6–10）。对于向头端移位的游离椎间盘组织，手术过程中的软组织障碍比如椎间盘韧带、黄韧带可以由侧射钬激光（YAG 激光器或射频器）来清除。当脱出的椎间盘组织越过椎间隙水平向尾侧移位时，必须切除部分下位椎体和椎弓根来暴露移位的游离椎间盘组织。用扩张器轻微敲打工作通道周围的结构有助于环切时避免神经损伤。在某些情况下，环切和椎体成形是同时进行的。

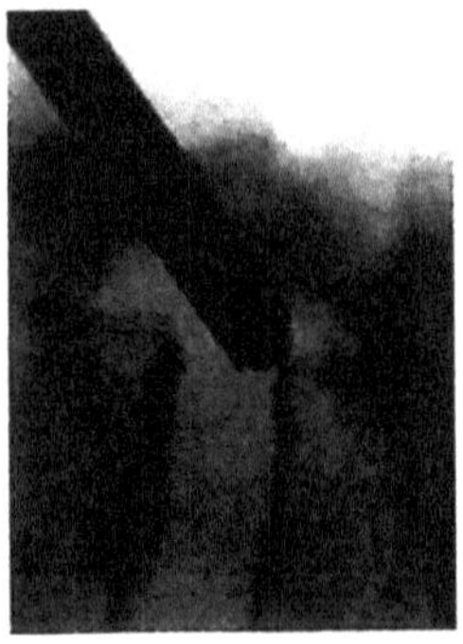

图 6–8　在 X 线指引下，用骨扩孔钻沿工作通道进行骨切除。扩大的椎间孔范围为清除游离的椎间盘组织提供了合适的空间，并可放置工作套管

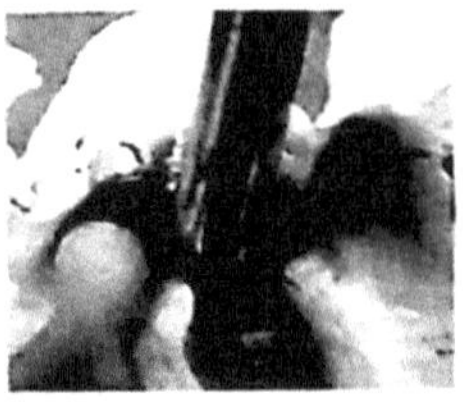

图 6–9　工作套管可以用作骨切割器，工作套管与椎间孔环很接近，故用套管的边缘将上关节突的下面切除。在内镜下切除的游离的骨组织碎片，需切除的骨量的多少取决于椎间孔和工作套管直径的间隙大小

用内镜钳清除骨碎片，继而用侧射钬激光（YAC 激光器）清除黄韧带直至可以直视硬膜外间隙。可以通过调整工作套管改变视野的方向，以此实现对硬膜外间隙以及椎间孔间隙的探查。向上移位的椎间盘组织通常位于硬膜和向外走行的神经根之间的腋区。工作套管可接近这一腋区，避开向外走行的神经根而不激惹神经。神经根阻滞有助于上述操作引起的剧烈疼痛。向下移位的椎间盘组织通常位于横行的神经根下面或者在下位椎弓根后面。可以移开横行的神经根或者切除上关节突的下面部分及部分下位椎弓根，仅仅在椎间盘组织游离较远的患者中才会切除部分椎弓根。可以通过射频探针来调整神经根的位置，射频探针可以很好地完成对横行神经根与硬膜囊之间硬膜外间隙的探查。

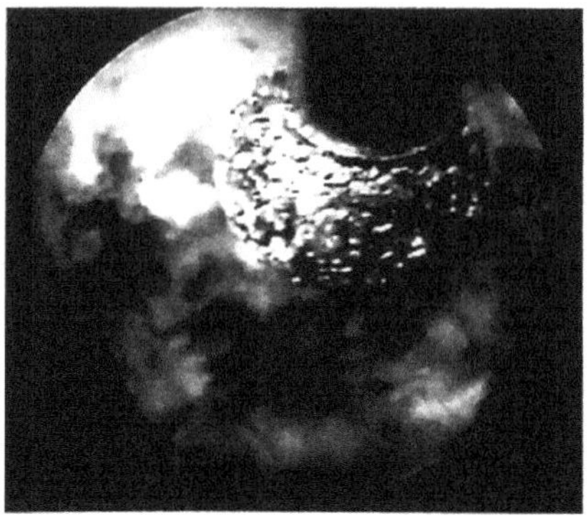

图 6-10 镜下电磨钻：这种电磨钻是为椎间孔成形术专门设计且在镜下使用的，与激光和骨扩孔钻相比更安全、有效、省时

三、结果

有学者回顾性分析了从 2002 年 1 月到 2006 年 6 月接受此手术治疗的 59 例患者（男性 34 例，女性 25 例），这些手术均由同一医生操作，均采用椎间孔成形术，59 例患者均为症状性轻度椎间盘突出，年龄 24 ～ 79 岁，平均 50 岁。其中 39 例病变于 L_4 ～ L_5 水平，12 例病变于 L_3 ～ L_4 水平，5 例病变于 L_5 ～ S_1 水平，3 例病变于 L_2 ～ L_3 水平。所有患者均未有同节段脊椎的手术史，术前根性疼痛程度评分：VAS 评分法为 4 ～ 10 分，平均 8.01 分；ODI 评分法为 24 ～ 91 分，平均为 61.6 分。随访 5 ～ 59 个月，平均为 25.4 个月，其中 1 例患者因为本身存在的健康问题在随访期间死亡。剩余 58 例患者根性痛 VAS 评分为 0 ～ 6 分，平均为 1.56 分；ODI 法为 2 ～ 62 分，平均为 10.76 分。术前和术后 VAS 和 ODI 评分的改善均有统计学意义（$P<0.05$）。住院天数为 24 ～ 38h，平均 34h，平均 3.8 周恢复正常工作或者是正常的日常活动。

（一）案例 1

48 岁，男性，右腿神经根性痛，MRI 显示 L_4 ～ L_5 椎间盘向尾侧游离移位，椎间盘组织游离到下位椎弓根水平，故采用椎间孔成形术建立理想的手术通道。术后游离的椎间盘组织完全清除（图 6-11）。

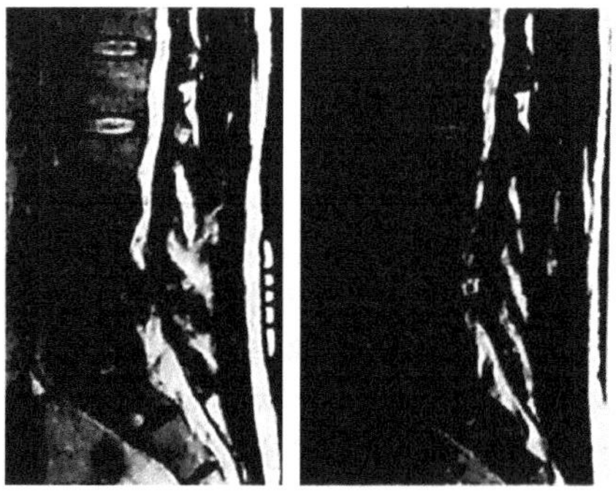

图 6-11 MRI 显示术后完全清除移位的椎间盘组织碎片

术前（左），术后（右）

（二）案例 2

31 岁，男性，左腿神经根性痛，MRI 显示病变椎间盘向头侧游离移位，椎间盘组织游离到上位椎弓根水平，PTES 联合椎间孔成形术成功将游离椎间盘组织完全清除（图 6-12）。

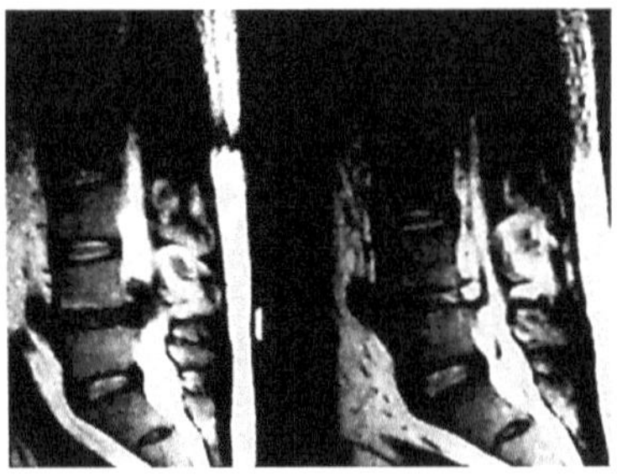

图 6-12 MRI 显示术后完全清除移位的椎间盘组织碎片；

侧位 MRI 显示椎管内不均匀信号（为灌注的水，很快被吸收）

术前（左），术后（右）

四、术后治疗

术后当天或者第 2 天患者即可出院。术后建议卧床休息 4h，可进行缓慢移动。术后通常运用 MRI 确认游离椎间盘组织是否完全清除，术后 MRI 可显示椎间孔成形术操作过程中骨切除的范围（图 6-13）。一般术后可做相关的神经学检查如直腿抬高试验和肌力评估确认手术效果。术后服用抗生素 3 天；建议佩戴腰部支具约 2 周时间；根据工作的具体性质来决定何时进行正常的工作，办公室类工作在术后 4 周即可恢复正常，术后 1 个月可进行合适的体育运动。

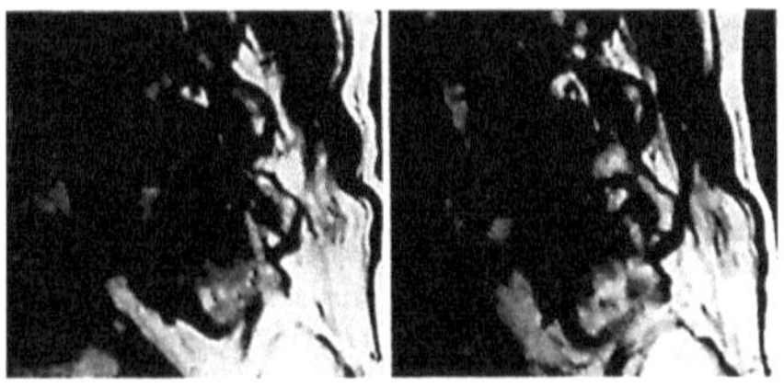

图 6-13 MRI 比较显示切除的上位关节突和扩大的椎间孔

术前（左），术后（右）

五、并发症

曾有数例关于侧后入路手术并发症的报道，即使是用混有抗生素的盐溶液持续灌注，与内镜手术有关的感染也会有所发生。经椎间盘手术操作后，容易诱发椎间盘炎，单用抗生素或者补救性手术（如融合术和反复内镜下灌注）可以解决这一手术并发症。向外走行的神经根的神经节，由于手术操作过程中接触性的损伤导致神经损伤，这可能会引发麻痹或者肌无力。这些症状通常是暂时性的，通常在术后 1 ~ 2 周内自然消退。

为了避免接触性的神经损伤，术者必须重视患者的反应，如果在向椎间孔内推进扩张器和工作套管的过程中出现神经激惹现象，那么推进器械的前进方向应向尾侧偏移，以此来避开神经节。在手术过程中，出现硬膜外静脉出血是令医生比较头痛的问题，通常可以用水压或者射频电凝来控制。但是，与向外走行的神经根毗邻的根动脉出血会导致非常严重的后果。由腹膜后血肿导致的血容量降低或是严重腹部疼痛的情况，应当将血肿及时清理。骨切除部位的出血可以用明胶海绵吸附上凝血酶来止血。脑脊液漏可以自然停止，不会导致严重后果，但是从硬脑膜破裂处疝出的神经根会导致严重的根性腿痛。通过注射或植入黏合性材料可以减轻神经根膨出；若效果不佳，应该切开复位并缝合硬膜。机械性并发症比如说骨钳破碎有时会发生。破碎的手术钳部分可以在内镜下取出。

六、讨论

经皮经椎间孔椎间盘手术（percutaneous transforaminal disc surgery，PTDS）最早于 1973 年提出，起初，PTDS 手术结果不一，没有稳定的手术效果。然而，现在各种各样的 PTDS 手术技术在许多专门手术器械比如内镜、电钻、灵活的射频探针以及激光等的辅助之下克服了解剖上的种种限制，因此 PTDS 的手术适应证得到了大大拓宽。多通道的内镜有着非常宽的角度和更清晰的视野，因此椎间盘的结构可以一一辨认，如椎间盘、骨结构、韧带、脂肪、血管以及神经，这使得我们可以更安全地发现和清除游离椎间盘组织。如今，PTDS 有着非常广的适用范围，特别是游离型椎间盘突出症。

当椎间盘组织从后纵韧带膨出后，发生游离移位的情况占 35% ~ 72%。向头侧移位时，游离椎间盘组织通常位于椎板狭部之下、两侧椎弓根之间。开放性手术切除此类游离椎间盘组织需要广泛地切除骨组织，然而这又会导致术后脊椎不稳。Ditsworth 等在 PTDS 术中采用 2.8mm 的工作通道内镜时，很难清除游离椎间盘组织。如果能够找到合适的轨道，即使是向头侧游离较远的椎间盘组织也可以被清除。

为了找到理想的推进轨道，采用椎间孔成形术同时切除环状边缘以此辅助显示硬膜外间隙，用一斜形插管显示椎间盘间隙。Knight 等用激光椎间孔成形术移动向外的行走神经根和横行神经根，尚有一些其他学者采用激光进行椎间孔成形术的相关报道。激光可以非常有效地切除韧带等软组织并有良好的止血效果，然而在椎间孔成形术中仅仅采用激光是远远不够的，因为激光费时而且不能切除硬组织。Ahn 等使用骨扩孔钻和侧射钬对 L_5 ~ S_1 椎间孔狭窄的患者进行了椎间孔成形术。Schubert 和 Hoogland 也对此做了相关报道，使用骨扩孔钻进行椎间孔成形术来清除游离移位的椎间盘。然而，骨扩孔钻通常是在动态 X 线透视的指导下进行，我们无法直视操作过程，因为不能控制相关的手术视野。最为安全有效的椎间孔成形术器械是内镜下金刚磨钻。内镜直视下操作可以避免对神经组织的误伤，可去除下位椎体的上关节突甚至椎弓根或椎体等硬性组织。经椎间孔内镜手术对脱出型椎间盘突出有很高的治愈率。然而，对于游离移位的椎间盘，上文所阐述的椎间孔成形术对此会有更好的治疗效果。总之，经椎间孔手术入路的限制包括椎间孔的大小。

扩大椎间孔的操作在 PTES 中并不作为常规使用，但是通常会采用一些能够达到并清除各个部位和方向的游离移位椎间盘组织的手术操作。PTES 手术的学习曲线非常陡峭，对常规开放性手术标准的掌握是非常必要的。Ruetten 等强调，必须将更多精力放在内镜手术学习曲线的最后一个阶段，这样才可以更好地避免并发症的发生。PTES 联合椎间孔成形术作为一种安全有效的微创外科技术，为腰椎间盘突出症的治疗提供了一种可供病患和医生选择的治疗新途径。

第七章

骨肿瘤

第一节　良性骨肿瘤

一、骨瘤

（一）概述

骨瘤（osteoma）是一种良性病损，多见于颅、面各骨，由生骨性纤维组织、成骨细胞及其所产生的新生骨所构成，含有分化良好的成熟骨组织，并有明显的板层结构。骨瘤伴随人体的发育而逐渐生长，当人体发育成熟以后，大部分肿瘤亦停止生长。多发性骨瘤称 Gardner 综合征，同时有肠息肉和软组织病损。

（二）临床表现

多为青少年，男性较多。好发于颅骨，颅骨中以额骨为最多，其次是顶骨、颞骨及枕骨；在面骨中多位于上颌骨、下颌骨、颧骨、鼻骨，其次是额窦、眼眶等处，胫骨的前侧中 1/3 处。肿瘤生长缓慢，症状轻，多在儿童时期出现，随身体发育逐渐生长，到 10 ~ 20 岁前后，经数年或数十年病程，多数因出现肿块才引起注意。但有时因肿瘤产生压迫而出现相应的症状，如生于鼻骨者堵塞鼻腔，生于眶内者使眼球突出，位于下颌骨肿瘤可使牙齿松动，颅腔内肿瘤因向颅内生长，可出现头晕、头痛、癫痫发作等症状。肿块坚硬如骨，无活动度，无明显疼痛和压痛。生长有自限，一般直径小于 10cm。

（三）X 线表现

位于颅面骨的骨瘤可见原有骨质破坏而同时出现不同程度骨化，边界清楚，肿块突出于骨外或腔内。位于胫骨者可见肿瘤为一致密骨样团块，位于一侧骨皮质，表现为平滑、边缘清晰的赘生物，好似骨的向外延伸，且有围绕骨干生长倾向（图 7–1）。肿瘤骨化程度不同，如肿瘤高度骨化而看不出细致纹理结构者称象牙骨瘤。骨瘤多为单发，偶有多发。

（四）病理特点

肿瘤骨呈黄白色，骨样硬度，表面凹凸不平，覆以假包膜。显微镜下由纤维组织与新生骨构成，骨细胞肥大，基质染色不匀。成纤维细胞与成骨细胞均无恶性变现象。

（五）诊断与鉴别诊断

患者多为青少年，于颅面及胫前发现膨胀畸形或肿块，症状轻，生长慢。X 线显示局限性骨质破坏，其中有不同程度骨化，应考虑为骨瘤。应与骨疣作鉴别，骨疣往往呈不规则状，多发生于长骨的干骺端并波及其下的骨组织，有时在 X 线上难与骨瘤区别。

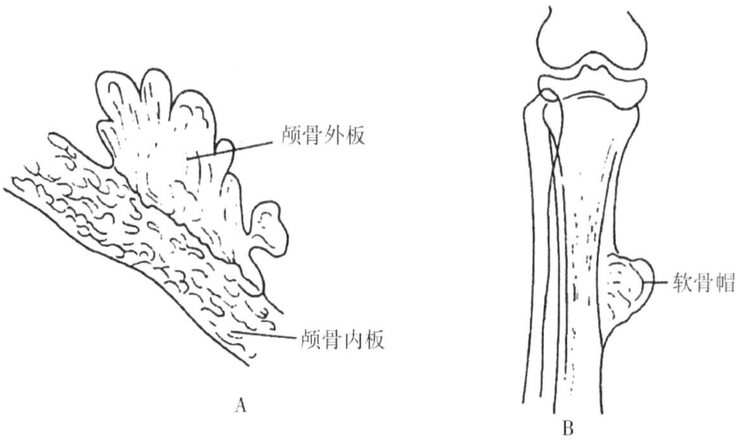

图 7-1　骨瘤及软骨帽形态示意图

A．颅骨外板骨瘤；B．胫骨干内侧骨瘤及软骨帽

（六）治疗

骨瘤的生长伴随人体的发育而逐渐增大，至发育停止后肿瘤亦多停止生长。无症状的肿瘤可以一生中未被发现。症状轻者可采取对症治疗，不需手术切除，若肿瘤生长很快，或成年后仍继续生长者需手术切除。突出于骨外的骨瘤可自根部切除，在手术困难区的病损，不必作整块包囊外的界限切除，否则反而引起明显病变。

（七）预后

切除不彻底时易复发。

二、骨样骨瘤

（一）概述

骨样骨瘤（osteoid osteoma）和成骨细胞瘤（osteoblastoma）在组织形态学上极为相似，有人通过电镜观察，认为两者是同一类肿瘤的不同分化阶段。但由于两者在影像、发病部位、肿瘤大小等临床特征各异，故仍未合并。

（二）临床表现

多见于男性，发病年龄 20 ~ 40 岁。在长骨中以胫骨、股骨为好发部位，其次是肱骨、手、足各骨，脊椎也可发生。主要症状为逐渐增剧的局部疼痛与压痛，疼痛比一般良性肿瘤明显。若在四肢，有明确的定向性，有刺痛，多发生于夜间。使用轻度止痛药物如水杨酸盐，多数可有良好的止痛反应，但其他止痛药物则没有水杨酸盐那么敏感。这是骨样骨瘤的一个诊断特点。位于脊椎者，除产生局部疼痛压痛外，可并发肢体不同程度的知觉及运动功能障碍，或产生神经根痛，并发脊柱侧弯。位于四肢者，由于不随意的肌肉痉挛，可产生继发畸形。

（三）X 线表现

骨皮质内瘤体多为 1 ~ 2cm 直径的圆形或卵圆形透明灶，以硬化骨围绕，称为“瘤巢”（图 7-2）。中央透明区为肿瘤所在部位，有时产生骨质缺损。骨松质内表现与骨皮质相类似，当直径大于 2cm 时，其邻近骨皮质变薄膨胀。X 线特征性的表现是小的瘤巢有广泛而不成比例的较大反应区。

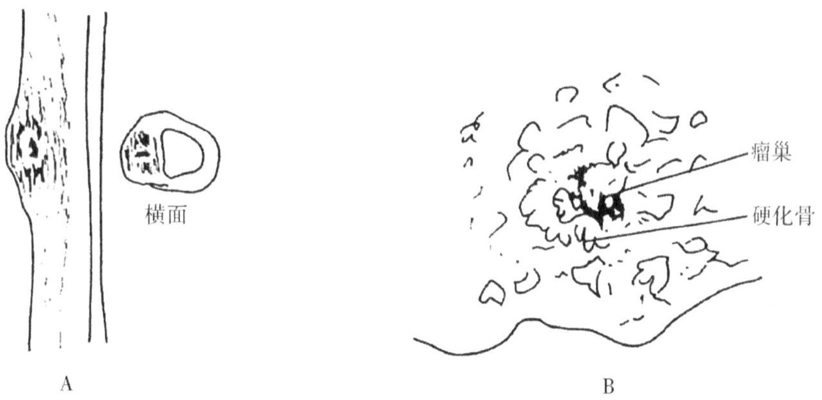

图 7-2　骨样骨瘤和瘤巢示意图

A. 胫骨骨皮质上的骨样骨瘤及横切面；B. 骨样骨瘤的瘤巢

（四）病理特点

骨样组织的小梁呈放射状或索条状排列。显微镜下见大量骨样组织，基质钙化不匀，成骨细胞较少，覆于骨样组织表面。肿瘤组织中富于血管，常见有多核巨细胞。

（五）诊断

病程长，局部持续性疼痛及压痛：X 线片见增厚的骨皮质内有“瘤巢”，或在骨松质内有硬化骨围绕的局限性骨质透明区，或产生局限性骨破坏，均应考虑骨样骨瘤。CT扫描及血管造影有助于瘤巢的定位。

（六）鉴别诊断

应与下列疾病作鉴别：

1. 骨皮质脓肿　系因毒力较弱的化脓菌感染所致。胫骨为其好发部位，局部有红、肿、热、痛炎症过程。X 线片表现为骨皮质局限性缺损，周围骨质致密，可有小的死骨形成。手术见骨腔内含有脓液、肉芽组织。镜下见大量多核白细胞及淋巴细胞浸润。

2. 骨斑病　X 线片见骨内有局限性网形和卵圆形骨质密度增加阴影，无硬化阴影围绕，临床上无任何症状。

（七）治疗

刮除或同时加植骨，以清除“瘤巢”为主：若病灶是在手术困难部位，可单用止痛药物，先予观察，瘤巢的自发愈合需 3 ~ 7 年，而疼痛可持续 1 ~ 3 年。若症状和病变加重，可考虑作包囊内刮除或整块界限切除。过多切除可造成即时病废，如股骨颈部可造成股骨颈骨折。瘤巢周围的反应骨不一定需要全部切除，只需将接近瘤巢部分的反应骨切除即可。有学者从事射频消融治疗骨样骨病 30 余例，效果很好，能有效控制 90% 以上病例。

（八）预后

术后很少复发。

三、骨母细胞瘤

（一）临床表现

骨母细胞瘤又名成骨性纤维瘤（osteogenic febroma）或巨型骨样骨瘤（giant osteoid osteoma），多发生于 10 ~ 25 岁男性。大多数患者以疼痛为主诉，一般不严重，多为隐痛，局部有肿胀及压痛。以股骨、胫骨、脊椎多见，其次为肋骨、肩胛骨、髂骨等处。表浅者可触及膨大隆起的骨块。

（二）X 线表现

在长骨上多见于干骺端或骨干上，一般不侵犯骨骺，可分为 4 种类型：中心型、皮质型、骨膜下型及松骨型。其中中心型最多见，典型的表现为边缘清晰的囊状骨质破坏区，皮质膨胀变薄，可呈光滑的薄壳状，如皮质破裂可以形成软组织肿块。在肿瘤内常有不同程度的成骨或钙化阴影，呈斑点或束条状，此为成骨细胞瘤的特征之一。少数病例呈单囊状破坏而无钙化阴影。肿瘤也可以是多囊性的，在主要病变区的附近可能有散在的病灶。肿瘤呈溶骨性变化，骨质扩张，边界清楚。瘤体大小不等，多为 2 ~ 12cm。肿瘤附近的骨质常有轻度增生硬化，一般无骨膜反应。

（三）病理特点

瘤组织呈暗红色，含沙粒样钙化骨化物，大的肿瘤可见出血、囊性变。镜下见大量成骨细胞及骨样组织，骨样组织钙化不匀，成骨细胞形状较规则，或密集，或覆于骨样组织表面。有坏死、出血、散在的多核巨细胞。

（四）诊断

此瘤多发生于青少年，位于下肢（股骨、胫骨、足骨）、脊椎等处。患部轻微疼痛及肿胀，位于脊椎者可产生脊髓压迫症状。X 线片见大小不等、边界清楚的骨质破坏，无广泛骨质硬化。显微镜下见成骨细胞及骨样组织。

（五）鉴别诊断

1. 骨样骨瘤　患病部位疼痛压痛明显，X 线片可见“瘤巢”，直径通常小于 1 ~ 2cm。病理见成骨细胞及骨样组织，以后者量多。

2. 软骨瘤　位于手足的软骨瘤有时与成骨细胞瘤难以区别，软骨瘤有斑点状钙化为其特征。镜下较易区别。

（六）治疗

肿瘤切除或刮除术同时植骨，位于脊椎者或需减压加放疗。

（七）预后

有一定的复发率，且有恶变。

四、骨软骨瘤

（一）概述

骨软骨瘤（exostosis 或 osteochondroma）又称外生骨疣，是最常见的良性软骨源性骨肿瘤。它是骨与软骨形成的一种发育性异常，起于软骨生长板外周，可见于任何软骨生长骨上，但多见于生长迅速的长骨。肿瘤位于骺端，向骨皮质表面生长，通过软骨化骨形成菜花状瘤体，基底与骨皮质连续，表面覆盖软骨帽。有单发性和多发性两种，前者多见。多发者与遗传有关，常并发骨骼发育异常。

（二）临床表现

多发生于男性青少年，股骨远端、胫骨近端最多，其次是胫骨远端、肱骨近端、尺骨远端、腓骨近端。多发型者肿瘤散发在各骨骼，一般在成年后即停止生长。常并发肢体短缩和弯曲畸形二局部肿块生长缓慢，突出于皮肤表面，骨样硬度，无明显疼痛和压痛。

（三）X 线表现

典型的表现为长骨干骺端向皮质外突起一菜花状肿块，基底与骨皮质相连，呈窄蒂状或宽基底。瘤体表面可见钙化点。若钙化增多或基底骨质有破坏是恶变现象。

（四）病理特点

肿瘤由四部分组成：软骨膜、软骨帽、瘤体和蒂部，呈菜花状。镜下见骨软骨瘤由纤维组织、软骨及骨构成。软骨层细胞排列似骨骺软骨细胞，在软骨细胞间质可见钙化。

（五）诊断与鉴别诊断

患者多为青少年，局部有一生长缓慢的硬性固定的肿块，无明显症状。一般外生骨疣处有一个大的充液滑囊，肌肉或肌腱可在其上滑动。X 线检查可见发自干骺端的外生瘤块，多可明确诊断。有时需与肌腱附着处钙（骨）化及骨旁骨瘤作鉴别。

（六）治疗

发育停止后肿瘤不再生长，若局部产生压迫症状引起疼痛，可对症处理。重者手术切除：发育停止后仍生长者有恶变可能，需手术切除。手术应在软骨膜和骨膜外显露，从基底切断，包括软骨膜及少许正常皮层骨质，取下完整的肿瘤。

（七）预后

手术切除效果良好，一般不复发。

五、软骨瘤

（一）概述

软骨瘤（chondroma）为一较常见的良性骨肿瘤，发生于软骨内化骨的骨骼，是以透明样软组织为主要成分的骨肿瘤。好发于手指及足的短骨，长骨和扁平骨少见。可分为 4 种类型：

（1）单发性内生软骨瘤

（2）多发性内生软骨瘤。

（3）外周性软骨瘤。

（4）多发软骨瘤病，或称之为 Ollier 症，为软骨发育不良，不在本章讨论。

（二）临床表现

单发性软骨瘤为最多见的一种，约占所有良性肿瘤的 10%。男女发病率相近，任何年龄均可发病，多见于 5 ~ 25 岁。病变发展缓慢，早期无任何症状，肿瘤发生于指、趾骨时，局部可呈球形或梭形肿胀，可伴有隐痛，但表皮正常。往往因外伤致病理性骨折，才引起注意。多发性者常在儿童时期出现症状，至青春期畸形明显，以后逐渐稳定。病变部位以手足骨多见，长骨中股骨、胫骨、肱骨、腓骨等与盆骨、肩胛骨、肋骨等也属好发部位。肿瘤位于表浅者可触及肿块，骨样硬度，表面光滑，疼痛不明显。有酸痛感且畸形严重时可影响关节活动，位于深部者在劳累后可有持续性疼痛，休息后缓解，但不会消失。外周性软骨瘤又称皮质旁软骨瘤或骨膜性软骨瘤（periosteal chondroma），这种良性骨肿瘤起源于骨外膜，在皮质外骨膜下生长，在手部常与内生软骨瘤并发，可侵入骨皮质，但不穿入髓腔。发生在四肢长骨或扁平骨者甚少。临床表现为无痛硬块，浅表部位易被发现，深者常在肿瘤很大时才被发现。

（三）X 线表现

单发性软骨瘤病变位于干骺端的中央区或稍偏一侧，指骨者常侵犯整个骨干。病损呈溶骨性破坏，皮质变薄并有膨胀，无骨膜反应。溶骨区边缘清楚，有时呈硬化边缘。溶骨区内有散在点状、片状或环状钙化阴影。多发性 X 线表现同单发性。外周性 X 线显示软组织阴影，有时有钙化点，附近骨皮质呈局限性弧形凹陷，边缘轻度硬化。

（四）病理特点

肿瘤组织为白色，略有光泽，质脆，呈半透明状。掺杂黄色钙化或骨化区，或有黏液样退变区。显微镜下见分叶状透明软骨，软骨细胞成堆，有双核者，单核大小均匀，染色不深。

（五）诊断

青少年多见，好发部位为手足骨，肿瘤生长缓慢，可长达数年或十数年，局部肿块，疼痛不明显。X 线片显示髓腔内溶骨性破坏，有时有钙化斑，骨皮质膨胀变薄，无骨膜反应。

（六）鉴别诊断

1. 骨囊肿　多发于青少年，以肱骨、股骨最多见，位于干骺端与骺板相连或相隔，常发生病理性骨折。X 线亦为局限性溶骨性破坏，但较透明。囊腔为空腔，内含少量液体，囊壁为纤维组织及新生骨组成，镜下偶见多核巨细胞。

2. 纤维异常增殖症　多发于 10 ~ 30 岁，以股骨、胫骨、肋骨多见。症状不明显，常并发病理性骨折。X 线检查为局限性溶骨性破坏，病灶呈磨砂玻璃样状。病理见肿瘤组织为灰白色，硬韧如橡皮，内有砂粒样物。镜下为纤维组织及化生骨。

（七）治疗

手术切除，对骨缺损较大且影响肢体持（负）重者，可同时进行植骨术，并酌情予以内固定。禁忌放射治疗，因可恶变。

（八）预后

手部者手术治疗效果良好，罕见复发。其他部位肿瘤术后易复发，且可恶变。

六、骨巨细胞瘤

（一）概述

骨巨细胞瘤（giant cell tumor，GCT）是由骨髓间质细胞分化而来，以单核瘤样细胞和多核巨细胞为主要成分的溶骨性肿瘤。过去认为巨细胞有吞噬作用，主要组成部分为破骨细胞，故又称破骨细胞瘤（osteoclastoma）。其特征为具有丰富血管性的组织，含有较丰硕的梭形或椭圆形细胞和许多破骨细胞型的巨细胞，均匀地分布在肿瘤组织内。在较大和长期存在的肿瘤内，可见坏死、纤维变性和出血现象。巨细胞瘤具有侵袭性，多数人认为是潜在性恶性骨肿瘤。该瘤易于复发，甚至恶变，可向其他部位转移。另有部分肿瘤一开始就表现为恶性。

（二）临床表现

我国发病率较高，约占所有原发性骨肿瘤的1/5。男女性发病相近，多见于20 ~ 40岁者，15岁以下者极少。可发生在任何骨骼，但好发于长骨骨骺端，其中股骨下端最多，胫骨上端次之，脊椎的骨巨细胞瘤多在骶椎。发病缓慢，局部肿胀，初期常为钝痛，但不明显，有时肿瘤相当大时才有症状。较大的肿瘤，局部可有温度升高、皮肤潮红或静脉扩张，压痛明显。肿瘤生长速度较快、较晚者常并发病理性骨折。

（三）X线表现

多见于股骨下端、胫骨上端及桡骨远端，3处占全部肿瘤的60% ~ 70%。肿瘤多起源于骨骺线闭合以后的骨骺或干骺端。早期多为偏心性溶骨变化，皮质有不同程度的膨胀、变薄或破裂，肿瘤向一侧横径扩张的程度较明显，一般无骨膜反应。约30%出现皂泡状囊状阴影，为巨细胞瘤特征性改变。发展较快者整个骨端有破坏，常并发病理性骨折。明显恶变者除上述表现外，肿瘤多向髓腔内蔓延，肿瘤可穿破皮质向软组织内浸润。见图7-3。

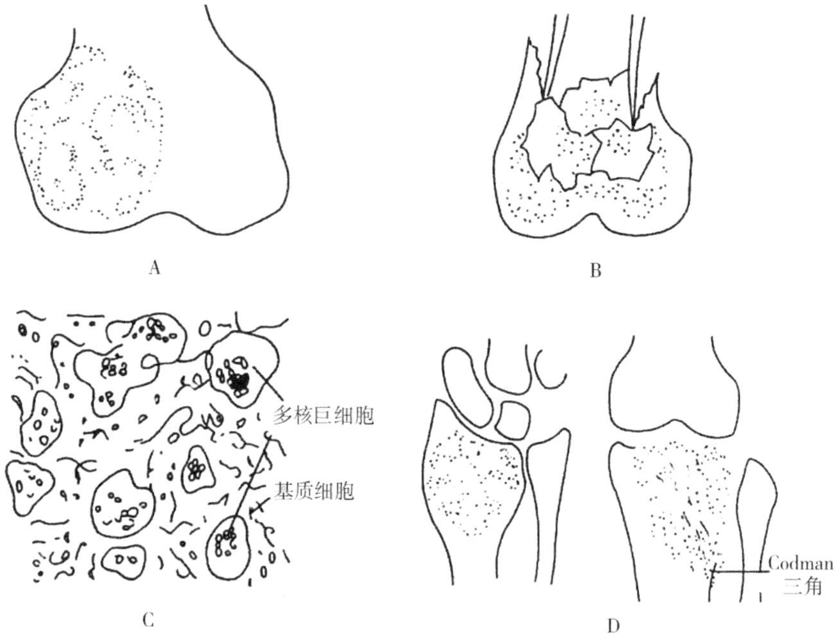

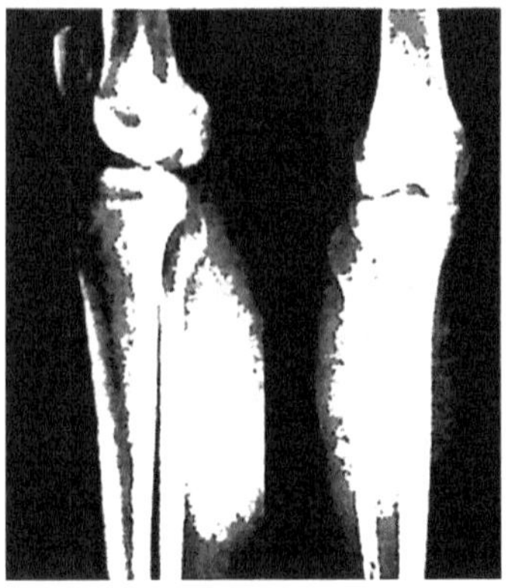

A

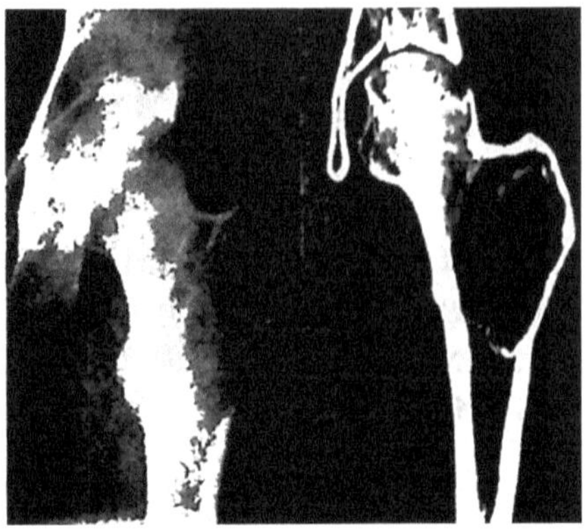

B

图 7–3 骨巨细胞瘤示意图（A ~ D）及影像学（E、F）

A. 骨端可见离心性膨胀透亮区；B. 可伴病理性骨折；C. 镜下显示多核巨细胞和基质细胞紧密相连；D. 和骨巨细胞肉瘤（右）对比，X 线表现迥异，后者因破坏骨皮质而膨出，形成 Godman 三角；E. 右腓骨上段骨巨细胞瘤正侧位 X 线片；F. 左股骨上段骨巨细胞瘤 X 线片与 CT 冠状位重建扫描

（四）病理特点

肿瘤组织为淡红色脆弱的肉芽样组织，因出血可呈暗红色。其中常混以坏死组织，瘤内有大小不等的囊腔形成，内含少量血性或棕黄色液体，腔内覆以光滑的薄膜。镜下见丰富的血管网，充满形状一致的短梭形、圆形或椭圆形间质细胞和散在的多核巨细胞，巨细胞胞核相似。根据间质细胞的多少和分化程度及巨细胞核数的多少可分为不同等级。Ⅰ级为良性：间质细胞较少，巨细胞大，核多，偶有肺转移；Ⅱ级介于良恶性之间：间质细胞较多，核有轻度异形性，有分裂象，巨细胞较少，核较少；Ⅲ级为恶性：间质细胞增多密集，胞核有程度不同异形性，分裂象多，巨细胞很小，核很少且有异形。

（五）诊断

患者多为 20 ~ 40 岁成年人，病变在膝关节周围，肿胀疼痛。X 线表现为骨端局限性均匀一致的溶骨性破坏，呈肥皂泡沫状。镜下为基质细胞和多核巨细胞。

（六）鉴别诊断

1. 孤立性骨囊肿 多发于青少年骨骺未愈合以前的干骺端，呈对称性膨胀，分隔较少。

2. 成软骨细胞瘤 好发于 20 岁以下的长骨骨骺部，瘤内常有钙化点，房隔较少，边缘较清晰。

3. 非骨化性纤维瘤 多见于青少年，好发于长骨端骨干上，偏心性生长，多沿长轴发展，边缘清晰，有硬化边缘。

（七）治疗

Ⅰ、Ⅱ级者可进行刮除植骨术，Ⅲ级为恶性，应以扩大切除或截肢为妥。

（八）预后

及时恰当的治疗可以得到治愈并可保留满意的关节功能。手术不彻底或无法做彻底是复发的主要原因。有可能出现肺转移。

第二节 恶性骨肿瘤

一、骨肉瘤

（一）概述

骨肉瘤发病率略低于软骨肉瘤，发病机制不明。多数学者认为骨组织的任何部分均能产生骨肉瘤，但以骨膜深层为最易。由恶性繁殖的肉瘤细胞直接产生肿瘤性骨样组织或不成熟骨，也称为成骨肉瘤。

1993 年 WHO 为避免“成骨”在“来源”和“产生”两种意义上造成的混乱而统称为骨肉瘤。现代医学对本病的病因尚未完全弄清，有人指出放射性核素镭（Ra）和创伤刺激为诱发因素，发生于长骨的病变多位于干骺部，少数于骨干中部。肿瘤迅速沿髓腔发展，一方面向骨骺端蔓延，另一方面肿瘤偶尔也向骨干蔓延。此外，肿瘤亦迅速向外发展侵入骨皮质内的哈弗斯系统，引起血管营养障碍，骨皮质随即破坏，肿瘤很快达到骨膜下并向外侵入邻近肌肉组织。另外与遗传接触放射性物质、病毒感染等有一定关系，也可继发于畸形性骨炎、骨纤维异样增殖症，另有部分病例为其他良性肿瘤恶变而成。

本病的发病机制还不很清楚，它的组织学特点是：增生的梭形肿瘤细胞直接产生骨样基质或不成熟骨，但其发生不同，组织学特点也不同，本文已在概述中描述。骨肉瘤来源于原始祖细胞，这种细胞有多潜能的特征，可以分化为骨软骨及纤维，因此骨肉瘤中除有恶性骨母细胞外，还有软骨母细胞及成纤维细胞。根据这 3 种细胞成分的多少，中心型骨肉瘤可以分为骨母细胞型（成骨型）、软骨母细胞型（成软骨型）及成纤维细胞型（成纤维型）。

1. 发病率

骨肉瘤发病率很高，据 WHO 统计，骨肉瘤占原发性骨肿瘤的 12.21%，占原发性恶性骨肿瘤的 22.36%。我国的统计较 WHO 为高，为占原发性骨肿瘤总数的 12.3%，占恶性肿瘤的 44.58%。男女之比为 1.7 ∶ 1。发病年龄在 11 ～ 20 岁（50.7%）。多见于股骨和胫骨，以膝关节周围多见，其次为肱骨、颌骨、腓骨、骨盆和桡骨。

2. 分型

骨肉瘤以其特性、发病部位、分化程度及组织学形态的差异而分为许多亚型。由于每种亚型因恶性程度不同而有其不同的预后，如笼统地将所有的亚型均归于骨肉瘤名称下来讨论治疗和预后，显然不合理。故了解骨肉瘤的亚型分类及其预后，对患者的治疗和疗效判断极为重要。

（二）临床表现

病程长短不一，从出现症状到就诊短则数天，常达数年，平均 3 ～ 4 个月。好发部位在膝关节周围。早期症状为疼痛，常于轻伤后突然发生。开始为隐痛，逐步发展为持续性剧痛，在夜间尤甚。肿胀开始轻微，以后逐渐增加，呈偏心性梭形肿胀。肿块硬度不一，因肿瘤质地而异，溶骨性病损者较成骨者为软。患处皮肤发亮，表面静脉扩张，皮温升高。如肿瘤体积较大并邻近关节，可影响关节功能。部分患者就诊时，已有其他部位转移。

（三）实验室检查

碱性磷酸酶的检查最有意义。其变化与肿瘤性骨细胞的活跃程度有密切关系，对患者预后也有一定的判断价值，但儿童由于生长发育旺盛，可影响碱性磷酸酶水平。

（四）X 线表现

X 线表现包括 3 方面：

（1）原来的骨皮质和髓腔的破坏，即骨的溶解。

（2）钙化和骨形成。

（3）骨膜新骨形成。

常见的 X 线表现为侵袭性溶骨病损，同时有肿瘤骨的形成，表现为不同密度的弥漫性或片状阴影，有的为密度极高的象牙质样，有的为斑片棉絮状，有的表现为大区域的骨溶解缺损。骨膜反应可见 Codman 三角、葱皮样、日光放射样等，骨膜反应在骨肉瘤中没有特异性，增生骨膜的再破坏是诊断骨肉瘤的重要征象之一。骨肉瘤软组织肿块发生率为 95.3%，肿块不明显者仅 4.7%。在软组织肿块中，有各种形态的瘤骨及环形钙化者占 72.9%，此征象也是诊断骨肉瘤的可靠线索。动脉血管造影、CT 及 MR 也有助于骨肉瘤的诊断和肿瘤侵犯范围的估计。

（五）诊断与鉴别诊断

在诊断骨肉瘤时，应排除其他肿瘤，如骨母细胞瘤、软骨肉瘤、纤维肉瘤及转移性骨肿瘤等。骨干上的骨肉瘤有时会与尤因肉瘤混淆。其他如 Brodie 脓肿、骨髓炎、骨结核，甚至骨痂，有时也会误诊为骨肉瘤。术前结合临床表现、影像检查和穿刺活检是必要的鉴别诊断手段。

（六）治疗

联合治疗特别是化疗的运用使骨肉瘤患者的生存率显著提高。但外科手术仍是其他治疗的基础。

1. 手术

根据 Enneking 外科分期制订手术方案。一般多采用根治性切除或截肢。对属ⅠA 亚型的骨肉瘤可进行广泛切除，对ⅠB 及ⅡA 可做保肢手术，部分ⅡB 型仍可考虑保肢手术，保肢手术应充分考虑患者的心理及术后患肢的功能。对体积较大的高度恶性骨肉瘤，截肢和关节解脱仍是重要的措施。一般而言，骨肉瘤进行截肢或关节解脱的手术指征如下。

（1）肿瘤已使肢体完全丧失功能者。

（2）肿瘤已失去保肢条件，或限于经济和技术条件，不能采用保肢手术者。

（3）肿瘤严重肿胀，皮肤有破溃危险，或疼痛剧烈，或已发生病理性骨折，甚至已发生肺转移，患者难以忍受极大痛苦和长期体力消耗者。

（4）肢体功能严重丧失，或经关节切除后无法施行功能重建者。

2. 保肢手术及其评价

肢体骨肉瘤目前多采用保肢手术，首选截肢的仅为 10% ~ 15%。保留肢体时，外科医师必须严格遵守肿瘤外科原则，必须建立无瘤组织面。目前多数学者认为骨肉瘤保肢指征为：

（1）Enneking 分期为ⅠA、ⅠB、ⅡA 和对化疗敏感的ⅡB 期，主要神经血管未受累者。

（2）全身情况和局部软组织条件良好，能按最佳手术边界根治性或广泛性切除肿瘤，预计局部复发率不高于截肢者。

（3）有良好的重建技术和重建条件，重建肢体的功能要优于或至少不低于截肢后安装的假肢者。

（4）无转移灶或单发转移灶经全身化疗后可以广泛切除治愈者。

（5）单纯放、化疗效果不佳，需手术广泛切除者。

（6）患者要求保肢，经济上有条件并能积极配合综合治疗者。

值得补充说明的是，目前由于保肢与放、化疗技术的发展，依照上海第一人民医院骨肿瘤中心长期随访发现，部分放疗效果理想的像ⅢA、ⅢB 期也可以进行保肢治疗，配合足量、规律、有效的化疗，在局部复发率控制的情况下，长期随访表明保肢与截肢无统计学差异。保肢手术治疗高度恶性骨肉瘤的局部复发率约为 10%，较截肢术高，但长期生存率与截肢无差异。新辅助化疗可降低局部复发率。最近一项对骨肉瘤局部复发率的研究发现，充分的外科边界和化疗反应是影响局部复发的重要预后因素。

对肿瘤切除后的骨缺损重建有许多设计方案，但并发症和失败率均较高。假体置换手术中，胫骨近端假体的失败率近 50%。许多肿瘤中心采用同种异基因移植物以避免无菌性松动。结构大的同种异基因移植物从供体内无菌获取，在注册过的组织库内新鲜冷冻特殊保存。关节软骨在 10% 的二甲亚砜溶剂内冷冻保存，可观察到达 50%的活细胞。不做组织分型，根据移植物大小选择同种异基因移植物。同种异基因移植物与同种异基因移植物软骨可作为关节内切除术后骨关节植入物插入，或用同种异基因移植物－假体成分。骨关节同种异基因移植 6 年常出现骨关节炎。

同种异基因移植也存在并发症率高的缺陷，第一年感染率约 10%。同种异基因移植物骨折多发生在第 2 ~ 3 年，最近报道的比率是 19% ~ 54%。尽管同种异基因移植物骨折线经坏死骨，并因此危害很大，但有报道自体骨移植愈合率高于 50%。宿主－同种异基因移植物骨不连发生在 17% ~ 33% 的患者，更常见于接受化疗和放疗的患者。尽管并发症率高，但有报道 20 年后患者满意率达 75%。有关同种异基因移植物和假体置换的比较研究较少，有人认为疗效相似。

幼儿的重建手术面临特殊挑战。可延伸假体允许生长期肢体生长，但需多步操作。最近一研究显示，要假体延伸 13.2cm，最少需要 8 次手术。同种异基因移植物也用于儿童和青少年，但仅 1/3 的患者肢体不等长超过 2cm。

3. 化疗

大剂量联合化疗使骨肉瘤患者的疗效取得了惊人的进步。新辅助化疗在临床上的运用使骨肉瘤患者的 5 年生存率从 5% ~ 20% 提高到 70% ~ 80%。这一重要的进步使许多学者认识到，无论局部治疗的手段如何，若无化疗控制转移瘤的发展，患者的远期生存率也不可能提高。新辅助化疗主要包括 3 方面内容。

（1）强调术前化疗的重要性。术前充分化疗不仅可以尽快、有效地消灭肺内微小转移灶，也可使原发瘤坏死、缩小，瘤周反应性水肿消退，为保肢手术提供一个更安全的手术条件。切除边缘以减少局部复发；同时，由于切除缘的缩小，可保留更多的肌肉，术后患肢功能可得以更多的保留。局部手术条件改善，可扩大保肢手术的适应证，减少截肢率；化疗期间有充分的时间准备假体等。术前化疗时间都应在 8 周以上，化疗的次数一般在 6 次以上。

（2）切除的肿瘤应做坏死率测定。坏死率在 90% 以上者为优，90% 以下者为差。这是检验术前化疗效果的最可靠依据，对判断预后和指导术后化疗有重要意义。

（3）根据肿瘤坏死率的高低决定术后化疗方案。坏死率在 90% 以上者继续术前化疗方案，否则更改术前化疗方案。

方法是：增加药品种类，或加大药物剂量，或二者兼顾，或更改给药途径，并且增加化疗次数。这种努力是必要的，尽管不一定都奏效，但作为一项补救措施，不能轻易放弃。值得指出的是，化疗并不能使每一位骨肉瘤患者都能获救。同样的化疗方案却呈现不同的化疗效果，其原因可能与化疗的剂量强度、个体差异、肿瘤的生物学特性、原发性或继发性耐药等有关。其中有的因素可人为调控，而有的因素现在还认识不足，仍须进一步研究。故在化疗过程中应注意以下 3 方面。

a. 用足药物剂量。现已公认以下用于骨肉瘤化疗的主要药物的单次剂量是高效的，药物毒性也是可耐受的。甲氨蝶呤（MTX）为 8 ~ 12g/m^2（成人），多柔比星（ADM）为 60mg/m^2，顺铂（CDP）为 120mg/m^2（偶有 160mg/m^2 者）。

b. 严格化疗间隔。要求化疗按日排表，准时、规律地进行。但化疗中的剂量和间隔有时会被迫改变，尤其是化疗后期的并发症如骨髓抑制、胃肠反应及皮肤与黏膜溃疡等。也有手术并发症和患者经济问题等因素。

c. 恰当的给药途径。骨肉瘤化疗的主要给药途径是静脉给药全身化疗，近年来也开始了静脉化疗配合对原发瘤的动脉化疗，可提高肿瘤的坏死率。动脉化疗以 CDP 为常用。

4. 免疫疗法

仍处于起步阶段，尚无很有效的方法。

（七）预后

影响骨肉瘤患者预后的因素最重要的是肿瘤组织对化疗药物的反应程度，即化疗后肿瘤细胞的坏死率，坏死率 <90% 者即使改变化疗方案，预后亦不良。有报道肿瘤的大小（如体积 >150mm^3 者预后不良），术前碱性磷酸酶、乳酸脱氢酶水平高低对预后判断亦有重要意义。

二、软骨肉瘤

（一）概述

软骨肉瘤是仅次于骨肉瘤的常见的骨恶性肿瘤。其类型较为复杂，有时造成诊断困难。软骨肉瘤大多数继发于良性软骨肿瘤，如内生性软骨瘤和骨软骨瘤。其基本瘤组织是发育完全的软骨组织，无肿瘤性骨样组织。软骨直接从肉瘤性软骨细胞形成，常伴有钙化、骨化和黏液性变。

软骨肉瘤的发病年龄较其他原发性骨骼肉瘤患者晚，50 ~ 70 岁有一发病高峰，年龄小于 20 岁的软骨肉瘤患者不足 5%。软骨肉瘤的发病率约占骨肿瘤总数的 3.94%，占恶性肿瘤的 14.24%。男女之比为 1.82 ∶ 1。发病年龄以 21 ~ 30 岁多见，约为 27.97%。多见于股骨、胫骨和骨盆，其次为肱骨和肩胛骨。

1. 分型

软骨肉瘤的生物行为多变，对判断预后造成一定困难。一般常用组织学分级，也有结合生化指标分级者。软骨肉瘤在组织学上分为透明型、黏液样型、纤维软骨型、混合型及透明细胞型。一般认为透明型恶性程度较低，而纤维型、纤维软骨型、混合型则属高度恶性。从发病情况上又将软骨肉瘤分为原发性和继发性两大类，原发性从开始就有肉瘤特性，继发性是指继发于照射后、畸形性骨炎、纤维结构不良、孤立性骨囊肿、Maffucci 综合征、Ollier 病、多发性遗传性骨疣、软骨母细胞瘤、软骨黏液样纤维瘤等，或由良性软骨性肿瘤等衍变而成。从部位上，软骨肉瘤分为中央型和外周型；还有皮质旁或骨膜软骨肉瘤、骨外黏液样软骨肉瘤等。此外，还有去分化软骨肉瘤、间充质软骨肉瘤和透明细胞软骨肉瘤。

2. 临床表现

无特征性，病程缓慢，疼痛和压痛是常见症状。外周型软骨肉瘤可有局部肿块。骨盆肿瘤可长期存在而无症状，直至出现压迫症状。高度恶性的软骨肉瘤可由于生长迅速而严重疼痛。

3. 实验室检查

无特殊检查项目。Marcove 等对 75 例软骨肉瘤患者做糖代谢检查，发现有静脉内糖耐量下降现象。

4. X 线表现

中央型软骨肉瘤的主要表现为体积大的厚壁透亮区，区内有小梁形成和中央多叶性的髓腔内骨破坏。区内有许多散在的不规则点状、圈状或片状钙化灶，常被描述成“棉絮样”、“面包屑样”或“爆米花样”。至后期方有骨皮质的破坏，肿瘤穿透的骨皮质变模糊。软组织内有肿瘤浸润，但不一定有密度增加的钙化阴影。骨膜反应较少。骨内膜侧的骨皮质常呈贝壳状凹陷，这是由肿瘤的小叶状轮廓造成的。病理性骨折可使肿瘤迅速穿入软组织，在骨外肿块内出现钙化的致密阴影。外周型软骨肉瘤显示病损旁的软组织内有很淡的、钙化很少的阴影，并有和表面垂直的放射状骨刺，它们的外侧面变为扁平，这是和骨肉瘤的放射状骨刺的鉴别点。髓腔一般不受累，骨皮质也很少被侵犯，但早期病例可见骨外膜被掀起，呈唇样，亦可出现 Codman 三角。

5. 病理特点

肉眼观察，软骨肉瘤呈分叶状。剖面为蓝白色，半透明，其中有黄白色斑点状的钙化或骨化。邻近的骨皮质内侧面呈扇贝状的凹陷，这是由中央型软骨肉瘤的分叶状结构所致。生长迅速的软骨肉瘤可有骨皮质破坏，肿瘤侵入周围软组织。外周型软骨肉瘤可带蒂或蒂宽而无蒂，可侵入软组织，呈结节状。组织学确定软骨肉瘤的恶性程度有时是很困难的。目前多采用 3 级分类法，即将Ⅰ级软骨肉瘤视为低度恶性，Ⅱ级为中度恶性，Ⅲ级为高度恶性。分级主要根据瘤细胞核的异型性、肥硕程度和数目，后者常指双核的瘤细胞，它们反映细胞增殖的活跃性。

6. 诊断与鉴别诊断

软骨肉瘤如有较多的 X 线阻射区，可与骨梗死混淆。还应和纤维肉瘤、骨肉瘤、纤维结构不良等鉴别。若肿瘤生长在长骨端，当其钙化骨化很少而侵袭性较强时，X 线表现与骨巨细胞瘤非常相似。与其他骨骼肉瘤不同，大多数软骨肉瘤呈低度恶性，良性与低度恶性病损间有很大程度的组织重叠，因此，这些肿瘤的诊断特别需要结合患者症状、影像学和组织学表现综合考虑。评价活检标本需要有经验的病理专家和肿瘤专家密切合作，以得到正确的诊断。

肿瘤部位是评价软骨肿瘤的一个非常重要的特征。发生在中轴或附肢骨骼近端的软骨肿瘤较发生在骨骼远端者更具侵袭力。组织学和影像学表现较骨盆肿瘤更具侵袭性的手足肿瘤可被考虑为良性，而骨盆肿瘤被考虑为恶性。约 25% 的软骨肉瘤发生在骨盆。最近对 163 例手或足部恶性软骨肿瘤的特征进行综述，116 例低度恶性、44 例中度恶性，仅 3 例高度恶性。尽管这些肿瘤侵袭力强，如 92% 有皮质破坏，80% 有软组织肿块，但仅 12 例发生转移，7 例死亡。相反，两个对骨盆软骨肉瘤的综述显示高度恶性肿瘤占 45% 和 48%，长期生存率仅 50%。

7. 治疗

在明确诊断和外科分期的基础上制订手术方案，同时要根据部位确定相应的手术。低度恶性者可作广泛切除或根治切除，如脊椎、骨盆；对肢体可作保肢手术：高度恶性者应以截肢和关节解脱为主，亦可酌情作保肢手术。

由于软骨肉瘤的增生主要是由于基质合成，而不是脱氧核糖核酸的复制，故对化疗和放疗不敏感。一项对接受病灶内刮除术的 23 例低度恶性软骨肉瘤研究发现，10 年局部复发率是 9%。但一项更近的 26 例研究（Ⅰ度 14 例、Ⅱ度 8 例、Ⅲ度 4 例）显示，20 年无复发率仅 7%，而 38 例接受广泛或边缘性手术者为 64%。最近另一项研究显示，局部使用辅助治疗如水泥填充能获得可接受的低复发风险。

8. 预后

手术须彻底，否则容易复发。复发后的软骨肉瘤侵袭性更强。手术治疗的5年存活率为60.9%，10年存活率为34.8%，较骨肉瘤为好。肿瘤组织学分度与转移相关，是长期生存率最重要的判定指标。在一项对67例骨盆软骨肉瘤的研究中，转移发生率为Ⅰ度0、Ⅱ度20%、Ⅲ度60%、去分化肿瘤75%。因为软骨肉瘤对放疗和化疗高度耐受，转移病变危害巨大并难以治疗。最近对75例去分化软骨肉瘤的研究发现，5年生存率为13%，最近在正常和肿瘤软骨内发现MDR基因表达成分P-糖蛋白，可能是这些肿瘤对化疗耐受的原因。因为可能设计出阻断P-糖蛋白的药物，化疗可能对这些肿瘤有效，改善高度恶性肿瘤的生存率。

（二）分类

软骨肉瘤基本可分为两大类，即原发性和继发性。原发性软骨肉瘤常发生于正常骨内，即从一开始肿瘤就有肉瘤特性；继发性软骨肉瘤是从原来的良性软骨性肿瘤衍变而来，如衍自内生软骨瘤、外生骨瘤等。从部位来看，它可分为中央型和外周型，还可有皮质旁或骨膜性软骨肉瘤、骨骼外黏液样软骨肉瘤等。从组织学角度来看，除普通的软骨肉瘤外，还有一些少见的特殊类型，如去分化软骨肉瘤、间质软骨肉瘤、透明细胞软骨肉瘤等。从组织学角度将软骨肉瘤分为低度恶性、中度恶性和高度恶性3级，这样就可分清软骨肉瘤的恶性程度。结合这3种分类，可弄清原来很复杂的软骨肉瘤，使治疗有针对性。

有4种主要软骨肉瘤起源于骨，它们是以原发性软骨肉瘤和继发性软骨肉瘤为主，其次是较少见的间质软骨肉瘤和反分化软骨肉瘤。原发性软骨肉瘤多见于成年人，呈低度恶性。继发性软骨肉瘤起源于良性软骨病损的恶性转变。良性前驱肿瘤虽发生于儿童，恶性转变则发生于成年人。这两种类型占骨的软骨肉瘤的大部分。间质软骨肉瘤常为高度恶性，是软骨细胞和未分化小圆细胞的混杂。反分化软骨肉瘤很像网状细胞其他分化良好的组织混杂在一起。以下按此4种软骨肉瘤分类阐述。

（三）原发性软骨肉瘤

1. 临床和X线表现

原发性软骨肉瘤为中年人的病损，很少见于21岁以下。男性多于女性约1倍。多数病损起于骨的中央，偶尔也可见于骨面。

（1）中央型软骨肉瘤：在X线片上不是太显著，因为向外侧穿入软组织的细节常被其上的骨皮质所掩盖。中央原发性软骨肉瘤是在钙化区内混杂X线透亮渗透性的破坏。在低度病损内，它呈环状形式，好像圆圈形面包。在高度病损，钙化不是主要的X线特征。其特征类似X线透亮的一些组织发生肿瘤。X线片可显示更多非特异性现象，表现为侵袭性能，如渗透性破坏、界限不清和不协调反应。这些非特异性破坏区的表现往往多见于中央型软骨肉瘤。透明细胞软骨肉瘤是少见的低度恶性软骨肿瘤。其特征为圆细胞，并有显著的透明或空泡性细胞。

（2）外周型软骨肉瘤：这种骨旁软骨肉瘤是起于骨外表面的恶性软骨形成肿瘤。其特征为分化良好的叶状软骨，并有广泛的点状钙化区和软骨内骨化，但无肿瘤或类骨。外周型软骨肉瘤很少会引起疼痛，往往表现为一个硬而无痛的附着肿块。它可以引起的症状主要是对周围软组织，如神经卡压而引起的机械性功能紊乱，或在病损与活动的肌肉之间产生滑囊，或引起少见的血供不足。有时病损会在X线检查时偶被发现，一般是在骨盆内或肩胛骨下的深层病损，必须长到一定大小才被识别。如果病损起于中央部分，可出现钝痛，昼夜不停。这可用止痛药来缓解，很少会是间歇性疼痛。由于肿瘤的惰性，症状可持续很久，才开始就医。

外周型软骨肉瘤的X线表现往往较典型，单凭X线表现就能做出诊断。它有很深的钙化，呈叶状肿块，起于皮质骨缘。早期可在骨上有轻度反应骨，以后会发生渗透性破坏。如小腿的外周型软骨肉瘤，它可向排骨发生压迫而造成排骨畸形。大部分病损侵入软组织，其大小可用X线来确认，因为大部分病损均有钙化。外周型软骨肉瘤不会与外生骨瘤混淆，因为前者完全表现为钙化软骨，而后者只包含骨。外周型软骨肉瘤应与骨旁骨肉瘤作鉴别。前者有较宽的肿块，与骨连接；而后者往往有一薄层软组织，与骨分开。软骨肉瘤可引起下方骨的X线透亮性破坏，呈小叶状表现，比骨旁骨肉瘤有更多斑状钙化。外周型软骨肉瘤没有明显的“卫星”结节，而在骨旁骨肉瘤周围则可见很多“卫星”结节。

2. 分期的特殊检查

约 2/3 的原发性软骨肉瘤为低度恶性。最引人困扰的是低度软骨肉瘤和活跃良性软骨病损的鉴别诊断；后者很难用组织学检查，前者用断层摄片可看清钙化细节，可以评估病损的骨内范围。放射性核素扫描可显示病损的侵袭度及其范围。放射性核素在病损内摄取量增多，摄取越多，病损的恶性度也越大。放射性核素一般会在组织活跃矿化区内结合，因此轻度活跃矿化的组织可显示比过去有增厚的钙化，而摄取的放射性核素要更多。有些高度病损而很少或无钙化者，可以很少摄取放射性核素。这对诊断很有帮助，例如明显的侵袭性病损可以出现扫描图上的冷区。这种病损很可能是中央型软骨肉瘤或骨髓瘤。应注意的是，不可过于信任扫描活动，因为良性与恶性进程往往会重叠。对明显高度恶性的软骨肉瘤，放射性核素摄取量可有不同，但活跃内生软骨瘤和低度软骨肉瘤则很难利用放射性核素扫描来区分。扫描还应根据其他分期探索和检查来评估。

血管造影的意义比放射性核素扫描要差些，特别对中央型病损，因为病损的血管不太丰富，而正常骨皮质常与病变的钙化影重叠，这种阴性表现有时可有助于诊断侵袭性而 X 线表现为高度的中央病损，多数病损显示很多的内在瘤性新生血管形成。在血管造影上很可能为软骨病损。在厚层钙化的外周病损，钙化本身会重叠，使对比造影模糊，对解释发生困难。在病损内部，血管很少表现有血管肿块，与良性病损一样，低度外周型病损会包裹神经血管束而发生临床征象。从手术角度来看，血管造影可以是主要血管重建的唯一指征。

CT 扫描对软骨肉瘤的分期很重要。它不仅能正确反映病损的骨内和软组织内的范围，也可清楚地显示病损钙化的量。它比其他方法更能显示病损和骨的关系，可以确定移除的量，可获得所需的边缘。为此，临床和 X 线片显示的软骨肉瘤最好用放射性核素扫描和 CT 扫描来进一步探索，然后再确定是否需作血管造影。血管造影只适用于其他研究表明有明显的神经血管被波及。

3. 手术所见

低度外周型软骨肉瘤的外形很典型，可以不作切开活组织检查而确认。切开病损后，病损周围无神经血管反应。外周的软组织仅有一几乎透明的薄层组织，与其下的软骨隔开。这种低度恶性的肿瘤，具有坚韧性。若钙化较厚，病损呈现粉笔白色，质地如砾石。低度中央型软骨肉瘤切开后所见的与低度外周型软骨肉瘤是一样的。若临床与分期检查认为该软骨肉瘤属高度，手术进路应避免经假包囊。若病损性质可以不经过打开包囊而识别，则很少会发生移植的危险。高度原发性软骨肉瘤的手术所见完全不同，病损内可清楚地看见有新生血管反应。病损无坚实感，而呈软性。若有钙化，可形成沙粒状颗粒。多数情况需作切开活检，以明确诊断而确定手术方法。术中打开包囊后，要十分重视移植问题，病损可有内在压力，会喷出胶冻样物质，流入伤口的裂缝内。高度软骨肉瘤比其他病损更少出血，所以不会因血肿而发生移植，但可因肿瘤的喷出发生局部移植。

4. 病理特征

标本的组织学形态可因其不同的分期而异。低度而有厚钙化病损显示母质比细胞多，并可有大块厚层钙化的少细胞软骨。有些区域可有活跃而不成熟的软骨细胞，并有多核、深染核，及其他细胞的过度活跃性。中央型低度病损的表面同样有较窄的边缘。若患者先进行四环素标记，就能更容易地认清病损周围的反应骨边缘。该边缘与其后的组织学切片比较，可见肿瘤边缘的微结节几乎不会超出反应区。带有正常骨髓的骨松质与病损反应边缘之间的区分，可用组织学检查清楚地显示出来。这表明使用放射性核素扫描提示的边缘是可靠的。在非反应区，狭窄边缘的扫描活力增多的外周，可以确认对低度软骨肉瘤作广泛界限切除术是有效的。与低度软骨肉瘤相比，高度病损的表面肉样侵袭性病损的痕迹，可有许多米糊状退变区，边缘不是很清楚。假包囊不容易剥离，可以清楚地看见“卫星”病灶，可浸润至周围反应区之外。

5. 对治疗的反应

在明确诊断和外科分期的基础上，可制订手术方案，同时要根据部位确定相应手术。恶性程度低的软骨肉瘤可作广泛界限切除或根治切除，如脊椎、骨盆。对肢体可作大块或根治切除和假体替代。恶性程度高的病损，应以截肢或关节解脱为主。个别病例可考虑作保肢手术。化疗和放疗的效果很差，只有短期姑息效果。由于软骨肿瘤容易被移植，应首先确立界限。由于软骨肉瘤的存活率较高，可以考虑保肢手术。只有在个别情况下考虑作界限性切除术。低度中央型软骨肉瘤可考虑作界限性切除，但界限不是那么容易认清。界限切除的复发率较低，可以加用冷冻外科和填塞丙烯酸甲酯。应尽量做到界限是在包囊外，这可根据四环素标记来确认。肿瘤的切除可在术中进行 X 线检查。边缘的冷冻切片检查更为必要。与外周型病损一样，最好作广泛性界限切除。

低度外周型软骨肉瘤一般不转移。经广泛性界限切除后，复发率极低。对手术困难的区域如脊椎、骨盆，可以考虑作界限切除；而对肢体，一般多考虑作广泛切除。有时也在界限切除后，加用冷冻外科和填塞丙烯酸甲酯。它可使复发率下降。应仔细考虑，不可轻易施行。最好还是作广泛性界限切除。低度软骨肉瘤的复发是常见的临床问题，主要是诊断有错误。移植较多见，而且较广泛。移植体可以是米粒状不成熟的软骨，包于致密瘢痕组织内。切开后，可见它广泛地弥散于组织内。若不能控制，应考虑截肢。

高度软骨肉瘤对治疗的反应与Ⅱ期病损是一样的。虽然它起于软骨，Ⅱ期病损在广泛切除后，仍有较高的复发率。如作界限手术，更容易复发。化疗、放疗或局部手术辅助并不能有所改善。因此Ⅱ期软骨肉瘤需作根治手术，只有关节解脱或截肢，才有治愈可能。虽然高度软骨肉瘤有时对放疗有反应，采用保守手术和放疗仍有较高复发率，所以放疗只能考虑使用于保留短期功能和患者生命时间不是太长的情况。

（四）继发性软骨肉瘤

1. 临床和 X 线表现

继发性软骨肉瘤可起源于内生软骨瘤或外生骨疣，它占软骨肉瘤总数的 1/3。大多数由来自骨盆或肩胛带的外生骨疣变为恶性而来。相比之下，多数软骨肉瘤的恶变起于长管骨的干髓端区的内生软骨瘤，恶变多见于系统性病变，如多发性遗传性外生骨疣、Ollier 病或 Maffucci 综合征。在生长停止以前几乎无转变，一般在 30 岁以后才开始发生恶变。与原发性软骨肉瘤一样，继发性软骨肉瘤可以是中央型或外周型。中央型多来自内生软骨瘤，而外周型多来自外生骨疣。

继发性软骨肉瘤临床症状与原发性软骨肉瘤基本相同，外周型可有畸形块物，而中央型可有钝性疼痛。X 线表现与原发性软骨肉瘤基本相同，但原来的良性病损仍可在 X 线片上显示出来。外生骨疣的软骨肉瘤变化必然发生于外周，自软骨帽的残留处发生软骨繁殖。这种繁殖往往会延伸至周围软组织内，可以经很长时间不破坏其下外生骨疣的骨部分。由于不成熟软骨繁殖，外生骨疣外周的肉瘤投影可以出现，但原来的骨疣在 X 线上可以很少有变化，这反映继发性软骨肉瘤的临床过程很缓慢。相反，内生软骨瘤引起的继发性变化在 X 线片上可有明显变化，并可较早地出现，恶变可发生在原来的病损内，随处可见，但多发性病损的恶变多见于外周，比中央部分要多。其表现为 X 线透亮区有不清晰的边缘，多向周围的骨松质延伸，较少伸入在内生软骨瘤内的钙化部分。这种恶变将刺激骨内反应，趋向于髓管的封闭，但当肉瘤沿髓管延伸时，在约束处穿破，引起内在的 Codman 三角，或形成反应骨的小三角区。其基底沿骨皮质的骨内面，其尖端指向髓管。在发生肉瘤变化之前，内生软骨瘤邻近的骨皮质出现一条平滑而无破裂的线，在内生软骨瘤内，与骨皮质的近侧与远侧相连。当肉瘤于发展状态时，可在骨内边缘产生扇贝状的破坏区，并逐渐溃损周围的骨皮质。若这现象见于 X 线片上，无疑是恶变信号。起于内生软骨瘤的继发性中央型软骨肉瘤很容易发生病理性骨折，而外生骨疣引起的继发性外周型软骨肉瘤则很少发生病理性骨折。相反，外生骨疣的恶变常预示可能将出现的神经卡压或血供不足的症状，而内生软骨瘤引起的恶变很少会发生神经和血管的症状。

2. 分期的特殊检查

断层摄片常显示恶变的模糊变化，这在系列检查时最为常见，可见小孤立性 X 线透亮区增大和融合，这在传统 X 线片上是看不清楚的。由于病情属惰性，恶变时放射性核素摄取速度缓慢。在恶变早期，放射性核素扫描的意义不大。当恶变使大小和部位改变时，放射性核素摄取远远超过其良性病损。这种显示的逐渐变化有一定诊断价值。同原发病损一样，继发性软骨肉瘤造影很少显示有新生血管形成，但在手术策划时，可确认病损与神经血管的接触性，所以血管造影仍有一定指导意义。CT 扫描对手术策划有意义，它可用于区分其上的滑囊和惰性软骨肉瘤之间的不同。恶性转变常需要拖延时间，需要症状出现后一两年才能确认，但病损进程的惰性很少会因拖延而改变治疗计划，所以谨慎拖延活组织检查和考虑手术，直至分期探索搞清楚。过早地积极治疗良性软骨病损反而会带来更多的病损。有时恶变表现为疼痛发作，这样最好等待客观的依据进行分期探索比较可靠，因为在观察期间，几乎不会发生快速扩大或转移。所有继发性软骨肉瘤均属 I 期低度病损，个别可因原来良性病损转变为高度反分化软骨肉瘤或变为间质软骨肉瘤。

3. 手术所见和病理特征

手术所见和组织学形态显示继发性软骨肉瘤与其原发病损无太大差异。无论是中央型或外周型，细胞与母质之比很低，表明只有偶然的细胞变化区显示恶变，往往有大的无细胞钙化母质区。细胞现象的仔细解释应与临床和 X 线现象相结合；特别是内生软骨瘤，肉瘤变化区往往与原来的良性病损密切混合。外生骨疣往往与肉瘤有明显的分界线。　.

4. 对治疗的反应

治疗反应很像低度原发性软骨肉瘤。广泛性界限手术很少会复发。多数病损可用局部手术来处理。界限手术后如果复发，一般在 24 个月以后发生。虽然广泛手术后很少发生复发，但有的患者可产生其他恶性肿瘤的偏向，如患者可死于第二癌，而不是死于继发性软骨肉瘤。

（五）间质软骨肉瘤

间质软骨肉瘤（mesenchymal chondrosarcoma）是恶性肿瘤。其特征为存在散在的不同分化程度的软骨区，同时伴随高度血管的梭形细胞或圆细胞的间质组织，常表现为血管外皮细胞瘤的排列。

1. 临床和 X 线表现

间质软骨肉瘤并不太多见。可见于颅骨、脊椎、肋骨、骨盆，很少涉及肢体骨。多数病例发生于中年人，未见于儿童，很少是内生软骨瘤或外生骨疣的肉瘤恶变，一般无疼痛。由于其特殊的解剖分布，很少发生病理性骨折，或出现明显肿块。

X 线特性为惰性非特异性 X 线透亮。软骨部分是不成熟的，所以点状钙化伴随较成熟的软骨病损不是其明显特征，往往出现厚的反应区边缘。由于它的非特异性表现，一般很少会考虑间质软骨肉瘤。X 线表现有时会被认为是低度肉瘤。它的不寻常特征是在几个骨骼上有偶尔的多中心型分布病损而无肺转移。

2. 分期的特殊检查

一般认为间质软骨肉瘤属 I 期低度病损。分期探索显示其为惰性。断层摄片很难证实这一诊断。放射性核素扫描显示摄取量增多，因为间质软骨肉瘤常在生长期。它表现的范围很像 X 线片所显示的，很少发现有隐匿性延伸。

血管造影无特殊性。虽然它可有更多的内在新生血管形成，但常被上面的覆盖骨所遮没。只有在疑及软组织延伸或认为在神经血管束附近，才有血管造影指征。

CT 扫描是分期探索的最常用方法，因为病损常涉及 X 线模糊区。CT 扫描可显示病损的破碎反应缘，少见穿透边缘。若 X 线已注意到这些变化，可采用放射性核素和 CT 扫描以及血管造影来进一步明确其特性。

3. 手术所见

无特异性，往往有中度反应区和分界清晰的包囊，内有软的白色脆性物质。软骨成分往往不太清楚，有时可见个别的透明样软骨。

4. 病理特征

镜下特征比较有独特性。软骨成分常见于成熟软骨的界限清晰的岛内。软骨细胞大而丰满，并有明显晕圈，产生中等量的不成熟母质。软骨内很少有钙化，但岛的特征很容易证实其软骨细胞性来源。其他部位有梭形细胞，产生少量软骨母质，并有低度恶性的细胞变化。病损中有中度血管性，散在的有丝分裂相和中度细胞 / 母质之比。当病损以软骨组成为主时，可很简易地认清病损。标本的差异不大，所以能肯定诊断。若以非钙化骨的基底成分为主，而软骨细胞的起源模糊，标本诊断的差异可以很宽，需做几个标本检查，否则不能明确诊断。最多见的错误诊断为网状细胞肉瘤，或为低度分化较差的梭形细胞肉瘤。

5. 对治疗的反应

间质软骨肉瘤主要属于I期低度病损。采用广泛界限手术时，复发率很低。由于解剖很难确定广泛界限，它比其他相同组织分级的肿瘤有较高的复发率甚至转移率。由于其死亡发生较晚，所以仍属惰性。辅助治疗的效果不能肯定，有时可有一定疗效，所以间质软骨肉瘤比高分化的软骨肉瘤有较好反应，对放疗效果未见报道。

（六）反分化软骨肉瘤

反分化软骨肉瘤（dedifferential chondrosarcoma）是恶性肿瘤，并有多形性梭形细胞结构，但缺乏任何组织分化的特殊排列。

1. 临床和X线表现

反分化软骨肉瘤是另一种软骨起源的罕见肿瘤，但它肯定与间质软骨肉瘤不同。它主要发生于长骨的干骺端区，多见于中年人。它可有疼痛或病理性骨折，随之而来的是迅速侵袭的临床进程。临床和X线表现很像高度中央型软骨肉瘤。软骨部分已很成熟，在X线片上可见点斑状钙化，钙化区常与X线纯粹透亮区混合，并有不清楚的渗透边缘。不仅在活组织检查前很少会做出反分化软骨肉瘤的诊断，而且在鉴别诊断时，很少会提及此诊断。在X线片上，很可能像高度纤维肉瘤或恶性纤维组织细胞瘤，伴有原有的骨梗死。间质软骨肉瘤的组成部分表现有更大的侵袭性行为，比内生软骨瘤的继发性软骨肉瘤转变更为明显。

2. 分期的特殊检查

分期探索反映这种肿瘤为高度恶性。断层摄片显示病损的反应组织内有不明显的侵犯，可见钙化细节。放射性核素扫描显示活跃反应。血管造影和CT扫描显示早期延伸至邻近软组织。大多数反分化软骨肉瘤在诊断时属IB期。从CT扫描或血管造影很少确认有软骨特性，因为病损血管很丰富，在血管造影内显示的反应区和CT扫描内所见的渗透性破坏，表明其高度恶性。

3. 手术所见

它表现为高度恶性病损，并有厚的新生血管反应区和界限不清的渗透假包囊。病损侵袭邻近组织，通过反复惰性包囊的穿透，使边缘遭破坏。进入病损后，可见软骨结节，与软的红色脆弱易粉碎的部分混杂在一起。反分化软骨肉瘤很像软骨黏液纤维瘤的病损，两者均有坚实闪亮的灰色软骨结节，散布于软而脆弱的肿瘤组织内。在软骨黏液样纤维瘤内，软组织是汁样黏液性和白色原纤维组织的混合体，而反分化软骨肉瘤的软区内血管更丰富，很像高度恶性的纤维组织细胞瘤或纤维肉瘤的软的肉样结构。

4. 病理特征

镜下表现可反映手术所见。结节内含有成熟软骨，似乎无活力。有低细胞/母质之比，类软骨成熟，并见间隙性钙化。软骨部分似乎很少有侵袭性，较间质软骨肉瘤更成熟，很容易被误认为内生软骨瘤。而且，反分化部分有高度恶性特征。背景基本为纤维组织。有丝分裂相很显著，血管侵袭很明显，所有细胞变化均为高度恶性。在这两部交界处，出现高度侵袭性软组织肉瘤，破坏邻近非瘤性软骨。有的病损可见少量侵袭性，很可能是由于取材以软骨部分为主。这样就会在恶性程度上发生错误。所以在明确诊断以前，很难做出治疗策划的决定。有时软骨区比骨肉瘤所见的要多，故应与骨肉瘤作鉴别。

5. 对治疗的反应

界限性切除和广泛切除可有较低的复发率。转移区域的淋巴转移很少见。根治手术很少会复发，但可以有一定的转移率。由于多数属ⅡB期病损，有时可考虑作关节解脱术。由于这种病例并不太多见，所以很难明确治疗计划。化疗可以抑制微转移，所以常用于根治切除以后。长期随访显示其很像其他高度肉瘤。一般病死率为20%，超过5年存活率较多。

参考文献

[1] 王满宜. 骨折手术操作与技巧. 2版. 北京：人民卫生出版社，2016.

[2] 胥少汀，葛宝丰，徐印坎. 实用骨科学. 北京：人民军医出版社，2015.

[3] Frederick M. Azar，等. 坎贝尔骨科手术学. 13版. 唐佩福，王岩，译. 北京：北京大学出版社. 2017.

[4] 刘国辉. 创伤骨科手术要点难点及对策. 北京：科学出版社，2017.

[5] 唐佩福，王岩，张伯勋，卢世璧. 创伤骨科手术学. 北京：人民军医出版社，2014.

[6] 赵定麟，陈德玉，赵杰. 现代骨科学. 北京：科学出版社，2014.

[7] 裴福兴，陈安民. 骨科学. 北京：人民卫生出版社，2016.

[8] 邱贵兴，戴尅戎. 骨科手术学. 4版. 北京：人民卫生出版社，2016.

[9] 邱贵兴. 骨科学高级教程. 北京：人民军医出版社，2015.

[10] 加德纳，西格尔. 创伤骨科微创手术技术. 周方，译. 济南：山东科学技术出版社，2016.

[11] 赵德伟. 显微修复外科学. 北京：人民卫生出版社，2015.

[12] 田伟. 积水潭骨科教程. 2版. 北京：北京大学医学出版社，2018.

[13] 黄振元. 骨科手术. 北京：人民卫生出版社，2014.

[14] 汤亭亭，卢旭华，王成才，林研. 现代骨科学. 北京：科学出版社，2014.

[15] 田光磊，陈山林. 手外科. 北京：中国医药科技出版社，2013.

[16] 梅西埃. 实用骨科学精要. 戴闽，姚浩群，译. 北京：人民军医出版社，2016.

[17] 任高宏. 临床骨科诊断与治疗. 北京：化学工业出版社，2015.

[18] 田伟. 实用骨科学. 2版. 北京：人民卫生出版社，2016.

[19] Emil H. Schemitsch，Michael D. McKee. 创伤骨科手术技术. 姜保国，译. 北京：北京大学医学出版社. 2017.

[20] 马信龙. 骨科微创手术学. 天津：天津科技翻译出版有限公司，2014.

[21] 裴国献. 显微骨科学. 北京：人民卫生出版社，2016.